医药科普丛书

U0814240

一本书读懂药浴药酒

主编 杨建宇 尚志华 王梦琳 李 虹

中原农民出版社
·郑州·

图书在版编目(CIP)数据

一本书读懂药浴药酒/杨建宇等主编. —郑州：中原农民出版社，2016.6
(医药科普丛书/温长路主编)
ISBN 978-7-5542-1414-5

Ⅰ.①一… Ⅱ.①杨… Ⅲ.①药浴疗法-问题解答 ②药酒-食物疗法-问题解答 Ⅳ.①R244.9-44 ②R247.1

中国版本图书馆CIP数据核字(2016)第088102号

一本书读懂药浴药酒
YIBENSHU DUDONG YAOYU YAOJIU

出版：中原农民出版社
地址：河南省郑州市经五路66号　**邮编**：450002
网址：http://www.zynm.com　**电话**：0371-65751257
发行：全国新华书店
承印：新乡市豫北印务有限公司

投稿邮箱：zynmpress@sina.com
医卫博客：http://blog.sina.com.cn/zynmcbs
策划编辑电话：0371-65788653　**邮购热线**：0371-65724566

开本：710mm×1010mm　1/16
印张：20.5
字数：310千字
版次：2016年6月第1版　**印次**：2016年6月第1次印刷

书号：ISBN 978-7-5542-1414-5　**定价**：49.00元

内容提要

药浴药酒疗法因操作简单、疗效好而一直深受大家的欢迎，尤其是深受中老年朋友的喜爱。为了更好地帮助大家了解用药浴药酒疗法治疗各种疾病的方法，特请资深的中医师用通俗的语言，深入浅出地介绍了药浴的种类、特点、注意事项以及药酒的优点、制作方法、注意事项等。本书重点介绍了治疗各种疾病的药方，每个药方都详述了其所用药物、用法、功效主治、温馨提示等。如药浴治疗子宫颈糜烂、外阴白斑、牛皮癣、足癣等，药酒治疗风湿性关节炎、痛经、贫血、阳痿、牙痛等都有特别好的疗效。在本书中，病名采用大家比较熟悉的中医病名和西医病名。愿您通过本书能掌握一些疾病防治、养生保健的好方法。祝健康快乐永远伴随您！

再序

一套丛书，两年间出版了 24 种，不仅被摆放在许多书店的显眼位置，有不错的卖点，而且还频频在各类书展中亮相，获得读者的好评。2014 年 2 月，其中的 19 种已通过手机上线阅读，把它带进了更广阔的空间……这些信息既让我高兴，也使我惊讶：一个地方性的出版社能有如此之光彩，可见其决策者运筹之精、编辑人员付出之多、市场运作人员对机缘的把握之准了。在平面出版物不断受到冲击的今天，这是不是应当引起关注和研究的一个现象呢！百姓的需求是最大的砝码，读者的喜爱是最好的褒奖，中原农民出版社不失时机地组织专家又编写出一批后续书目，并将于 2014 年 7 月起陆续推出。作为这套丛书的主编，我抑制不住内心的冲动，提笔写下这段话，以为这套丛书的高效繁衍鼓劲、助力！

继续推出《医药科普丛书》的意义，起码有三点是可以肯定的：

一是，为国民健康素养的提高提供食材。2012 年，我国居民的基本健康素养水平只有 8.8%，处于比较低的层次，与中国的大国地位和整体国力很不适应。2014 年 4 月，国家卫生和计划生育委员会在《全民健康素养促进行动规划(2014－2020)》中提出了 5 年后要将这个水平提高到 20%的目标，这既是一项利国利民的大事，也是一项涉及诸多方面的艰巨任务。作为医学科学工作者，最方便参与、最有可能做到的就是利用自己的知识、智慧和创造性劳动，在向受众提供诊疗服务的同时，进一步加大对医学知识普及的广度、深度、力度和强度，通过讲健康知识、写科普作品，面传心授，身体力行，用群众喜闻乐见的形式向他们传播科学的生活理念和生活方式。《医药科普丛书》的承载中，就包含有这样崇高的使命。

二是，为医疗制度改革的顺利进行拓宽思路。我国正在进行的医疗制度改革，事关国计民生。疾病谱的快速变化、老龄化的日趋突出，困扰着未来世界的发展，也困扰着社会的安宁。美国的人均年医疗经费投入已高达8 700美元(占美国 GDP 的 17.7%，是全球总投入的 1/4)，而国民健康水平(发病率和人均寿命)在世界卫生组织 191 个国家的排名中却一直徘徊在第18～20位。我国虽然在过去短短几十年时间就完成了西方国家一二百年才完成的转变，但同时也存在着发展中国家所面临的疾病和健康的双重负担。如不及早干预，未来国家GDP的1/4将用于医疗。要解决十几亿人口的健康问题，必须寻找一条符合我国国情的路子，用李克强总理的话说，就是用中国式的方法去解决世界难题。《医药科普丛书》的承载中，也包含着这样积极的因子。

三是，为健康服务业的发展增添动力。2013年10月，国务院正式出台了《关于促进健康服务业发展的若干意见》(以下简称《意见》)，要求充分调动社会力量的积极性和创造性，扩大供给，创新发展模式，促进基本和非基本健康服务协调发展，力争到2020年，基本建立覆盖全生命周期、内涵丰富、结构合理的健康服务业体系。《意见》中提出的今后一个时期发展健康服务业的八项任务，体现在治疗、预防、保健、康复的各个层面，如何实现对疾病干预的前移，树立超前的健康管理意识，是重中之重的工作。它对降低发病率、减少疾病痛苦、节约卫生资源、增加健康指数、增强国力都有不可估量的作用。围绕这一理念，在健康预测、健康评估、健康教育、健康维护、健康干预等领域大有作为。《医药科普丛书》的承载中，还包含了这样有益的探索。

《医药科普丛书》的作者，都是各个学科的专家，资质是完全可以放心的。已经出版的24种书，传播了健康的正能量，产生了较大的影响，这是应当肯定的主旋律。仔细阅读就会发现，有的书文笔老到，深入浅出，趣味引人，出自长期从事科普的高手；有的书，墨花四溅，激情横溢，单刀直入，出自牛刀初试的新秀。越来越多的医学工作者爱科普、做科普，成为学术与科普并举的双重能手，是一种值得称道的好现象。学术与科普，既是可以互相渗透、互相促进，命运密不可分的同宗学问，又是具有不同个性特点的两个领域，如何在二者之间找到恰当的切合点、交融处，是文化和科学传播中需要认真探索和努力解决的问题。建议丛书的后续作品，进一步处理好政治与学术、文化与科学、中医与西医、创新与普及、养生与养病、偏方与正方、食养与食疗、高雅与通俗、书本与实用、引用与发挥等关系，立足基层、立足老百姓的实际需求，以指导大众健康生活方式的建立、养生理念的形成和常见病、多发病的防治方法为主，兼顾不同人群的不同需求，采取多样性的形式，有针对性地为民众提供科学、有用、有理、有趣的知识和技能，成为他们追求健康、幸福人生的好帮手、好朋友。

以上这段话，是感慨之中一气呵成的，充以为序，以与作者、编者、读者共勉吧！

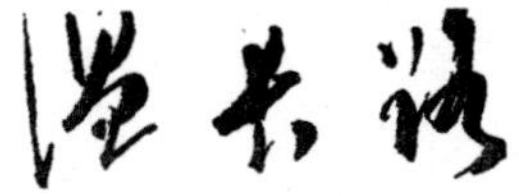

2014 年 6 月 6 日　北京

序

人类疾病谱虽然不断发生着变化，但常见病依然是影响健康长寿的最主要因素。以最多见的慢性病为例，心脑血管疾患、恶性肿瘤、呼吸系统疾病、糖尿病每年的死亡人数分别为 1 700 万、760 万、420 万、130 万，占世界死亡人数的 85%左右，其中有 30%的死亡者年龄还不足 60 岁。我国的情况也不乐观，政府虽然逐年在增加医疗投资，但要解决好十几亿人口的健康问题，还必须循序渐进，抓住主要矛盾，首先解决好常见病的防治问题。如何提高人们对健康的认知、对疾病的防范意识，是关系国计民生的紧迫话题，也自然是医药卫生工作者的首要任务。

2009 年 10 月，在长春市召开的庆祝新中国成立 60 周年优秀中医药科普图书著作奖颁奖大会上，中原农民出版社的刘培英编辑提出了要编纂一套《医药科普丛书》的设想，并拟请我来担任这套丛书的主编，当时我就表示支持。她的设想，很快得到了中原农民出版社领导的全力支持，该选题被列为 2011 年河南省新闻出版局的重点选题。2010 年，他们在广泛调查研究的基础上，筛选病种、确定体例、联系作者，试验性启动少量作品。2011 年，在取得经验的前提下，进一步完善编写计划，全面开始了这项工作。在编者、作者和有关各方的通力合作下，《一本书读懂高血压》《一本书读懂糖尿病》《一本书读懂肝病》《一本书读懂胃病》《一本书读懂心脏病》《一本书读懂肾脏病》《一本书读懂皮肤病》《一本书读懂男人健康》《一本书读懂女人健康》《一本书读懂孩子健康》《一本书读懂颈肩腰腿痛》和《生儿育女我做主》12 本书稿终于脱颖而出，在龙年送到了读者面前。今年，《一本书读懂失眠》《一本书读懂过敏性疾病》《一本书读懂如何让孩子长高》《一本书读懂口腔疾病》又和大家见面了，这的确是一套适合普通百姓看的科普佳作。

在疾病的防治方法上，如何处理好中西医学的关系问题，既是个比较敏感的话题，又是个不容回避的问题。我们的态度是，要面对适应健康基本目的和读者实际需求的大前提，在尊重中西医学科各自理念的基础上，实现二者的结合性表述：认知理念上，或是中医的或是西医的；检查手段上，多是西医的；防治方法上，因缓急而分别选用中医的或西医的。作为这套书的基本表述原则，想来不必羞羞答答，还是说明白了好。毋庸遮掩，这种表述肯定会存在这样或那样的不融洽、不确切、不圆满等不尽如人意处，还需要长期的探索和艰苦的磨合。

东方科学与西方科学、中医与西医，从不同的历史背景之中走来，这是历史的自然发展。尽管中医与西医在疾病的认识上道殊法异，但殊途同归，从本质上看，中西医之间是可以互补的协作者。中西医之间要解决的不是谁主谁次、谁能淘汰谁的问题，而是如何互相理解、互相学习、互相取长补短、互相支持、互相配合的问题。这种“互相”关系，就是建立和诠释“中西医结合”基本含义的出发点与归宿点。人的健康和疾病的无限性与医学认识活动的有限性，决定了医学的多元性。如果说全球化的文化形态必然是不同文化传统的沟通与对话，那么，全球时代的医疗保健体系，必然也是不同医疗文化体系的对话与互补。当代中国医疗保健体系的建立，必然是中西医两大医学体系优势互补、通力合作的成果。中西医长期并存、共同发展，是国情决定、国策确立、国计需求、民生选择的基本方针。从实现中华民族复兴、提高国民健康素质和人类发展进步的共同目标出发，中西医都需要有更多的大度、包容、团结精神，扬长避短，海纳百川，携手完成时代赋予的共同使命。医学科普，是实现中西医学结合和多学科知识沟通的最佳窗口和试验田。不管这一认识能不能被广泛认可，大量的医学科普著作、养生保健讲座实际上都是这样心照不宣地进行着的，无论是中医的还是西医的。

世界卫生组织称，个人的健康和寿命60％取决于自己、15％取决于遗传、10％取决于社会因素、8％取决于医疗条件、7％取决于气候的影响，这就明确告诉我们，个人的健康和寿命，很大程度上取决于自己。“取决”的资本是什么？是对健康的认知程度和对健康正负因素的主动把握，其中最主要的就是对疾病预防问题的科学认识。各种疾病不仅直接影响到人的健康和生活质量，而且严重影响到人的生存状况和寿命。我国人均寿命从新中国成立之始的35岁升高到2005年的73岁，重要原因之一就是疾病防治手段不断得到改善和提高。如果对疾病防控的技术能够再提高一些，这个数字还有上升的余地。摆在读者面前的这套《医药科普丛书》，就是基于这种初衷而完成的，希望读者能够喜欢它、呵护它、帮助它，让它能为大家的健康给力！

新书出版之际，写上这些或许不着边际的话，权以为序。

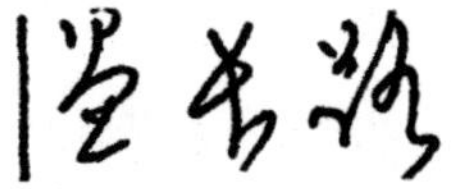

2013年春　于北京

目录

一 药浴

二 药 酒

一　药　浴

药浴是指将中药煎汤，选择适当的温度，通过一定方法洗浴全身或局部，以治疗疾病、养生保健的一种外治疗法。

（一）药浴的部位

1. 全身药浴　指药浴作用于全身。此方法作用范围广，可用于治疗全身疾病，对于整个机体的调节能起到很好的作用。

2. 局部药浴　指药浴作用于身体的局部。包括头面部浴法、目浴、四肢浴法、坐浴、其他部位浴法。

（1）头面部浴法：主要是将中药浴液倒入清洁消毒的洗脸盆中，先俯首与液面保持适当距离，进行熏蒸，待浴液温度适宜，再进行洗发、洗面。此浴法在面部皮肤美容及护发美发方面具有显著的疗效，同时对头面部疾病也有治疗作用。洗发、洗面时要特别注意避风寒，同时也要注意防止浴后受风，对于面部急性炎症性渗出明显的皮肤部位应该慎用。

（2）目浴：是将煎剂滤清后淋洗患眼。洗眼时，可用消毒纱布或棉球渍药液，不断淋洗眼部。亦可用消毒眼杯盛药液半杯，先俯首，使眼杯与眼窝缘仅仅靠紧，然后仰首，并频频瞬目，进行眼浴。每日2～3次，每次20分钟。临床往往多是先熏后洗，此法使药物直接作用于眼部，可达到疏通经络、退红消肿、收泪止痒等效果；由于药液的温热作用，还可使眼部气血流畅。目浴主要用于治疗眼部疾患，如眼干、眼涩、两眼胀痛。还可用于美容保健，去除眼袋，提高视力。此法使用时要注意药液温度不宜过高，以免烫伤。洗剂必须先过滤，以免药渣进入眼内；一切器皿、纱布、棉球及手指必须消毒。眼部有出血或患有恶疮者忌用本法。

(3)四肢浴法:也称手足浴法。先熏四肢再浸泡淋洗,浴毕擦干。具体操作方法同头面部浴法。此疗法是临床经常使用的治病护肤的方法。手部洗浴除治疗皮肤病、软组织损伤外,还具有护肤保健作用。洗浴足部要用温水,而不能使用冷水,洗完或泡好后要擦干,避免受凉。四肢洗浴要根据患病部位的不同,来决定药液量的多少,洗浴方法可分别使用浸泡、淋洗或半身沐浴。若治疗癣类皮肤病,可将药物浸泡在醋液中,或煎汤后加醋,制成药液进行洗浴。治疗股癣,浸洗药液浓度不能过高。

(4)坐浴:是将药物用适量水煎煮,放入容器,使病人臀部悬于容器上接触药液的蒸汽熏蒸(患者臀部不能接触热药液以免烫伤)。也可在容器上置一横架,患者坐在木架上熏蒸,待药液温度适宜时,将臀部浸入药液洗浴,使药液直接接触肛门或阴部。坐浴主要用于治疗肛门及会阴部疾病。它可使药液较长时间直接作用于病变部位,并借助热力,促使皮肤黏膜吸收,从而发挥清热除湿、杀虫止痒、活血化瘀、收涩固脱等作用。坐浴时药液不可太热,以免烫伤皮肤或黏膜;也不可太冷,以免产生不良刺激。药液温度一般以40～50℃为宜。肛周脓肿已化脓者,应先经手术切开引流后,再用坐浴疗法。

(5)其他部位浴法:根据病情需要对病患局部施以熏蒸、浸泡、擦洗、热敷、凉敷等方法以减轻局部症状,改善局部情况的一种治疗方法。此法比较灵活,可运用于全身各个部位,根据不同的病情需要施以不同的方法。

(二)药浴的种类

1. 熏蒸法　又称蒸汽浴,是利用药液加热蒸发的气体作用于体表进行治疗的方法。它借助轻清之气,直通腠理,通过口鼻吸入以发汗祛风、散寒除湿、温通经络、除痒止痛,从而达到治疗目的。

2. 浸浴法　是用药物煎汤浸泡患处,以达治疗目的的方法。浸浴法常与洗浴相结合。此法可使药液较长时间作用于患部皮肤直达病所,并可借药物的药效发挥清热解毒、祛风除湿、杀虫止痒、软化角质、祛腐生肌等效力。

3. 淋浴法　是指将药液喷淋患部或全身，以达到治疗保健目的的方法。此法借淋洗时水的温热之力及药物本身的功效，使人周身腠理疏通，毛窍开放，起到发汗退热、祛风除湿、温经散寒、疏通经络、调和血气、消肿止痛、祛瘀生肌等作用。

4. 擦浴法　是指用吸水物品蘸取药液擦洗患部或全身的一种方法。此法借助水的温度与药物作用，起到疏通腠理、调和血气。借助擦洗时外部摩擦的物理作用使局部经气疏通，痹阻、留滞之邪消散。有活血化瘀、通痹之效。

5. 敷法　是指将水湿成分较大的药物，及含有药液的湿布巾，敷于病变或特定部位来治疗疾病的方法。分热敷法和凉敷法。此法借助药物的药效作用及温度的作用，通过敷于病变局部使药效透达肌肤，以达到排毒、减轻症状、调畅局部气机、镇痛消肿的目的。

(三)药浴的特点

1. 大家乐于接受　药浴治疗操作简单方便，易学易用，无须特殊仪器和设备。融日常洗浴与保健治疗于一体，且无痛苦、无疼痛。在治疗过程中还可以配合穴位按摩，可起到加强治疗、缓解疲劳的作用。

2. 毒副作用较少　在药浴过程中，药物通过体表皮肤从外吸收，药用成分在血液中浓度低，可以避免药物口服时对口腔黏膜和消化道的直接刺激，还能避免药物因直接进入体内大循环对肝、肾等重要器官的毒害。

3. 适用范围广泛　各年龄段皆可使用，对于婴儿、咽喉部及消化道难以给药的患者来说，此途径尤为方便。此外，更适用于胃肠功能障碍，肝、肾功能不佳者。

4. 治疗范围广　药浴疗法可应用于临床各科。对于内、外、妇、儿、皮肤、骨伤、五官等各科疾病都有很好的治疗效果。

(四)药浴的注意事项

1. 遵循中医的治疗原则　药浴疗法是中医外治法的一种，是以中医基础理论为指导的一种治疗方法。所以其在遣方用药上也都应以中医的治疗原则为依据。

2. 安全操作　药浴疗法是一种暴露疗法，在治疗过程中需要暴露身体或患处，应该避免感受风寒，以防止感冒。此外，其给药途径是通过药液作用于皮肤，在操作过程中应注意药温的调节，不能过冷或过热，以免冻伤或烫伤皮肤。在进行全身药浴的时候，人体出汗较多，体能消耗过大，应及时补充食物和水分，以免晕倒。

3. 防止感染　药浴疗法属于开放性治疗，应防止患部感染。在治疗前后均应对所用药物器具和辅助工具进行消毒处理。此外，如果是进行集体公共药浴治疗，应注意与有传染疾病的患者隔离，以免交叉感染。

4. 合理用药　在药物使用前应进行合理规范的加工炮制。检查药物，如遇变质过期的药物应及时拣出，以免影响疗效，造成不必要的麻烦。在选药用药时应遵循中药配伍原则，严格按照理、法、方、药和君、臣、佐、使来用药。最好选用水溶性好、含挥发成分高的药物。不宜选用黏腻、易过敏、刺激性大的药物。此外，孕妇、儿童及老人应特别注意用药的安全性。

5. 注意个体差异　每位患者的体质和病情变化都是不相同的。针对不同的情况要采取不同的治疗方法。例如：高血压病人不宜使用热敷法；心功能不全、长期哮喘的病人不宜使用熏蒸法治疗；对汞过敏者禁用各种丹药及腐蚀性药物；对于癣类疾病药浴浓度不宜过高；高热、急性炎症不宜使用热敷疗法治疗。

药浴液体的颜色，可以通过药物的变化进行调节，在不影响药效的情况之下，可以通过药物的剂量变化和熬药剩余水分的挤压等方法进行调节。如决明子可以使药液颜色偏红。

(五)内　　科

咳　嗽

咳嗽是由六淫外邪侵袭肺系，或脏腑功能失调，内伤及肺，肺气不清，失于宣降所致。临床以咳嗽、咳痰为主要症状。

药方 1

药物　胡椒 7 粒，桃仁 10 粒，杏仁 4 粒，栀子仁 10 克。

用法　将上药放入药锅中，加水适量煎煮，煎煮后取药液1 500毫升放入盆中。水温至 40～50℃为宜，将两足放入药液中浸泡。每次 30 分钟，每日 3 次。

功效主治　活血祛瘀、温中散寒。久咳兼见痰多、喘息。

药方 2

药物　枇杷叶、杏仁、紫紫苏叶各 30 克。

用法　将上药放入药锅中，加水适量，水煎 2 次，混合，取药液擦浴全身。每次 10 分钟，每日 2 次，每日 1 剂。

功效主治　清肺化痰、降气止咳。新感咳嗽等症。

温馨提示　擦浴期间宜注意保温，以防受凉。

药方 3

药物　鱼腥草 15 克，麻黄、细辛各 50 克。

用法　将上药用纱布包好，放入适量水中浸泡一段时间，然后取药液放入浴盆内浸泡全身。每次 1～2 小时，每日 1～2 次。

功效主治　发汗、平喘、温肺化饮、宣通鼻窍。慢性气管炎引起的咳嗽。

药方 4

药物　荆芥、陈皮各 9 克，紫菀、白前、百部、桔梗各 18 克，甘草 6 克。

用法　将上药放入药锅中，加水适量煎煮沸后，继续煎煮 15 分钟，取药液倒入有嘴壶中，盖住壶口，将壶嘴对准患者口鼻熏吸之。凉后加热，反复熏吸。每日 1 剂，每日早、晚各 1 次。

功效主治　化痰止咳。新久咳嗽，咳痰不爽者（急、慢性支气管炎）。

哮　喘

哮喘是分为哮和喘两方面的呼吸道疾病，是内科常见病症。哮是由于宿痰伏肺，遇诱因或感邪引发，以致痰阻气道的痰鸣气喘疾病；喘是由于感受外邪，痰浊内蕴，情志失调，饮食不当，久病欲劳而致肺气上逆，失于宣降，甚则张口抬肩、不能平卧等为主要表现的疾病。临床症状为哮鸣有声、呼吸气促困难、喘息不能平卧等。

药方 1

药物　麻黄、半夏各 20 克，桂枝、细辛、甘草各 6 克，白芍 24 克，五味子 15 克，生姜 4 片。

用法　将上药放入药锅中，加水 1 000 毫升煎煮，取药液 500 毫升，待药液温度适中后擦洗后背。每次 15 分钟，每日 3 次。10 次为 1 个疗程。

功效主治　解表化饮、治喘平喘。哮喘实证，症见喉中哮鸣有声、胸膈满闷、咳痰稀白、面色晦滞。

温馨提示　要保持心情舒畅，多食清淡食物，忌食辛辣、刺激性食物。有烟酒嗜好者，应尽量戒除。加强体育锻炼，提高机体的抗病能力，并要预防感冒。

药方 2

药物　麻黄、辛夷各 15 克，杏仁、苍耳子、黄芩、夏枯草各 20 克，生石膏 60 克，白芍 24 克，甘草 6 克。

用法　将上药放入药锅中，加水 1 000 毫升煎煮，过滤去渣后取药液 500 毫升，待药液温度适中后擦洗后背。每次 15 分钟，每日 3 次。

功效主治　清热宣肺、止咳平喘。哮喘实证，症见喉中哮鸣如吼、气粗息涌、胸膈烦闷、咳嗽阵作、痰黄黏稠、面赤口渴等。

药方 3

药物　射干 12 克，炙麻黄 8 克，法半夏、紫菀、款冬花、杏仁、五味子、苏子、橘红各10克，生姜5片，细辛、炙甘草各6克。

用法　将上药放入有嘴壶中，加水适量煎煮沸后，继续煎煮15分钟，患者以壶嘴喷出蒸汽熏口鼻。每日2～4次，每次15～20分钟。每日1剂，10日为1个疗程。

功效主治　温肺散寒、化痰平喘。冷哮证，症见呼吸急促、喉中哮鸣有声、胸膈满闷如窒、痰少、痰咳吐不爽、口不渴、受寒易发、形寒怕冷等。

温馨提示　蒸汽熏口鼻时，宜在患者口鼻周围涂上凡士林，以防烫伤。其余同药方1。

药方4

药物　鱼腥草60克，苏子、地龙各30克，五味子20克，沉香10克，鸡蛋2个。

用法　将上药(沉香后下)放入药锅中，加水适量与鸡蛋同煎煮30分钟，过滤去渣后食鸡蛋，以药液浸洗双足。每晚1次，每次30分钟，10次为1个疗程。

功效主治　清热解毒、降气平喘。各种类型的哮喘患者。

肺痈

肺痈是指由于热毒瘀结于肺，复感外邪，以致肺叶生疮，血败肉腐，形成脓疮的一种病症。临床以发热、咳嗽、胸痛、咳吐腥臭浊痰，甚至以脓血相兼为主要表现。

药方1

药物　白及、白蔹各30克，大蒜500克。

用法　将上药放入药锅中，加水3 000毫升，用大火煎煮沸后，继续用小火煎煮，再倒入冲壶内，仍用小火煎煮。治疗时，取一条60～100厘米长的硬橡皮管，一头紧接在壶嘴上，另一头对患者口，缓缓吮吸蒸汽。每次1～2小时。治疗后去渣食蒜。每日或隔日1剂。

功效主治　解表排脓。肺痈。

温馨提示　本病初期，一旦确诊，应及早治疗，多能痊愈而无后遗症。患者宜食润肺化痰作用的蔬菜、水果，忌食油腻、厚味、辛辣、刺激之物。严禁烟、酒。

药方 2

药物　鱼腥草、金银花各 30 克，浙贝母、桃仁、甘草各 10 克，桔梗 15 克。

用法　将上药放入药锅中，加水 3 000 毫升，先用大火煎煮沸后，继续用小火煎煮，再倒入冲壶内，仍用小火煎煮。治疗时，取一条 60～100 厘米长的硬橡皮管，一头紧接在壶嘴上，另一头对患者口，缓缓吮吸蒸汽。每次 1～2 小时。每日或隔日 1 剂。

功效主治　清热解毒、宣肺排脓。肺痈。

中风

中风是一种气血逆乱，产生风火痰瘀，导致脑脉痹阻血溢脉外、肢体偏瘫麻木、言语不清等。四季都可以发病，但以冬、春两季最为多见。其病机为积损正衰、劳倦内伤、脾失健运、痰浊内生、情志过极。

药方 1

药物　伸筋草、透骨草、红花各 30 克。

用法　将上药放入砂锅中，加水 500～600 毫升煎煮沸后，继续煎煮 10 分钟左右。把药液倒入小盆内，趁热将患肢手足浸泡在药液中 15～20 分钟。药液冷却后则复入砂锅内加热，依法浸泡。如手足拘挛者，先浸泡手部，再浸泡足部。每日浸泡 3 次。浸泡时，手指与足趾在药液中进行主动伸屈活动。1 个月为 1 个疗程，2 个疗程后判定效果。

功效主治　祛风利湿、温经活血通络。卒中后遗症、手足拘挛。

温馨提示　重视疾病先兆症状的观察，加强护理，以减少并发症。可配合口服中药、推拿及功能训练，并指导病人自我锻炼。

药方 2

药物　木瓜、桑枝、当归、黄芪、赤芍、川芎各 50 克，红花 15 克。

用法　将上药放入药锅中，加水适量煎煮，过滤去渣后取药液，用毛巾或纱布蘸药液擦洗瘫痪侧肢体。每次 30 分钟，每日 3 次。

功效主治　益气活血、通络。中风半身不遂。

药方 3

药物　黄芪 30～50 克，赤芍、当归尾、干地龙、川芎、桃仁、红花各 9

克，丹参15克，僵蚕9克，蜈蚣3条。

用法　将上药放入砂锅中，加水500～600毫升煎煮沸后，继续煎煮5～10分钟，先取药液50～60毫升备用，然后将其余药液倒入盆内，趁热（药温以50～60℃为宜）用消毒毛巾蘸药液擦洗患处，每次反复擦洗30分钟左右，冷则加热后再擦洗之。每日早、晚各擦洗1次，同时加服已取出的本药液50～60毫升。每日2次，10日为1个疗程。

功效主治　益气活血、祛瘀通络、熄风止痉。卒中后遗症，症见半身不遂、口眼㖞斜、语言不清、口角流涎、大便干结或小便失禁。

药方4

药物　伏龙干末500克。

用法　将伏龙干末加入5000毫升水中，搅匀洗浴全身。每日1次。

功效主治　温中止血、止吐止泻。中风口噤不语，心烦恍惚，手足不遂，或腹中痛满，或时绝而复苏。

雷诺病

雷诺病是血管神经功能紊乱所引起的肢端小动脉痉挛性疾病。起病缓慢，一般在受寒冷后，尤其是手指接触低温后发作，故冬季多发，女性多于男性，男女比例为1∶10，发病年龄多在20～30岁。以阵发性四肢肢端（主要是手指）对称的间歇发作与发绀为其临床特点，常为情绪激动或受寒冷所诱发，属中医"痹症"范畴。

药方1

药物　川乌、草乌、细辛、三棱各25克，透骨草、肉桂、红花、苏木、桃仁各50克。

用法　将上药放入药锅中，加水适量煎煮，过滤去渣后倒入盆中，趁热先熏后洗患处。每次20分钟，每日1剂，每日1次。10～15日为1个疗程。

功效主治　温经散寒、化瘀通络、解痉止痛。雷诺病。

温馨提示　寒冷是雷诺病的诱发因素，日常生活中应注意避免寒冷，要特别注意全身保暖，戒烟酒，避免创伤，保持心情愉快，消除忧虑。只有综合防治，才能做到事半功倍。

药方 2

药物　芒硝、苏木各 30 克，川花椒、威灵仙各 15 克，荆芥、防风、秦艽、红花各 10 克，细辛 3 克。

用法　将上药放入药锅中，加水适量煎煮，过滤去渣后倒入盆中，趁热先熏后洗患处。每次 20～30 分钟，每日 1～2 次。10 日为 1 个疗程。

功效主治　温经散寒、活血化瘀。各型雷诺病。

温馨提示　洗后注意保暖，保持心情舒畅。

药方 3

药物　防风、艾叶各 50 克，青石 1 块(2 000 克)。

用法　取水 4 000 毫升，将水同上药装入药盆中，再将石块放火上烧红(木炭火、煤火均可)，趁热投入水中，待水沸腾后，把盆盖严，停 5 分钟，然后洗泡患处，每日早晚各 1 次。10 日为 1 个疗程。

功效主治　活血化瘀、祛风解表、胜湿止痛。各型雷诺病。

温馨提示　轻症单纯外洗，重症应结合内服。

药方 4

药物　独活、川花椒、艾叶、桂枝、桑叶、红花、透骨草各 15 克。

用法　将上药放入药锅中，加水适量煎煮，过滤去渣后倒入盆中，趁热先熏后洗患处。每次 20～30 分钟，每日 1～2 次。10 日为 1 个疗程。

功效主治　活血止痛。雷诺病。

温馨提示　应用本方时，须配合当归四逆汤内服。同时，应坚持治疗，时间最短者 60 日，长者 150 日。治疗期间忌烟、酒。

不　寐

不寐，即失眠，是以失眠为主要表现的一种病症。不寐的症情不一，轻者入寐困难，或寐而不酣，时寐时醒，醒后不能再寐；严重者可整夜不能入寐，又称不得眠、不得卧。神经官能症、更年期综合征及某些精神病早期见失眠诸症时，可按不寐辨证论治。

药方 1

药物　磁石、刺五加各 20 克，茯神 15 克，五味子 10 克。

用法　先将磁石放入药锅中，加水适量先煎煮 30 分钟，然后加入其余药物再煎煮 30 分钟，去渣后取药液。用药液擦洗前额及太阳穴。每晚 1 次，每次 20 分钟。

功效主治　健脾安神。各种原因所致的不寐。

药方 2

药物　吴茱萸 20 克，米醋适量。

用法　将吴茱萸放入药锅中，加水适量煎煮取药液，倒入盆中，再将米醋对入其中，浸泡双足。每次 30 分钟，每日 1 次。

功效主治　疏肝理气、安神。心神不交型不寐。

癫　狂

癫与狂都是神志失常的疾病，癫证以语无伦次、表情淡漠、忧郁痴呆为特征；狂证以精神亢奋、狂躁粗暴、苦笑妄言、喧扰不宁，甚至持刀杀人为特征。但两证有一定的联系，往往交替出现，故常以癫狂并称。本症以情感障碍为主者，类似于西医中的更年期综合征、狂躁抑郁性精神病；以思维障碍、行为紊乱为主者，类似于精神分裂症等病。

药方 1

药物　艾叶、石菖蒲各 150 克，白芷、大枣各 60 克，酸枣仁 50 克。

用法　将上药放入药锅中，加水适量煎煮至 1 桶，在避风保暖之处沐浴全身。有条件者可浸泡于浴池中。每次 1 小时左右，3～4 日 1 次，5 次为 1 个疗程。

功效主治　温经止血、养血安神。癫狂，症见语无伦次、忧郁痴呆。

温馨提示　关键在于调理情志，加强护理，防止意外，配合治疗，合理用药。

药方 2

药物　透骨草、礞石各 20 克，艾叶、石菖蒲、远志、郁金、天南星、茯苓、法半夏各 10 克。

用法　将礞石放入药锅中，加水适量先煎煮 30 分钟，再加入其余药物煎煮 30 分钟，去渣后，将毛巾或纱布浸泡于药液中 20 分钟，取出毛巾或纱布擦洗腹部和后背部。每次 15 分钟，每日 1 次。

功效主治　温经止血、健脾安神。各型癫狂。

药方 3

药物　生铁落 10 克，磁石 100 克，天南星、白芷、钩藤、连翘各 50 克，石菖蒲 80 克。

用法　将生铁落放入药锅中，加水适量先煎煮 30 分钟，去渣后加入其余药再煎煮 30 分钟，过滤去渣后取药液。将药液放入浴盆中沐浴。每次 30 分钟，每日换药 1 剂。

功效主治　熄风止惊、安神。痰火上扰型癫狂，症见起病急骤、性情急躁、头痛失眠、两目怒视，甚至突然狂乱无知、逾垣上屋，或毁物伤人者。

药方 4

药物　青礞石 50 克，天南星 30 克，法半夏、黄连、竹沥、石菖蒲各 20 克，灯芯草 15 克。

用法　将青礞石放入药锅中，加水适量先煎煮 30 分钟，然后加入其余药物再煎煮 30 分钟。过滤去渣后取药液，用药液擦洗脐腹部和后背部。每次 30 分钟，每日 1 次。

功效主治　平肝镇惊、清心除烦。各型癫狂。

眩　晕

眩晕为临床常见病症，由于风、火、痰、虚、瘀引起的清窍失养，临床上以头晕、眼花为主要症状的一类病症。多见于中老年人，亦可发生于年轻人。其轻者闭目可止，重者如坐车船，旋转不定，不能站立，或伴有恶心、呕吐、汗出、面色苍白等症状，严重者可突然仆到。

药方 1

药物　吴茱萸、桃仁、丹参、夏枯草、川牛膝各 10～15 克。

用法　将上药放入药锅中，加水 2 000 毫升煎煮至 1 500 毫升，倒入脚盆内，待药液温度 50～60℃时，先用消毒毛巾蘸药液擦洗双脚(脚底、脚背)数分钟后，再将双脚浸泡在药液中 30 分钟。每日浸洗1～2次。洗后卧床休息 1 个小时，每剂可用 2 次。

功效主治　活血通络、降血压。高血压病所致眩晕、头痛等。

温馨提示　患者保证睡眠充足，注意劳逸结合。眩晕发作时应卧床休息，闭目养神，不做旋转、弯腰等动作，以免诱发或加重病情。密切关注血压，保持心情愉快，应适当增加营养。

药方 2

药物 夏枯草 30 克，钩藤、菊花各 20 克，桑叶 15 克。

用法 将上药放入药锅中，加水 2 000 毫升煎煮至1 500毫升，倒入脚盆内，待药液稍烫时，将双脚浸泡在药液中 30 分钟。每日1～2 次，10～15 日为 1 个疗程。

功效主治 清热平肝。肝阳上亢所致的眩晕、头胀痛、耳鸣、易怒、失眠多梦等。

药方 3

药物 香瓜藤、黄瓜藤、西瓜藤各 30 克。

用法 将上药放入药锅中，加水适量煎煮取药液，把药液倒入盆中浸泡双足。每次 20 分钟，每日 2 次，每日 1 剂。

功效主治 清肝熄风。肝阳眩晕，症见眩晕、头胀痛、易怒、失眠多梦等。

药方 4

药物 生地黄、桑寄生各 200 克。

用法 将上药装入纱布包内，放入热水浴池内 10 分钟，患者入浴池浸泡 20 分钟。每日 1 次。

功效主治 滋阴清热。肝阳眩晕。

药方 5

药物 钩藤(剪碎)20 克，冰片 5 克。

用法 将上药置于盆内，加温水适量浴脚。在治疗过程中，为保持水温，可不断加水。每次 30 分钟左右，每日 2 次。于晨起和晚上睡前进行，10 日为 1 个疗程。

功效主治 清热、熄风止惊。各种高血压而致的眩晕者。

温馨提示 因钩藤的有效成分在煎煮时极易损失，故本方只用温水浸泡，而不能用沸水。用本方见效后，仍需继续使用 2～3 个疗程，以巩固疗效。若用本法治疗 3 日后仍不见效，当改用其他方法治疗。

药方 6

药物 磁石、石决明、党参、黄芪、当归、桑枝、枳壳、蔓荆子、白蒺藜、白芍、杜仲、牛膝、乌药各 6 克，独活 18 克。

用法　将上药放入药锅中，加水 2 000 毫升煎煮，然后过滤取药液 1 500毫升放入盆中，待药液温度为 40～50℃时，两脚泡入，不停相互搓动。足浴时间 30 分钟左右，每日 1 次，10 日为 1 个疗程。

功效主治　镇肝熄风、柔肝补肾、益气养血。高血压病引起的眩晕、头痛、麻木等。

水　肿

水肿是指水液泛滥肌肤，引起眼睑、头面、四肢、腹背甚至全身浮肿的病症。此症包括西医中急性肾炎、慢性肾炎、充血性心力衰竭、肝硬化、内分泌失调及营养障碍等疾病所出现的水肿。

药方 1

药物　赤小豆。

用法　将赤小豆放入药锅中，加水 5 000 毫升，用小火煎煮赤小豆，待赤小豆熟透后，取出药液，温度适中后浸泡足、膝。

功效主治　利水消肿。水肿。

温馨提示　水肿初期，应吃无盐饮食，待水肿渐退后，逐步改为低盐。忌食辛辣、刺激性食品。禁烟、酒。起居有常，预防感冒，不宜过度疲劳，尤其注意要节制房事。

药方 2

药物　桐叶、赤小豆各适量。

用法　将上药放入药锅中，加水适量煎煮，过滤去渣后倒入盆中，浸泡双足；另取药液饮少许。每次 20 分钟，每日 1 次。

功效主治　祛湿、利水消肿。手足浮肿明显者。

药方 3

药物　楠木、桐木各适量。

用法　将上药放入药锅中，加水适量煎煮，过滤去渣后倒入盆中，浸泡双足；另取药液饮少许。每次 20 分钟，每日 1 次。

功效主治　利水消肿。水肿自足起者。

药方 4

药物　樟柳头、赤小豆、葱白各 60 克，麻黄（去节）30 克。

用法　将上药放入药锅中，加水适量煎煮，过滤去渣后倒入盆中，洗浴 20 分钟。轻者隔日 1 次，重者每日 1 次。

功效主治　发汗解表、利水消肿。水肿。

汗证

汗证是指由于阴阳失调，腠理不固，而致汗液外泄失常的病症。白昼时汗出，动则益甚者，称为自汗；寐中汗出，醒来自止者，称为盗汗。

药方 1

药物　明矾、葛根各 15 克。

用法　将上药放入药锅中，加水适量煎煮，过滤去渣后倒入盆内，待药温适度时浸洗手足部（患处）。每次浸洗 30 分钟，每日 1 次。再用时加温即可。

功效主治　祛湿、收敛、止汗。手足出汗，或足汗、腋汗。

温馨提示　忌食葱、蒜、姜等辛辣之物。

药方 2

药物　生黄芪 30 克，葛根 20 克，生明矾 15 克。

用法　将上药放入药锅中，加水适量煎煮，过滤去渣后倒入盆内，趁热先熏后洗手掌，每次浸泡 30 分钟。每日熏洗 3 次，每日 1 剂。

功效主治　益气固表、收敛止汗。顽固性手汗。

温馨提示　用药期间，忌食葱、蒜、姜等辛辣之物。

药方 3

药物　明矾 30 克，麻黄根 15 克。

用法　将上药放入药锅中，加水适量煎煮，过滤去渣后倒入盆内，趁热熏手或足；待药温适度时将手或足浸洗 30 分钟。每日早、晚各 1 次。

功效主治　祛湿、收敛、止汗。一般用药 2～3 日即汗止而愈。手汗、足汗。

温馨提示　应该避免感受风寒，以防感冒。汗出之后，应及时用干毛巾将汗擦干。出汗多者，需经常更换内衣，并注意保持衣服、卧具干燥清洁。

药方 4

药物　王不留行 30 克，明矾 9 克。

用法　将上药放入药锅中，加水适量煎煮半盆，待药温适度时将手或足浸洗 15 分钟。每日 2 次，再用时需加温。

功效主治　收敛止汗、灭菌止痒。腋汗、手足多汗、手足癣（皲裂解化症）。

药方 5

药物　黄芪 150 克，麻黄根 120 克，白术、防风、白芷、艾叶各 100 克。

用法　将上药用纱布包好，放入热水中浸泡 30 分钟，然后泡澡 20 分钟。每日 2 次。

功效主治　益气固表敛汗。气虚自汗，症见体弱纳少、汗出恶风、动则益甚。

药方 6

药物　郁金 20 克。

用法　将郁金放入药锅中，加水适量煎煮取药液，用纱布蘸药液擦洗两乳头。每次 20 分钟，每日数次。

功效主治　行气解郁、凉血清心。各型自汗和盗汗。

药方 7

药物　生黄芪、生牡蛎、生地黄各 30 克，麻黄根 15 克，茯苓 20 克。

用法　将上药放入盆中，加水适量煎煮至3 000毫升，过滤去渣后取药液，趁热熏蒸涌泉穴、神阙穴。待药液温度适中后用纱布蘸取药液洗浴肺俞穴、心俞穴及神阙穴。每次 10 分钟，每日 1 次。

功效主治　益气滋阴、收敛止汗。阴虚盗汗，症见久咳虚喘、虚烦少眠、寐则汗出、形体消瘦、骨蒸潮热、五心烦热等。

痛　风

痛风是嘌呤代谢障碍性疾病，血清尿酸水平升高，尿酸盐以结晶形式沉积于组织，表现有急、慢性痛风性关节炎，关节畸形，痛风，肾结石和肾脏病变。发病多在30～40岁，本病95%是男性，中年发病；女性多在绝经期后发病，症状轻，有家族遗传性。临床经历无症状期、急性关节炎期和慢性关节炎期。类似中医之痹症、历节风病等。临床特点为关节红、肿、热、痛反复发作，关节活动不灵便，血尿酸增高（急性发作期血尿酸超过420毫摩尔/升）。

药方1

药物　当归、制乳香、制没药各20克，川芎、牛膝、乌梢蛇、血竭、孩儿茶各60克，红花30克，苏木、川续断、狗脊、防风、独活、羌活各100克，鸡血藤150克。

用法　将上药放入药锅中，加水适量煎煮取药液，然后把药液倒入温度适宜的洗澡水中，浴身。每日1次，15～30日为1个疗程。

功效主治　活血止痛、祛风湿。痛风、关节疼痛。

温馨提示　忌食辛辣、刺激性食物。

药方2

药物　马钱子、生半夏、艾叶各20克，红花15克，王不留行40克，大黄、海桐皮各30克，葱须3根。

用法　将上药放入药锅中，加水适量煎煮至2 000毫升，置于桶内，以热气熏蒸患部，待药液温度适中后，浸洗患处。每日2次，7日为1个疗程。

功效主治　通络、消肿止痛。痛风。

温馨提示　方中马钱子为剧毒药品，生半夏亦有毒，因此，切忌不可内服。若浸洗患部有创口，最好暂时不用。孕妇慎用。

药方3

药物　生草乌、生川乌、生天南星、生半夏、艾叶各30克，生附子15克。

用法　将上药放入药锅中，加水适量煎煮至1 000毫升，置于桶内，以热气熏蒸患部，待药温适度后，浸洗患处。每日2次，7日为1个疗程。

功效主治　祛风湿、散寒止痛。痛风性关节炎，属阴寒凝滞者，症见关节疼痛剧烈、日轻夜重、肌肉麻木、舌质淡、苔薄白、脉迟。

温馨提示　本方大部分药物是剧毒药，用量亦较大，切忌内服。

血 证

血证是对各种出血的概括，包括鼻出血、齿龈出血、咯血、吐血、便血、尿血等。中医认为各种出血的病因有火热、气虚、阴虚、瘀血几种。按“急则治其标”“缓则治其本”的原则，大出血时应先止血，小量出血时按治本的方法治疗。

药方 1

药物　生地黄、牡丹皮、白芍、黄芩、黄柏各 20 克，栀子 15 克，水牛角 10 克，生甘草 9 克。

用法　将上药放入药锅中，加水适量煎煮 20 分钟，过滤去渣后，待药温降至 40℃左右，以药液浸洗肌肤。每日 1 剂，7 日为 1 个疗程。

功效主治　清热凉血、止血化斑。热盛迫血型紫癜。

温馨提示　注意饮食调节，起居有常，劳逸适度，避免情志过激。重者应卧床休息。吐血量大或频频吐血者，应暂予禁食。

药方 2

药物　广郁金适量。

用法　将广郁金加水研磨成药液，以丝棉蘸药液擦洗背部。每日 2 次，每次 10 分钟，3 日为 1 个疗程。

功效主治　行气解郁、凉血清心。肺结核之咯血。

药方 3

药物　蒲黄、车前草各 150 克，墨旱莲 600 克。

用法　将上药放入药锅中，加水 2 000 毫升，煎煮 15～20 分钟，倒入大盆中，待水温降至 40℃左右，洗浴小腹部。每日 1 次，每次 20 分钟，10 日为 1 个疗程。

功效主治　收涩止血、行血祛瘀。热伤血络所致的尿血。

红斑性肢痛

红斑性肢痛是一种原发性或继发性血管疾病。多见于青年，无性别差异。多因体弱脾虚，疹毒未尽，于湿热相合，蕴久化成热毒，湿热下注或旁达，日久气血凝滞阻塞经脉，“不通则痛”所致。其临床特点为阵发性肢端皮肤温度升高，皮肤潮红、肿胀、剧烈灼痛，尤以足底、足趾为著，环境温度增高时，灼痛加剧。

药方 1

药物　乳香、没药、当归各 30 克，红花 15 克。

用法　将上药放入药锅中，加水适量煎煮，过滤去渣后倒入盆内，待药温适度时，浸泡患处。每次 20～30 分钟，每日 3 次。

功效主治　活血、通络、止痛。红斑性肢痛。

温馨提示　洗剂再用时应煮开，注意饮食宜清淡。患肢注意抬高，充分休息。

药方 2

药物　茜草、大黄、大青叶各 30 克，红花、乳香、没药各 18 克。

用法　将上药放入药锅中，加水适量煎煮，过滤去渣后倒入盆中，待药温适度后浸洗患肢 30 分钟。每日 2～4 次，5 日为 1 个疗程。

功效主治　活血止血、消肿生肌。红斑性肢痛。

药方 3

药物　豨莶草 30 克，桂枝、当归尾、新艾叶、防风、苍术各 12 克，生姜皮、大黄各 15 克。

用法　将上药放入药锅中，加水适量煎煮，过滤去渣后倒入盆中，趁热浸洗患部，每次 30 分钟，必要时可将药渣再煎煮 1 次浸洗。每日 2～4 次，5 日为 1 个疗程。

功效主治　胜湿止痛、清热解毒。红斑性肢痛属寒湿凝滞者，症见足端呈阵发性刺痛或胀痛、遇冷痛甚、得热则舒，多伴口淡不欲饮、患处皮肤冷、无肿胀、足背动脉和胫后动脉搏动减弱。

温馨提示　可配合内服汤药，但外洗药尤为重要。

药方 4

药物　川红花 6 克，黄柏、苍术、当归尾各 12 克，大黄 15 克，豨莶草、冬瓜皮、苍耳子各 30 克。

用法　将上药放入药锅中，加水适量煎煮，过滤去渣后倒入盆中，待药温冷却后浸洗患部。每次约 30 分钟，必要时，可将药渣再煎煮 1 次浸洗。每日 2～4 次，5 日为 1 个疗程。

功效主治　清热解毒、活血化瘀。红斑性肢痛属热痹型，症见足端呈阵发性烧灼痛或刺痛、遇热痛甚、得冷则舒，多伴口苦、喉干(痛)、皮肤潮红、发热、有不同程度的肿胀、足背动脉搏动增强、舌红、苔黄或无苔、脉弦数。

药方 5

药物　乳香、没药各 25 克，红花 15 克。

用法　将上药放入药锅中，加水适量煎煮，过滤去渣后倒入盆中，待药温冷却后浸洗患部。每次 15 分钟，每日 2～3 次，10 日为 1 个疗程。

功效主治　消肿生肌、活血。红斑性肢痛属气滞血凝，湿热伤阴，症见皮肤紧张、灼热、紫红、肿胀、舌红、苔黄腻、脉滑数。

温馨提示　一般浸洗均为趁热进行，但应用本方时宜待药液凉后浸洗，因本症为热邪偏盛之故。

感　冒

感冒，俗称伤风。因感触风邪或时疫病毒，引起肺卫功能失调，出现鼻塞、流涕、喷嚏、头痛、恶寒、发热、全身不适等主要临床表现的一种外感病。

药方 1

药物　浮萍、鲜生姜、葱白各 15～30 克，白酒少许。

用法　将上药一同捣烂放入药锅中，加水适量煎煮，然后取药液半盆，加入白酒少许。待药温适度时，嘱患者洗浴，洗遍周身，尤其胸腹部要多洗几遍，每次 5～10 分钟，应注意避免风寒。洗后立即擦干，盖被安卧，出微汗即可，每日 1 次。

功效主治　辛温发汗。伤风、风寒感冒。

药方 2

药物　紫苏叶、陈艾叶、葱白各 90 克。

用法　将上药放入药锅中，加水 1 500 毫升煎煮沸后，继续煎煮 5 分钟，连渣倒入脚盆中，盆中放一小木凳，嘱患者脱去鞋袜，足踏木凳，再用大围巾将膝部以下及脚盆加以围覆熏之。待周身有微汗出时，立即揩干腿足，避风片刻。一般用药 1 次，待睡醒后病即痊愈，最多 2 次，无不立验。

功效主治　辛温解表。流行性感冒。

药方 3

药物　麻黄、生姜各 10 克，薄荷、荆芥各 15 克，防风 12 克。

用法　将上药放入药锅中，加水适量煎煮 2 次，混合 2 次药液，取药液擦浴全身。每次 10～20 分钟，每日 2 次，每日 1 剂，3 日为 1 个疗程或病愈停用。

功效主治　辛温解表。风寒型感冒，症见恶寒重、发热轻、无汗、头痛、肢节酸痛、鼻塞声重、时流清涕者。

药方 4

药物　金银花、连翘、荆芥、薄荷、牛蒡子、淡豆豉、桔梗、桑叶、菊花、前胡、杏仁、板蓝根、甘草各等量。

用法　上方药量视蒸疗室大小而定，将诸药放入蒸锅，水开后继续煎煮，按全身蒸汽法常规操作。每次蒸浴 30～45 分钟，每日 2 次，3 日为 1 个疗程。

功效主治　辛凉解表、疏风清热。风热型或时行感冒，症见发热重、恶寒轻、鼻塞、流黄浊涕者；或突然恶寒，甚则寒战、高热、周身酸痛、全身症状明显。

药方 5

药物　麻黄、生姜各 9 克，桂枝 6 克，紫苏 15 克，甘草 3 克。

用法　将上药放入药锅中，加水适量煎煮，趁热先熏后洗头面，得汗而解。

功效主治　发汗解表、辛温散寒。风寒感冒引起的恶寒发热、头痛身痛等。

温馨提示　使用该方洗头面后，忌感受风寒。

药方 6

药物　香薷、紫苏叶、厚朴、藿香各 12 克，羌活、淡豆豉各 10 克。

用法　将上药放入药锅中，加水适量煎煮 2 次，混合 2 次药液，取药液 3 000 毫升，洗浴全身。每次 10～20 分钟，每日 2 次，每日 1 剂，病愈即止。

功效主治　清暑化湿解表。暑湿感冒，症见身热、微恶风、汗少、肢体疼痛重或头昏重胀痛、鼻流浊涕、心烦口渴、胸闷、小便短赤、舌苔黄而腻、脉数。

头痛

头痛即指由于外感与内伤，致使筋络挛急或失养，清窍不利所引起的以病人自觉头部疼痛为特征的一种常见病症。

药方 1

药物　冬桑叶 30 克，黄菊花 15 克，栀子 10 克，独活、天麻各 6 克，薄荷 30 克。

用法　将上药放入药锅中，加水适量煎煮，待药液温度适宜时，取药液洗头，反复擦洗。每日早、晚各 1 次。

功效主治　祛风、泻热、止痛。风热头痛，伴有发热、面红目赤、口渴欲饮、便干等。

温馨提示　发作急性期，应适当休息，不宜食用辛辣、厚味食物，限制烟、酒。

药方 2

药物　川芎、当归各 30 克，荆芥 60 克，白芷、细辛各 10 克。

用法　将上药放入药锅中，加水适量煎煮，趁热熏头面部，待药温适度时再洗头部。每日 1 剂，每日 2～3 次。

功效主治　活血通络、祛风止痛。血虚头痛兼外感症状。

药方 3

药物　生姜 50 克。

用法　将生姜切片，放入盆中，加热水 100 毫升浸泡。15 分钟后擦洗前额及太阳穴。每次 15～20 分钟，每日 2 次，3～5 日为1 个疗程。

功效主治　发散风寒。风寒头痛，症见头痛时作、痛连项背、恶风畏寒、遇风尤剧。

药方 4

药物　吴茱萸 50 克，醋 100 毫升。

用法　将吴茱萸放入药锅中，加水适量煎煮，然后过滤取药液放入盆中，再加醋 100 毫升，浸泡双足。每次 20 分钟，每日 2 次。

功效主治　散寒止痛、疏肝下气。肝阳头痛，症见头痛目眩、心烦易怒、夜眠不宁。

胃　痛

胃痛，又称胃脘痛，是由外感邪气、内伤饮食情志、脏腑功能失调等导致气机瘀滞，以上腹胃脘部包括其周围经常疼痛为主要症状。该病在脾、胃、肠病症中最多见，发病率较高。临床症状以胃脘部疼痛为主，但同时兼有恶心、脘闷、嗳气、大便不调等。本病与西医中的急性胃炎、慢性胃炎、胃及十二指肠溃疡、胃痉挛、胃神经官能症等相类似。

药方 1

药物　艾叶 1 把。

用法　取艾叶 1 把，放入药锅中，加水 300 毫升煎煮沸后，继续煎煮 20 分钟左右，过滤去渣后取药液，待药液温热稍烫时，熏洗胃脘部，直至痛缓为止。

功效主治　温经止血、散寒止痛。寒凝气滞型的胃脘冷痛，症见呕吐清水痰涎、畏寒喜暖、得热痛减并口不渴。

温馨提示　忌食辛辣、刺激性食物，养成良好的饮食习惯，不要暴饮暴食，可做一些必要检查，以排除其他恶性疾病。

药方 2

药物　鲜姜 30 克，香附 15 克。

用法　将鲜姜捣烂，香附研成细粉，用适量开水冲入容器中搅拌均匀，待水温降至皮肤能接受时，用毛巾蘸取药液擦洗胃脘部。每次 20 分钟，每日 2 次，3 日为 1 个疗程。

功效主治　发汗解表、温中止呕。阴虚胃痛，症见胃脘隐痛、灼热不适、嘈杂似饥、饥不欲食、口干、大便燥结。

温馨提示　注重精神和饮食方面的调摄，保持精神愉快，劳逸结合，切忌暴饮暴食，或饥饱无常，饮食以少食多餐、清淡易消化为原则。

药方 3

药物　干姜、肉桂各 30 克，香附、高良姜各 50 克。

用法　将上药放入盆中，用开水浸泡，待水温适度后将双足浸入药液。每次20分钟,每日3次。

功效主治　温中止呕。寒凝、气滞和脾胃虚寒型胃痛。症见胃痛暴作、疼痛剧烈、畏寒喜暖、得热痛减,或胃痛隐隐、绵绵不断、喜暖喜按等。

腹　痛

腹痛是胃脘部以下、耻骨以上部位发生的疼痛,是临床上常见症状。

药方1

药物　吴茱萸、小茴香各等量。

用法　将上药放入药锅中,加水适量煎煮,过滤去渣后取药液1 500毫升,待药温适度时用毛巾擦洗腹部。每次20分钟,每日3次,5日为1个疗程。

功效主治　散寒止痛、行气。虚寒型腹痛,症见腹中时痛或绵绵不休、喜得温按、按之则痛减,并兼见神疲、乏力、气短者。

温馨提示　注意保温,宜进食易消化食物。

药方2

药物　莱菔子120克,生姜60克,葱150克(连须根),白酒1杯。

用法　将前3味药放入药锅中,加水适量煎煮,过滤去渣后取药液1 000毫升,然后加白酒1杯,待药温适度时,由右至左擦洗腹部,每次30分钟,每日2次。

功效主治　温中散寒、消食。气滞腹痛,症见腹痛胀闷、痛无定处、恼怒尤甚、嗳气、矢气后减轻、纳呆、善太息者。

温馨提示　保持心情舒畅,忌食刺激、辛辣食物。

药方3

药物　陈皮、枳实、木香各适量。

用法　将上药装入纱布包内,放进热水浴池中浸泡30分钟,然后入池内浸泡20分钟,每日1次。

功效主治　理气调中、消积除痞。气滞型腹痛,症见腹痛、胀闷不舒、情绪急躁者。

药方4

药物　皂荚、莱菔子、韭菜根、生姜、葱白各适量。

用法　将上药放入药锅中，加水适量，煎煮2次，混合2次药液，患者伏在药盆上，蒸熏腹部。其周围以毛巾盖严，减少热气散溢，待药液温热时，用毛巾蘸之洗浴腹部。每日1～2次。

功效主治　散寒行气、消积止痛。腹痛（受凉食滞）。

药方5

药物　吴茱萸、杜仲、蛇床子、五味子、陈皮各50克，丁香、木香各25克。

用法　将上药共研为细末，每次取药末25克用生绢袋包扎放入药锅中，加水3大碗煎煮，趁热熏下腹部，通身淋浴。每日早晚2次。

功效主治　散寒止痛、调中理气。下焦虚冷、脐腹疼痛。

胁　痛

胁痛，又称季胁痛或胁下痛，是以一侧或双侧胁肋部疼痛为主要临床症状，主要由肝胆疾病所致。其临床症状为一侧或双侧胁肋部疼痛，可为刺痛、胀痛、隐痛或窜痛，可反复发作。可见于急性肝炎、慢性肝炎、肝硬化早期、肝脓肿、肝寄生虫，以及肝癌、急性胆囊炎、慢性胆囊炎、胆石症、胆道蛔虫、肋间神经痛、肋软骨炎等。

药　方

药物　青皮200克，陈醋250毫升。

用法　将青皮用陈醋炒过放入药锅中，加水适量煎煮，过滤去渣后放入浴盆中洗浴全身。每次30分钟，每日1～2次。

功效主治　疏肝理气、散结化滞。肝气郁结、胸胁疼痛、乳房胀痛等。

温馨提示　胁痛皆与肝的疏泄功能失常有关，所以精神愉快、情绪稳定、气机条达对预防与治疗胁痛有着重要的作用。

呕　吐

呕吐是指胃失和降，气逆于上，胃中之物从口吐出的一种病症。

药方1

药物　芦根300克。

用法　将芦根装入纱布包中，放入热水浴池中浸泡10分钟，然后进入药池浸泡20分钟。每日1次。

功效主治　清热生津、止呕。胃热呕吐，症见突然恶心呕吐、发热恶风、头痛自汗等。

药方2

药物　枳壳、小茴香各50克，青盐30克。

用法　将上药用纱布包好后，放入热水中浸泡30分钟。趁热擦洗痛处(药冷需再加热)。也可将以上诸药放入药锅中，加水适量煎沸，倒入盆内，待药温适度后洗双脚，并浸泡15～30分钟。

功效主治　温经散寒、止呕、破气消积、除痞。寒性呕吐。

药方3

药物　胡椒20克，绿豆1把，黄连、干姜各120克。

用法　将上药放入药锅中，加水适量煎煮20分钟。取药液3 000毫升，对入凉水至40℃左右，洗浴胸腹部。水冷后需加温再浴，并浸泡双足。每次30～40分钟，每日1～2次。

功效主治　温中止痛。暴饮暴食后引起的呕吐、泄泻等。

便　秘

便秘是指大便秘结不通、排便困难而言。多由大肠传导功能失常，粪便在肠道停留过久所致。相当于西医中的习惯性便秘、肠道炎症恢复期、手术后排便困难、产后排便困难，以及药物引起的便秘等。

药方1

药物　芒硝、大黄、甘遂、牵牛子各等量。

用法　将上药放入药锅中，加水适量煎煮，其量应根据浴盆而定，待药液至40℃时，淋浴全身。亦可煎取药液500毫升，浴前，把药液对入温水中淋浴。每日2次，每次30分钟左右，10日为1个疗程。

功效主治　泻热通便。便秘。

温馨提示　沐浴时，宜使药液不断流动，冲洗脐腹部；沐浴时间宜据药液量而定，水凉出浴。

药方 2

药物　大黄、芒硝、皂荚各 15 克。

用法　将上药放入药锅中，加水适量煎煮至 200 毫升，用纱布蘸药液，淋洗脐腹部。每日 1～2 次，每次 30 分钟左右，10 日为1 个疗程。

功效主治　泻热攻里通下。热结便秘，兼见小便短赤、面红心烦者。

温馨提示　保持心情舒畅，增加体力劳动，注重饮食调节，并按时如厕。

药方 3

药物　生姜、艾叶各 50 克，精盐 30 克。

用法　将生姜、艾叶放入药锅中，先加水适量煎煮 10 分钟，取药液 1 000毫升，然后将精盐加入药中，待水温适度时擦洗小腹部。每次 20 分钟，以皮肤被擦红为宜。每日 2 次。

功效主治　温中行气。习惯性便秘。

药方 4

药物　槐花 30～50 克。

用法　将槐花放入药锅中，加水适量煎煮至 200 毫升，淋洗肛门。每日 1～2 次，每次 10～15 分钟，10 日为 1 个疗程。

功效主治　凉血活血。老人便秘。

痢　疾

痢疾是以大便次数增多、腹部疼痛、里急后重、下痢赤白脓血便为特征，以 20～40 岁年龄多见，男女发病率差别不明显。其临床特点为黏液血便、腹痛、腹泻，或里急后重，病程漫长，常反复发作。西医中的急、慢性细菌性痢疾，急、慢性阿米巴肠病，慢性非特异性溃疡性结肠炎等临床表现与本病症候特点相符，可参照本病辨证治疗。

药方 1

药物　艾叶 200 克。

用法　将艾叶放入药锅中，加水适量煎煮，过滤去渣后取药液，趁热擦洗小腹部。每次 20 分钟，每日 3 次。

功效主治　温经止血、散寒止痛。各型痢疾。

温馨提示　本病病程漫长，治疗需持之以恒。

药方 2

药物　吴茱萸 50 克。

用法　将吴茱萸放入药锅中，加水适量煎煮，过滤去渣后取药液，趁热浸洗小腹及肛门 30 分钟。每日 2 次，10 日为 1 个疗程。

功效主治　散寒止痛、疏肝下气。湿热型痢疾，症见腹痛、下痢赤白、里急后重、肛门灼热、小便短赤。

药方 3

药物　乌梅 500 克。

用法　将乌梅放入药锅中，加水适量煎煮，过滤去渣后取药液，趁热熏肛门处，待药液温度下降后，用药液坐洗肛门。每次 20 分钟，每日 1 次，5 日为 1 个疗程。

功效主治　敛肺涩肠、生津安蛔。噤口痢、休息痢，症见痢下赤白、里急后重、饮食不进、食则呕恶；或下痢时发时止、日久不愈，发作时便下脓血、饮食减少、倦怠怯冷。

药方 4

药物　黄芪、防风、枳壳各 50 克。

用法　将上药放入药锅中，加水适量煎煮，过滤去渣后取药液倒入盆内，先趁热熏肛门，温度降到 45～50℃时，用药液坐洗肛门。每日 1 次，连用 3～5 日即见效。

功效主治　补气升阳、利水退肿。虚寒痢、寒湿痢，症见久痢不愈、腹部隐痛、口淡不渴、食少神疲、畏寒肢冷；或痢下赤白黏冻、白多赤少、腹痛、里急后重、头身困重。

淋　证

淋证以小便频数、急涩、淋漓不尽、小腹拘急、痛引脐中为特征。发病率较高，其临床特点为尿频、尿急、尿痛。中医将其分为热淋、血淋、气淋、石淋、沙淋、膏淋等。根据感染的部位西医将其分为急性肾盂肾炎、慢性肾盂肾炎、膀胱炎、尿道炎。

药方 1

药物　小蓟 60 克，益母草 39 克，牛膝 15 克，车前子 10 克，血余炭 3 克。

用法　将上药放入药锅中，加水 1 000 毫升煎煮，过滤去渣后倒入盆中，趁热先熏后洗下腹部。每日早、晚各 1 次，每次 20 分钟，10 日为 1 个疗程。

功效主治　凉血止血。血淋腹痛。

温馨提示　增强体质，防止情志内伤，消除各种外邪入侵和湿热内生的有关因素。多喝水，饮食清淡，忌食肥腻、辛辣之品。禁房事，注意适当休息。

药方 2

药物　地榆 250 克。

用法　将地榆放入药锅中，加水 500 毫升浸泡 30 分钟，用大火煎煮沸后改小火煎煮 30 分钟，过滤去渣后倒入盆中，趁热洗浴腰腹部。每日 1 次。

功效主治　凉血止血、解毒敛疮。石淋。

药方 3

药物　白茅根、车前草、马齿苋各 100 克。

用法　将上药用纱布包好，放入热水浴池浸泡 30 分钟，然后进入热水浴池洗浴 20 分钟。每日 1 次。

功效主治　凉血止血、清热利尿。热淋，症见小便频数、尿色黄、灼热刺痛等。

药方 4

药物　苦参、土牛膝、土茯苓、黄柏、蛇床子各 10 克，明矾6 克。

用法　将上药放入药锅中，加水浸泡 5 分钟，用大火煎煮沸后改小火煎煮 30 分钟，把药液倒入盆内，趁热先熏会阴部，然后坐浴。每日 2 剂，坐浴 2 次，每次 15 分钟。将其中 1 次放在睡前用。

功效主治　清热燥湿、利尿。淋证。

温馨提示　本方使用时多采用局部药浴或坐浴，治疗期间应注意会阴部卫生。如上尿路感染则单用坐浴法疗效不理想，须结合内服中药或抗生素治疗。

癃闭

癃闭是指小便点滴难出，甚者闭塞不能的一种疾患。病变部位在膀胱和尿道。本病相当于西医中各种原因引起的尿潴留及无尿症。如神经性尿闭、前列腺疾病、尿路肿瘤、尿道狭窄、尿路损伤及肾功能衰竭尿毒症等。

药方 1

药物　皂荚 60 克，葱头 2 只，王不留行 0.6 克，麝香 0.15 克。

用法　先将前 3 味药放入药锅中，加水适量煎煮沸后，倒入小盆内，加入麝香溶化，趁热放在生殖器下面熏，数分钟后即可。

功效主治　芳香通利。温病后小便突然不通、面浮肿胀。

温馨提示　锻炼身体，增强抵抗力，保持心情舒畅，切忌忧思恼怒；忌食辛辣、厚味食物，减少房事。

药方 2

药物　栝楼 30～60 克。

用法　将栝楼放入药锅中，加水适量煎煮，过滤去渣后倒入盆中，待药温适度后，坐浴 20 分钟左右。

功效主治　利气宽胸、润肠通便。肺热癃闭，症见小便点滴不通、咽干、烦渴欲饮、呼吸短促，或有咳嗽。

药方 3

药物　桃枝、柳枝、木通、花椒、明矾各 30 克，灯芯草 1 把。

用法　将上药放入药锅中，加水 500 毫升煎煮，趁热熏腹部，冷后再热。每次 40～60 分钟，每日 2～3 次。熏后立即用被子围盖腹部，或用药渣熨腹部，亦可炒盐置脐下，以提高疗效。

功效主治　利水通淋、泻热。尿路阻塞所致的癃闭。

药方 4

药物　生黄芪 200 克，木瓜 30 克，葱白 10 根。

用法　将上药放入药锅中，加水 2 000 毫升煎煮至1 500毫升，连渣倒入洁净的盆内，然后趁热(以能忍受为度)熏外阴部(生殖器)。每次熏 15 分钟即可，6 小时后再如上法熏 1 次。

功效主治　益气、通阳、排尿。癃闭。

臌　胀

臌胀因腹部胀满膨隆而命名。以腹部胀满隆起，甚则腹壁青筋显露、肤色黄、下肢肿胀为临床特征。本病相当于西医的肝硬化。

药方 1

药物　刺蒺藜 200 克。

用法　将上药放入药锅中，加水适量煎煮，过滤去渣后取药液，趁热洗脐腹部。每次 20 分钟，每日 4 次。

功效主治　疏肝解郁。腹部胀满、胸胁不舒。

温馨提示　注意营养，不要饮酒过度，避免与血吸虫疫水接触，防止精神受刺激。本病患者应多卧床休息，腹水较多者可取半卧位。

药方 2

药物　大戟、甘遂各 30 克。

用法　将上药放入药锅中，加水适量煎煮，过滤去渣后取药液，趁热洗脐腹部。每次 20 分钟，每日 3 次。

功效主治　攻下逐水。腹胀大较甚者。

药方 3

药物　荷叶适量，酒适量。

用法　将荷叶用酒蒸取药液，淋洗脐腹部。每次 10 分钟，每日2～4 次。

功效主治　清暑利湿、升阳止泻。腹水胀满。

药方 4

药物　水红花 6 克，大黄、芒硝、栀子、石灰各 3 克，酒曲1 块。

用法　将上药放入药锅中，加水适量煎煮，过滤去渣后取药液，趁热洗脐腹部。每次 30 分钟，每日 3 次。

功效主治　泻下攻积、清热泻火。气滞型臌胀，症见腹大胀而不坚、胁下痞胀或疼痛、纳少、嗳气、尿少、大便不爽等。

(六)外　科

疮　疖

疮疖是皮肤毛囊或皮脂腺的急性化脓性炎症，是外科中最常见的疾病。一般多发生于夏季，任何部位都可以发生，而以头面、背及腋下为多见。其特征是色红、灼热、疼痛、突起根浅、肿势局限、脓出即愈。

药方 1

药物　芫花、川花椒各 15 克，黄柏 30 克。

用法　将上药共研为粗末，装入纱布袋中入药锅中，加水2 500～3 000毫升，大火煎煮沸后，继续煎煮 30 分钟，用软毛巾蘸药液擦洗，擦洗后加热水浸浴患处。每日早、晚各 1 次，每次 30 分钟左右，10 次为 1 个疗程。

功效主治　清热燥湿、杀虫止痒。多发性疮疖。

温馨提示　本方切忌内服及入目。

药方 2

药物　当归、乳香各 30 克。

用法　将上药放入砂锅中，加水 300 毫升煎煮，过滤去渣后，趁热将药液装在带细眼的新喷壶内，不断淋洗患处，下接瓷盆。如药液已凉，加热后倒入小喷壶内，可再继续淋洗 1 遍。每日可淋洗 2 次，每剂药可用 4 次。

功效主治　活血止痛、消肿生肌。由疮疖痈毒引起的上、下肢肿痛等(未溃破者)。

药方 3

药物　苍耳子、马齿苋、明矾各 6 克。

用法　将上药放入药锅中，加水 500 毫升煎煮沸后，继续煎煮至 20 分钟，待冷后擦洗患处。每日 5～10 分钟，每日早、晚各 1 次。

功效主治　祛风燥湿、清热解毒。疮疖肿痛。

药方 4

药物　马齿苋、蒲公英、如意草各 120 克，明矾 12 克。

用法　将上药共研为粗末，装入纱布袋后入药锅中，加水 2 500～3 000 毫升煎煮沸后，继续煎煮 30 分钟。用软毛巾蘸药液擦洗，擦洗后加热水浸浴患处。每日早、晚各 1 次，每次 30 分钟左右，10 次为 1 个疗程。

功效主治　清热解毒、燥湿止痒。多发性疖肿。

药方 5

药物　金银花、野菊花各 50 克，紫花地丁、黄柏、大黄、皂角刺各 30 克。

用法　将上药放入药锅中，加水适量煎煮，待药温适度后洗患处。每次 30 分钟，每日 2～3 次，3～5 日即可获痊愈。

功效主治　清热祛火、消毒。各种疖肿初起者。

温馨提示　运用本方时，对疖肿不宜用力挤压，尤其是在面部，若初起自行挤压或碰伤则往往转成“疖疮”重症，若脓成应尽早切开排脓。

疔　疮

疔疮是一种外科常见疾病，发病迅速，病情较重，随处可生，但多发于颜面和手足等处。颜面疔的特征是：疮形如粟，坚硬根深，其状如钉，如处理不当，容易“走黄”，甚而危及生命。发于足部的疔，可损伤筋骨，影响功能。其临床表现初期：皮肤有粟米样疮头，或痒，或麻，继则红肿热痛，肿块范围在 3～7 厘米，顶突根深坚硬。中期：3～5 日后，肿形变大，疼痛加剧，脓头出现。后期：5～7 日后，顶高根软脓溃，疔根随脓外出，随即肿消痛止而愈。

药方 1

药物　赤小豆 120 克，大黄 30 克。

用法　将上药放入砂锅内，加水 300 毫升煎煮沸后，继续煎煮 30 分钟左右，然后过滤去渣取药液，趁热将药液装在带细眼的新喷壶内，不断淋洗患处，下接搪瓷盆。如药水已凉，加热后再淋洗 1 遍。每日可淋洗 2 次，每剂药可用 4 次，每次 30 分钟，直至病愈。

功效主治　利水消肿、解毒排脓。疔疮（淋巴管炎）疼痛难忍，以及疖肿红肿热痛者。

温馨提示　患者应及时治疗，配合口服中药效果会更好。

药方 2

药物　黄芪、当归、荆芥穗、地骨皮、木通各 100 克，明矾 50 克。

用法　将上药研为细末，每次取 50 克，加水 300 毫升，煎煮沸后，继续煎煮 30 分钟左右，然后过滤去渣取药液，趁热不断淋洗患处。每日可淋洗 2 次，5～10 日为 1 个疗程。

功效主治　补气活血、敛疮。热汗浸渍成疮、痒痛不止。

药方 3

药物　黄连 65 克。

用法　将黄连放入药锅中，加水 2 000 毫升，连续煎煮 3 次，每次 15 分钟左右，煎煮至 1 800 毫升左右，待药温冷却去渣，不加防腐剂。用时将药液置于瓷杯内，浸泡患指，药液以浸没全部病灶为宜，浸泡 3 小时后拭干，外敷黄连纱条，以消毒纱布包扎，然后用胶布固定。每日 1 次，5～10 日为 1 个疗程。

功效主治　清热燥湿、泻火解毒。蛇头疔。

药方 4

药物　金银花、苦参、黄柏、紫花地丁、蒲公英、大枫子各 30 克，连翘、牡丹皮、泽兰各 24 克，川芎、黑豆各 15 克，荆芥、防风、白鲜皮、生杏仁、甘草各 9 克。

用法　将上药共研为粗末，用纱布包好放入药锅中，加水适量煎煮，过滤去渣后取药液，趁热先熏后洗患处。每日 2 次，每次20～30 分钟。

功效主治　清热凉血、祛湿解毒。急性化脓性感染疾病的初期，如化脓性指头炎、急性淋巴管炎、疔、痈等。

冻　疮

冻疮是由于寒冷刺激引起局部血管痉挛、瘀血所致，为冬季皮肤常见病。临床特点为局限性充血性红斑，继而肿胀，自觉局部痒痛，遇热尤甚；严重时可生水疱，疱破后形成溃疡，治愈后可遗留瘢痕及色素沉淀或色素脱失。本病多发于手足及面部。

药方 1

药物　当归、木通、白鲜皮、花椒各 30 克，桂枝、赤芍各 60 克，干姜 150 克，杜仲、刘寄奴各 50 克。

用法　将上药共研为粗末，混合均匀，每袋装入 40 克，收贮备用。使用时，每次 1 袋，水煎浸泡洗浴患处。每次 20 分钟，每日1～2 次。水温以 45～50℃为宜。

功效主治　活血化瘀、消肿止痛。无溃疡冻疮、脉管炎、动脉硬化症。

温馨提示　水温不宜过高，有溃烂及感染者慎用。

药方 2

药物　甘草、麦芽各 2 份，桂皮、艾叶各 1.5 份，花椒 0.5 份，樟脑适量。

用法　将上药共研为粗末，每袋装入 10～15 克，收贮备用。使用时，每次 1 袋，冲入沸水 1 000～1 500 毫升，待药温至 40～45℃时，将患处浸泡在药液中。每日 3 次，每次 20～30 分钟，并适当按摩局部皮肤。要不时添加热水，保持药液温度。

功效主治　温经散寒、通经活络。冻疮初起未溃者。

药方 3

药物　甘草、芫花各 15 克。

用法　将上药放入药锅中，加水 1 000 毫升，煎数沸，过滤取药液。未溃者趁热洗渍，已溃者于洗后用黄连纱条包扎。

功效主治　消肿止痛。冻疮（Ⅰ、Ⅱ期）。

药方 4

药物　桂枝 30 克，防风 20 克，白芷、川芎各 12 克。川花椒、苍术各 15 克，吴茱萸 10 克。

用法　将上药放入药锅中，加水 1 000～2 000 毫升煎煮沸后，继续煎煮 15～30 分钟，将药液倒入盆内，药温适度时浸洗患处。每次约 20 分钟，每日 2 次，每剂可连续用 2 日。

功效主治　温经散寒、消肿止痛。冻疮（Ⅰ、Ⅱ期）。

药方 5

药物　桂枝 50 克，红花、附子、荆芥、紫紫苏叶各 20 克。

用法　将上药放入药锅中，加水 3 000 毫升煎煮，待药温适宜时即将患处浸泡在药液中。每日 3 次，每次 20～30 分钟，并且一边浸洗，一边用药渣搓患部，每剂可连续用 3 日。

功效主治　祛风散寒、温经通络。冻疮，症见手足部暗红肿胀、瘙痒疼痛者。

药方 6

药物　松叶 500 克。

用法　将松叶捣烂放入药锅中，加水 3 000 毫升煎煮至2 000毫升，与药渣一起温洗患处。每日 2 次，每次 20～30 分钟。

功效主治　祛风燥湿、活血通络。冻疮引起手、足裂口。

药方 7

药物　茄秆、辣椒秆、艾叶、五加皮、桂皮各 10 克，樟脑末3 克。

用法　将前 5 味药放入药锅中，加水 1 500 毫升煎煮沸后，继续煎煮 30 分钟，过滤去渣后把药液倒入木盆中，放入樟脑末，充分搅拌使其均匀，待药温适度时浸泡患部 30 分钟。每日 1～2 次，连续 10 次为 1 个疗程。

功效主治　祛风散寒、燥湿活络。各类冻疮未溃破者。

温馨提示　溃破者禁用本方。药液温度宜在 35～40℃，过高则容易引起溃烂。用药期间注意局部保暖，防止碰伤导致溃烂；如果同时艾灸足三里、昆仑、合谷、曲池等穴位则效果更好。

褥　疮

褥疮为一种压迫性溃疡，多发生于昏迷、瘫痪或久卧床的病人，是因身体局部长期受压，影响了血液循环，以致皮肤组织营养障碍，组织坏死，与季节、年龄、性别无关。主要临床特征是受压部位初起红斑，继而溃烂，坏死难敛，甚至累及皮下组织、肌肉、骨髓。

药方 1

药物　千里光 120～250 克。

用法　将上药放入药锅中，加水适量煎煮，待药温稍凉后反复淋洗疮面，然后在疮面上覆盖消毒纱布。每日 1～2 次。

功效主治　清热解毒。褥疮。

温馨提示　患者要经常翻身，如得此病应及时治疗，以免加重。

药方 2

药物　全当归、肉桂各 60 克，红花、花椒、干姜各 30 克，樟脑、细辛各 15 克，95%酒精 1 000 毫升。

用法　将上药加入 95%酒精 1 000 毫升，浸泡 7 日后备用。具体使用时，以棉花蘸取药液在患处来回轻轻揉擦。每次 10 分钟，每日 2～3 次。

功效主治　活血化瘀、散寒止痛。各部位褥疮初期者，症见受压部位出现淡红色斑，皮肤尚未破损者。

温馨提示　凡重病、久病或瘫痪病人，均应注意变换体位，每日揉擦、按摩受压部位 1～2 次，这样有预防褥疮发生的作用。如受压部位出现皮肤破损者，则不宜用此方。

药方 3

药物　马齿苋叶 120 克，芙蓉叶 60 克，黄连 30 克。

用法　将上药放入药锅中，加水适量煎煮，过滤去渣后取药液，待药温适度时，以 6～8 层纱布浸入药液中，浸透取出后做局部湿敷。每次 30 分钟，每日 1～2 次。湿敷后，将患处揩干，可外扑六一散适量，以保持局部干燥。

功效主治　清热解毒、凉血止血。褥疮初期溃疡小而表浅者。

温馨提示　用此方淋洗或做湿敷时，因病人局部感觉障碍，药温不宜太高，以免烫伤皮肤，同时须经常保持患处清洁、干燥，经常更换衣被，宜选用柔软、干燥、吸水通气性能好的棉布料。

臁　疮

臁疮俗称“老烂脚”，是指小腿下部内外侧（发生在 1/3 胫骨两旁）溃烂不易收敛的疾病。即西医中的小腿慢性溃疡。本病多发于长期从事站立工作并患静脉曲张的患者，亦有因损伤而致者。其临床特征是初期瘙痒、疼痛、肿胀、破溃流脓水，甚则腐烂、疮面肉色灰白或晦暗、疮口下陷、边缘高起形如缸口、久不收口，或已经收口，每因损伤极易复发，少数病人可缠绵多年而不愈，蕴毒深者可导致癌变。

药方 1

药物　鲜女贞子叶 15～20 片。

用法　将鲜女贞子叶洗净，放入搪瓷皿内，加水适量煎煮，趁热先熏后洗患处，再取煎熟的女贞叶贴于疮口上（或用洗净的鲜叶捣烂敷患处），盖上纱布，并以胶布固定。每日 2～3 次。

功效主治　清热、补益肝肾。臁疮。

温馨提示　用此方洗浴时，宜抬高患肢，洗浴后须将患处擦干，以消毒纱布贴于患处。

药方 2

药物　海桐皮、姜黄、防己、当归尾、红花、苍术、黄柏、蚕沙各 12 克。

用法　将上药放入药锅中，加水适量煎煮，趁热先熏后洗患处，稍凉后，用毛巾湿敷。每日 2 次，每剂可用 4 次。

功效主治　活血化瘀、通经络。臁疮。

药方 3

药物　金银花、连翘、黄柏、苦参各 9 克，川花椒 6 克，艾叶、冬青叶各 30 克，大葱 3 根。

用法　将上药放入药锅中，加水适量煎煮，过滤去渣后倒入盆内，待药温适度后外洗患处。每次 15～20 分钟，每日 2 次。

功效主治　清热解毒、温经通络。臁疮。

药方 4

药物　鲜枸杞根 250 克。

用法　将鲜枸杞根洗净放入药锅中，加水 3 000 毫升煎煮至2 000毫升药液，过滤去渣后倒入桶内，趁热熏蒸疮面，待药温适度后，反复清洗疮面，每次熏洗 30 分钟左右，冬季适当缩短。熏洗完毕待患肢晾干后，用宽胶布粘贴，以肉眼看不到疮面为宜。每日 1 次。冬季隔日 1 次。15～30 日为 1 个疗程。熏洗后有短暂麻痛不适，活动 10 分钟后可恢复。

功效主治　凉血退蒸、清热泻火。臁疮。

药方 5

药物　马齿苋叶 60 克，蒲公英、大黄、黄柏、大青叶各 30 克，冰片 5 克。

用法　将前 5 味药放入药锅中，加水适量煎煮，过滤去渣后取药液，再放入冰片充分搅拌均匀，趁热先熏患处，稍凉后，取小毛巾蘸取药液反复淋洗患处。每次 30 分钟，每日 2～3 次，10 日为1 个疗程。

功效主治　清热解毒。臁疮初期局部红肿、溃破渗液较多者。

温馨提示　用此方洗浴时，宜抬高患肢，洗浴后须将患处擦干，以消毒纱布贴于患处。

药方 6

药物　地耳草 60 克，七叶一枝花、羊蹄草、土黄连、黄柏、苦参、明矾各 30 克。

用法　先将前 6 味药放入药锅中，加水适量煎煮沸后，继续煎煮 15～20 分钟，再加入明矾后搅拌均匀，趁热先熏患处，如药温不太热时则可加温再熏，以局部皮肤发热为度，然后取小毛巾蘸取药液反复淋洗患处。每次 30 分钟左右，每日 1～2 次，10 日为 1 个疗程。

功效主治　清热燥湿。臁疮初期局部疼痛漫肿不红、疮面腐暗而流脓水者。

温馨提示　此方治疗下肢慢性溃疡，应以熏为主。使用时，可将患肢置于一个预制的木架之上，四周宜封闭，上面可用棉被遮盖，以免蒸汽散失过多，淋洗后，须取消毒纱布贴敷疮面。

痔　疮

痔疮是指直肠末端黏膜下和肛管皮下静脉丛发生扩大曲张所形成的柔软静脉团。根据症状不同分为内痔、外痔和混合痔。内痔生于肛门内（即齿状线以上），初期痔核较小、质软、色鲜红或青紫、大便后出血；中期痔核增大、排便时痔核脱出、便后自行回纳；后期除大便时脱出外，还可在咳嗽、站立、行走时脱出，须用手推回，或休息、平卧时才能回纳。外痔呈紫褐色、质地较硬，外痔一般无疼痛，若外痔静脉有血栓形成，也会发生疼痛、肿胀，此称为血栓性外痔；若感染引起痔核发炎，则称为炎性外痔。混合痔则常兼有内、外痔的合并症状。

药方 1

药物　大黄、桃仁、黄连、夏枯草各 30 克，红花、芒硝各20 克。

用法　先将前 5 味药放入药锅中，加水适量煎煮，过滤去渣后取药液，再加入芒硝拌匀，倒入盆内，先趁热熏肛门 2～3 分钟，待药温适度时，坐入盆内洗浴 20～30 分钟，每日 1～2 次。

功效主治　清热燥湿、活血消肿。血栓性外痔。

温馨提示　用此方熏时，应使患部与药液之间保持适当距离，太近容易烫伤皮肤，太远则不易达到效果。同时可配合做深呼吸运动，使肛门括约肌放松。治疗期间应忌食辛辣、腥发之物，保持肛门清洁。

药方 2

药物　金银花、红花、黄芩各 30 克，大黄、芒硝各 60 克。

用法　将上药放入药锅中，加水适量，浸泡 10～15 分钟后，用大火煎煮沸后改小火煎煮 25 分钟。倒入盆内，趁热先熏后洗肛门，待药温适度时坐浴。每日 2 次。每日 1 剂。

功效主治　清热解毒、活血消肿。外痔肿痛、内痔外脱及肛门水肿。

药方 3

药物　槐花、艾叶、荆芥各 15 克，苦参 30 克，黄连、薄荷、栀子、枳壳、黄柏、大黄、白芷各 15 克，地骨皮、蛇床子各 30 克。

用法　将上药用纱布包好，放入大砂锅内，添水 5 碗，煮煎约 30 分钟，取出药包，趁热先熏患处，待药温适度后洗浴 30 分钟。每日1～2 次。每剂使用 3～4 次。

功效主治　清热解毒、消肿止痛、散风止痒。痔疮、痔瘘肿胀疼痛、手术创伤面过大、发炎、肿痛、伤口感染。

药方 4

药物　明矾、玄明粉各 30 克，大黄 20 克。

用法　将上药放入药锅中，加水适量煎煮沸，或开水冲泡后，待药温适度时坐浴。每次 15 分钟。

功效主治　清火化瘀、软坚消肿。外痔、内痔外脱肿痛。

药方 5

药物　野菊花、苍术、赤芍、牡丹皮各 30 克，荆芥、防风各 20 克，薄荷 25 克，黄芩、透骨草、甘草各 15 克。

用法　将上药放入药锅中，加水适量煎煮至3 000～4 000毫升，过滤去渣后倒入盆内，趁热先熏后洗再坐浴患处。每次 20～30 分钟，每日 1 剂，上、下午各 1 次。

功效主治　活血祛瘀、解毒消肿。嵌顿性内痔、血栓性内痔。

药方 6

药物　大黄 60 克，黄柏、黄芩、苦参、金银花、连翘、明矾、芒硝各 30 克。

用法　先将前 6 味药物放入药锅中，加水适量煎煮，过滤去渣后倒入盆中，再将明矾、芒硝研为细末对入药液中搅拌均匀，趁热熏肛门，稍凉后坐于药液中浸洗，可持续 30～60 分钟，每日早、晚各 1 次。每剂药可用 2 日，2 剂为 1 个疗程。

功效主治　清热泻火、固涩。内痔、外痔、混合痔，而以红肿疼痛、糜烂、渗液等为明显者。

温馨提示　若患者症状较为严重，用此方洗浴后应配合外敷药物等治疗并卧床休息，可以提高疗效。治疗期间应忌食辛辣、腥发之物，保持肛门清洁。

脱　肛

脱肛，是指由于气虚或湿热原因而使直肠脱出于肛门以外的疾患。任何年龄均可发病，但多见于小儿、老人及久病体弱的患者。本病预后一般较好。

药方 1

药物　石榴皮、生大黄、乌梅各 30 克。

用法　将上药共放入陶土罐中，加水 1 000 毫升，用小火煎熬成浓液，再将药液倒入盆中，患者坐上熏之。待药温适度时坐浴。每日大便后用 1 次，药液用后可煎煮再用，每剂可连用 2 次。

功效主治　收敛固脱。脱肛、久不回缩者。

温馨提示　用此方洗浴前，先做提肛运动 3～5 分钟，可提高疗效。若患者属虚证，则应配合补中益气、补气健脾等中药内服；若属实证，则应配合清热解毒、燥湿等中药内服，效果更佳。

药方 2

药物　五倍子 60 克，明矾、蛇床子各 30 克。

用法　将上药放入药锅中，加水适量煎煮，过滤去渣后倒入盆中，趁热先熏后洗患处。每日 1～2 次，连续数日。再用明矾 15 克、煅五倍子

30克，共研细末，以香油调涂患处。

功效主治　收敛固脱。脱肛、久不回缩者。

药方3

药物　五倍子、地榆、明矾、土黄连、升麻各等量。

用法　将上药放入药锅中，加水适量煎煮，过滤去渣后倒入盆内，趁热先熏后洗患处。每日3次，每次30分钟。

功效主治　消炎解毒、收敛固涩。脱肛。

药方4

药物　黄芩、黄柏、栀子各10克。

用法　将上药放入药锅中，加水适量煎煮，过滤去渣后倒入盆内，待药温适度时坐浴。每日2次，每次30分钟。

功效主治　清热燥湿。实热脱肛，症见肛肠突出于外、肛门灼热、肿痛并可见面赤身热、腹胀便结、小便短赤等。

肛裂

肛裂是由于粪便干硬使肛管皮肤损伤而发生裂口，多发生在肛门后侧，本病的发病率仅次于痔。有新鲜肛裂及陈旧肛裂两种。主要症状为大便疼痛，便后尚有持续疼痛，达数小时之久，并有少量出血。如用两手轻轻分开肛门即可见到肛裂。新鲜肛裂创面较浅，呈鲜红色；陈旧肛裂创面较深、边缘较厚、底硬、肛裂外面常形成皮赘，称“前哨痔”。

药方1

药物　乳香、没药、红花、桃仁、丝瓜络、艾叶、椿树根皮各15克。

用法　将上药研为粉末，用纱布包好放入药锅内，加水适量浸泡后，煎煮30分钟，过滤去渣后倒入盆中，待药温适度后，每次坐浴30分钟，每日2次。

功效主治　化瘀通络、收敛止血。初期或二期肛裂表现为疼痛、出血、溃疡形成者，或三期陈旧性肛裂手术后。

温馨提示　坐浴时，药液温度以手背皮肤不感觉烫为宜。坐浴后应将患部擦干，再配合其他外用药物涂抹，可提高疗效。

药方 2

药物　荆芥、防风、花椒各 60 克，透骨草、陈艾各 90 克。

用法　将上药放入药锅中，加水 2 000 毫升，用大火煎煮沸后改小火煎煮 30 分钟，过滤去渣后倒入盆中，趁热先熏后洗患处。每日1～2次。

功效主治　祛风除湿、治裂止痛。肛裂，症见肛门褶纹破裂溃烂、周期性疼痛。

药方 3

药物　花椒、杭菊花各 6 克，桑叶 12 克，苦参、艾叶、金银花、蛇床子各 30 克，蒲公英 18 克，黄芩 15 克。

用法　将上药放入药锅中，加水适量，用大火煎煮沸后改小火煎煮 30～50 分钟，过滤去渣后倒入盆中，趁热先熏后洗肛裂处。隔日 1 次。第 2 日大便后，用温盐水清洗肛门，上九华膏(市售中成药)纱条。6 次为 1 个疗程。

功效主治　清热解毒、祛湿杀虫、消肿止痒。肛裂。

药方 4

药物　五倍子 30 克，明矾、大黄各 20 克，黄柏、川花椒各 15 克，赤芍、红花、白及、乳香、没药各 12 克。

用法　将上药放入砂锅中，加水 2 500 毫升，煎煮 15～20 分钟后用纱布过滤。将药液倒入坐浴盆内，趁热熏肛门；待药温适度时，再进行坐浴。坐浴时肛门先向上收缩，再向下放松，共做 10～20 次，将肛裂创面的粪便彻底洗净，然后手拿纱布向上按揉肛门片刻，擦净即可。术后常用本方熏洗 5～7 日。每日 2 次，每次 15～20 分钟。

功效主治　活血消炎、收敛止痛。陈旧性肛裂。

药方 5

药物　黄柏、槐花、枳壳、车前草各 60 克，冰片 15 克。

用法　将前 4 味药放入药锅中，加水适量煎煮，过滤去渣后倒入盆中，并加入冰片搅拌均匀，趁热先熏肛门，待药液稍凉后，以棉纱布蘸取药液洗涤患处，或坐浴，每次可持续 30～60 分钟，每日早、晚各 1 次。每剂药可熏洗 2 日，2 剂为 1 个疗程。

功效主治　活血消炎、收敛止痛。肛裂而红肿、疼痛较剧烈者。

温馨提示　用此方坐浴时，应注意药液温度不可太高，以手背皮肤不感觉烫为宜。坐浴后应将患部擦干，再配合其他外用药物涂抹，可提高疗效。

药方 6

药物　大黄 60 克，苦参、金银花、白及、红花、地榆、紫草、茜草、生地黄各 30 克，明矾 15 克。

用法　将前 9 味药放入药锅中，加水适量煎煮，过滤去渣后倒入盆中，加入明矾搅匀，可趁热先熏肛门，然后待药温适度时，坐入盆中浸洗。每次 30～60 分钟，每日 2～3 次。每剂药可熏洗 2 日，2 剂为 1 个疗程。

功效主治　活血收敛、止痛。肛裂而疼痛、出血明显者。

温馨提示　在治疗中应经常保持大便通畅，若便秘时，可使用润滑肠道的纳肛药物，防止再损伤肛门。还应注意肛门的清洁，大便后宜用热水坐浴。如有潮湿、瘙痒等，也应同时治疗。

肛管直肠瘘

肛管直肠瘘，简称肛瘘。本病是肛门直肠周围痈疽的后遗症，由于肛管或直肠与肛门外皮肤相通而形成的异常管道。表现为局部流脓、疼痛、瘙痒等。可分为单纯性肛瘘、复杂性肛瘘、低位肛瘘和高位肛瘘。

药方 1

药物　瓦松、马齿苋、甘草各 15 克，五倍子、苍术、川花椒、防风、葱白、枳壳、侧柏叶各 9 克，芒硝 30 克。

用法　将上药放入药锅中，加水 3 000 毫升，煎煮至2 000毫升，过滤去渣后倒入盆中，待药温适度时坐浴。每日 3 次，每剂 2 日。

功效主治　祛风除湿、消肿止痒。肛瘘、肛周湿疹、肛裂等肛门疾病引起的肿痛、瘙痒等。

温馨提示　患者平时应注意肛门清洁卫生，防止便秘。

药方 2

药物　白芷、川花椒各 12 克，五倍子、槐花各 30 克，马齿苋 60 克，木瓜 18 克，生明矾 9 克，甘草 10 克。

用法　将上药放入药锅中，加水适量煎煮，过滤去渣后倒入盆中，待药温适度时坐浴。每日 1 剂，每晚 1 次，每次坐浴 15 分钟。

功效主治　祛湿解毒、疗痔除瘘。肛周脓肿、痔疮、肛瘘。

疝　气

疝气是指睾丸、阴囊肿胀疼痛或牵引小腹疼痛为主要症状的一类疾病。相当于西医中的腹股沟疝(可复性)。其临床特点为阴囊旁有肿物，卧则消失，站立、行走、蹲下、用力搬动重物或咳嗽等腹压增加时，则肿物出小腹而下阴囊，并时有胀痛等。

药方 1

药物　马鞭草 120 克。

用法　将马鞭草放入药锅中，加水 1 500 毫升煎煮，过滤去渣后倒入盆中，趁热先熏后洗患处。每日 2 次。

功效主治　活血化瘀、止痛。血疝(指血液瘀积于阴囊，导致阴囊肿大。多为阴囊直接受暴力或手术止血不慎所致)。

温馨提示　如果患者能配合活血化瘀口服中药治疗能提高疗效。

药方 2

药物　明矾 30 克，雄黄 15 克，生黄柏 21 克，橘叶 10 克，葱白 10 根。

用法　将上药放入药锅中，加水适量煎煮，过滤去渣后倒入盆中，趁热先熏后洗阴囊。

功效主治　活血升阳、固涩。疝气。

脓　肿

脓肿是指由细菌通过破损的皮肤或黏膜侵入组织内而发生的一种疾病。分皮下和深部软组织脓肿两类。浅部脓肿局部有红、肿、热、痛，浸润块边缘不清楚，有明显触痛；深部脓肿开始时，多半只有局部疼痛和触痛，有时局部可以摸到不十分清楚的肿块，但全身症状和患部的运动障碍均较明显。

药方 1

药物　夏枯草、金银花各 30 克，蒲公英 60 克，紫花地丁 40 克，牡丹皮、白芷各 15 克，黄连 12 克，黄芪 20 克。

用法　将上药放入药锅中，加水1 000毫升煎煮沸后，继续煎煮15分钟，过滤去渣后倒入盆中，趁热先熏后洗患处。每日1～2次，5～7次为1个疗程。

功效主治　祛湿解毒、消炎。关节脓肿者。

温馨提示　患者要经常换药，配合西药消炎能增加疗效。

药方2

药物　露蜂房30克。

用法　将露蜂房放入药锅中，加水1 000毫升煎煮沸后，继续煎煮15分钟。然后过滤去渣，即成露蜂房洗剂。用时根据创面大小，取药液200～500毫升放入盆中，浸泡冲洗创面，直至把伤口的污物或脓液洗净为止，然后用清洁纱布松松覆盖，不可包扎过紧。对于有坏死组织的创面，可将洗药加温后再冲洗浸泡。每日1～2次，每次15～20分钟。

功效主治　活血解毒、祛腐生肌。皮下和深部组织脓肿，以及外伤性感染、手术后伤口感染、痈、烫伤、蜂窝组织炎等，特别适用于脓肿已破溃、腐肉不去、新肉不生者。

药方3

药物　金银花、皂角刺、白芷、黄芩、栀子各30克，炮穿山甲15克，乳香、没药各20克。

用法　将炮穿山甲、乳香、没药放入药锅中，加水适量先煎煮15分钟，再放入其他药物煎煮15分钟，稍凉后以纱布淋洗患处，再进行湿敷。每次30分钟，每日2～3次。

功效主治　活血、消炎、生肌。化脓性淋巴结炎而成脓肿者。

温馨提示　若用本法治疗3日后脓肿仍未溃口，则应及时改用他法治疗，如切开排脓、外贴膏药等，以尽早促使脓毒外泄，早日收口。

药方4

药物　黄芪、当归、白及、白芷、赤芍、露蜂房、松香各30克，血竭15克。

用法　将上药放入药锅中，加水适量煎煮为浓液，稍冷后用纱布先淋洗患处，然后以6～8层纱布浸入药液再湿敷患处。每次30分钟，每日2～3次。

功效主治　活血解毒、生肌敛疮。脓肿。

烧 伤

烧伤是由于火、沸水、热油、蒸汽等各种物理、化学因素作用于机体而引起的一种急性损伤性疾患。

药方 1

药物　地榆 60 克，大黄、黄柏、紫草、当归、红花、生地黄、白芷、冰片各 30 克。

用法　将上药放入药锅中，加水适量煎煮，过滤去渣后倒入盆中。将患部或全身置于药液中浸泡。水温应高于病人体温 1 度。每次约 60 分钟，每日 1～2 次。

功效主治　凉血活血、消炎解毒。四肢烧伤感染创面者。

温馨提示　用此方洗浴后，应用无菌巾擦干身体，保护好创面的清洁，可适当配合其他外用疗法。严重烧伤患者全身浸泡后，可有体温升高、脉搏加快、疲乏出汗等，一般休息片刻后，即可恢复。

药方 2

药物　虎杖、苦参各 60 克，黄连、七叶一枝花、血余炭、槐花、明矾各 30 克。

用法　先将前 6 味药放入药锅中，加水适量煎煮，过滤去渣后倒入盆中，再加入明矾充分搅拌均匀，稍凉后，以无菌毛巾蘸取药液冲洗患处，然后置患处于药液中浸洗。每次约 30 分钟，每日 2 次，直至伤愈为止。

功效主治　祛湿解毒、敛肌止痛。各种烧伤。

温馨提示　如创面感染严重，脓液较多，可加大黄、鱼腥草共煎，同时酌情使用内服药物或抗生素。

药方 3

药物　大黄 60 克，栀子、侧柏叶、地榆、明矾各 30 克。

用法　将上药放入药锅中，加水适量煎煮，过滤去渣后倒入盆中，稍凉后，以无菌毛巾蘸取药液淋洗患处。然后以 6～8 层纱布浸入药液中，浸透后取出湿敷患处。每次 30～60 分钟，每日 2 次。

功效主治　祛湿解毒、敛肌生肌。Ⅰ度、浅Ⅱ度烧伤者。

温馨提示　用此方洗浴时，药温不宜过高，以皮肤感觉凉即可；如创面渗液较多，可加入苦参、黄柏共煎。

毛囊炎

毛囊炎是指毛囊部发生的急性、亚急性和慢性化脓性或非化脓性炎症。

药方 1

药物　苍耳子 60 克，雄黄 15 克，明矾 30 克。

用法　将上药放入药锅中，加水适量煎煮，过滤去渣后倒入盆中，待药温适度时，用毛巾蘸药液，反复擦洗患处。每次洗 15 分钟左右。每日 1 剂，每日 4～5 次。洗时略加温，洗前须剪平毛发，剃去胡须等。

功效主治　解毒灭菌、燥湿止痒。发际疮、毛囊炎、须疮等，症见后枕部或头部其他部位，以及胡须、腋毛、阴毛等处出现与毛孔一致的脓血疹，疼痛不著，经久不愈。

温馨提示　雄黄有毒，不可内服或溅入眼内。

药方 2

药物　马齿苋、野菊花各 30 克，黄柏 15 克。

用法　将上药放入药锅中，加水适量煎煮，过滤去渣后倒入盆中，然后热敷并外洗患处。每次 15 分钟左右，每日 4～5 次。

功效主治　凉血清热、燥湿解毒。毛囊炎、疖、痈等化脓性疾患初起，症见局部微肿、焮红不著、轻度痛痒。

温馨提示　平时要注意清洁卫生，配合口服中药效果会更好。

药方 3

药物　芫花、川花椒各 15 克，黄柏 30 克。

用法　将上药研成粗末，装入纱布袋内放入药锅中，加水 2 500～3 000毫升煎煮沸后，继续煎煮 30 分钟，过滤去渣后倒入盆中，待药温适度时，用小毛巾蘸药液浸洗患处。每日 1～2 次，10 日为 1 个疗程。

功效主治　燥湿消毒。毛囊炎热毒夹风证。

温馨提示　芫花有毒，不可口服。

药方 4

药物　黄柏 15 克，雄黄、苍耳子各 10 克。

用法　将上药放入药锅中，加水适量煎煮，过滤去渣后倒入盆中，趁热先熏后洗患处。每日 1 次，10 次为 1 个疗程。

功效主治　消毒、止痛。毛囊炎热毒夹风证。

毒蛇咬伤

毒蛇咬伤是指人体被蛇咬伤后，毒液侵入体内而引起的急性全身中毒性疾病。其主要临床特征是咬伤处迅即发生红肿，甚至发紫坏死，有时流出稀薄血水，局部有烧灼样剧痛。

药方 1

药物　雄黄 15 克，防己、蒲公英、白芷、白菊花、生甘草各 30 克，半枝莲 60 克。

用法　将上药放入药锅中，加水适量煎煮，过滤去渣后倒入盆中，冷却后即以干净毛巾蘸取药液冲洗伤口。每次 30～60 分钟，每日 2 次，可连用 2～3 日。

功效主治　消毒止痛。毒蛇咬伤。

温馨提示　毒蛇咬伤后，毒上窜攻心，应立即紧扎伤口的上部，再用本方反复淋洗患处。

药方 2

药物　半枝莲、紫花地丁各 60 克，蛇床子、青蒿、明矾各 30 克。

用法　将前 4 味药放入药锅中，加水适量煎煮，过滤去渣后倒入盆中，再加入明矾充分搅拌均匀，冷却后即可将患处浸入药液中泡洗，可淋洗或冲洗伤口。每次 30～60 分钟，每日 2 次，可连用 2～3 日。

功效主治　消毒止痛、收敛。毒蛇咬伤。

温馨提示　用此方洗浴时，如伤口在手指或足趾，则宜开创伤口放血后再洗，效果更佳。

药方 3

药物　白花蛇舌草、七叶一枝花各 60 克，八角莲、茜草、鱼腥草各 30 克。

用法　将上药放入药锅中，加水适量煎煮，过滤去渣后倒入盆中，冷却后，即可将患处置于药液中浸洗，或淋洗伤口，每日可洗多次，连用2～3日。

功效主治　清热解毒、消肿止痛。毒蛇咬伤，早期应用效果明显。

温馨提示　用此方洗浴时，可用双手捏住伤肢，从上而下反复挤压、推摩，以促使蛇毒从伤口排出。洗浴后，还应配合其他外用药物治疗，可提高疗效。

丹　毒

丹毒是皮肤突然鲜红成片、色如涂丹、迅速蔓延的一种急性感染性疾病。临床特点是病起突然，恶寒发热，局部皮肤忽然变赤色如丹涂脂染、赤热肿胀、感染面积迅速扩大，发无定处，数日内可逐渐痊愈。

药方1

药物　大蒜200克。

用法　将大蒜放入药锅中，加水适量煎煮至约半桶，放入木桶中，将患肢趁热先熏(外盖棉被)后温洗。每晚熏洗1次，每次20～30分钟。

功效主治　解毒燥湿、通经活络。下肢复发性丹毒，症见下肢丹毒，每遇劳累、皮肤外伤等复发者。

温馨提示　患者应及时治疗，避免耽误病情。

药方2

药物　黄连30克，黄芩、黄柏、大黄各90克。

用法　将上药放入药锅中，加水1 000毫升，煎煮浓缩至500毫升，然后过滤去渣，待药液凉后湿敷和清洗患处。每日2次，每次30分钟。

功效主治　清热解毒、燥湿消肿。丹毒。

药方3

药物　马齿苋100克(鲜马齿苋500克)。

用法　将马齿苋洗净放入药锅中，加水2 000毫升，煎煮20分钟(鲜药煮10分钟)，过滤去渣后倒入盆中，待药液凉后用干净纱布蘸药液擦洗患处。每次20～40分钟，每日2～3次。

功效主治　清热解毒、凉血止血。各型丹毒。

药方 4

药物　苍术、黄柏各 20 克，板蓝根 50 克。

用法　将上药放入药锅中，加水适量煎煮，过滤去渣后倒入盆中，用干净纱布蘸药液擦洗患处。每次 20 分钟，每日 3 次。

功效主治　清热燥湿、解毒。下肢丹毒。

肠　痈

肠痈常见急腹症，可发生于任何年龄，但以青壮年为多见。临床特征是腹痛多起始于上腹部或脐周，继而转至右下腹部，腹痛为阵发性，常伴有发热、恶心呕吐、口干、小便黄、大便秘结或腹泻等。本病相当于西医中的阑尾炎。

药方 1

药物　红藤 120 克，虎杖、芒硝各 60 克，大蒜 30 克。

用法　将上药放入药锅中，加水适量煎煮，过滤去渣后倒入盆中，稍冷却后，嘱患者取仰卧位，再以干毛巾浸入药液，浸透后取出，轻拧至不滴药液为度，湿敷于右下腹部，每隔 30 分钟换 1 次，可持续用 1～2 日。

功效主治　清热利湿、解毒。各型肠痈。

温馨提示　用本方见效后，可继续使用至愈。如 2 日病情仍不缓解，则改用其他方法治疗。个别病人在湿敷后可引起皮肤过敏现象，重者需停止洗浴。

药方 2

药物　蒲公英、败酱草各 60 克，桃仁、红花、木香、厚朴各 30 克。

用法　将上药放入药锅中，加水适量煎煮，过滤去渣后倒入盆中，待药液稍烫时，令患者取仰卧位，用浸透药液的毛巾湿敷右下腹部，稍凉即换。在治疗过程中，为保持药温，应不断加热。可持续使用 1～2 日。

功效主治　清热消炎、行气止痛。肠痈。

温馨提示　用此方做湿敷前，若加针刺阑尾穴、上巨虚穴、足三里穴 2～3 分钟，则疗效更佳。本病气滞型的阶段较短，容易化热，用本方治疗时，应严密观察病情，尤其是高热患者，更易化热传里，使病情更趋复杂。对小儿患者应慎用此法。

乳痈

乳痈，是由于细菌感染引起的乳房部化脓性疾病，与西医中急性乳腺炎基本一致，是哺乳期妇女常见乳房疾病之一。发于妊娠期的称为内吹乳痈，发于哺乳期的称外吹乳痈，其中以初产妇最为多见。本病多发生于产后 3～4 周。初起排乳不畅，或乳窍不通，乳房胀痛、结块、触痛明显，兼见虚热、头痛、烦躁、口渴。如未消散，几日后，乳房结肿变大，红、肿、热、疼痛剧烈，由胀痛转为搏动性跳痛、高热不退、口渴便秘，则已为酿脓阶段。此时，如果能及时合理治疗，尚可消散而愈。若继续发展，10 日左右不见好转，硬块中央渐软，有明显波动感，已为脓熟阶段。排脓后大多渐愈。

药方 1

药物　葱白 500 克，麦芽 50 克，好酒适量。

用法　将葱白捣烂取药液，用好酒分 2 次冲服。外用麦芽 50 克煎汤，频温洗患侧乳房。

功效主治　行气通络。乳痈。

药方 2

药物　金银花、蒲公英、野菊花各 20 克。

用法　将上药放入药锅中，加水适量煎煮，过滤去渣后取药液，趁热先熏后洗患侧乳房。每日 1～2 次，每次 10～15 分钟。

功效主治　清热解毒、消肿止痛。乳痈。

药方 3

药物　鲜蒲公英、鲜芙蓉叶各 60 克，鲜野菊花、鲜马齿苋各 30 克。

用法　将上药混合捣烂放入药锅中，加入 5 000 毫升沸水浸泡 30 分钟，再以小毛巾蘸取药液擦洗乳房。每次 15～30 分钟，每日 2 次。

功效主治　凉血消毒。妊娠 5 个月初胎孕妇和乳痈初起者。

药方 4

药物　黄柏、大黄、芒硝各 60 克，丝瓜络 30 克，冰片 20 克。

用法　先将黄柏、大黄、丝瓜络放入药锅中，加水适量煎煮，然后放入芒硝和冰片搅匀溶解后，以厚毛巾浸入药液中，浸透取出后湿敷患处。

每次 30～60 分钟，每日 2 次。

功效主治　活血凉血、消毒。乳痈初期。

温馨提示　若患者局部红肿疼痛明显，可加针刺列缺、委中、足三里等穴位；若脓肿已成，则须切开引流。

药方 5

药物　露蜂房 250 克，陈醋 5 000 毫升。

用法　先将露蜂房研为细末放入药锅中，再加陈醋煎煮，倒入瓶中，趁热熏于患部，每次 30 分钟。也可用小毛巾蘸取药液擦洗，每日 2 次。

功效主治　攻毒祛风。乳痈初期。

温馨提示　方中露蜂房有毒，用时应注意不要把药液溅于口、眼、鼻中。药浴完毕时，应用清水将患部彻底清洗干净。

痈疽

痈疽是一种多头的疖肿，为细菌侵害多个毛囊和皮脂腺而发生的感染。初起皮肤有粟样脓肿颗粒，伴有红肿热痛，易向深部及周围扩张，状如蜂窝(相当于蜂窝组织炎)。本病多发于项、背部，以中、老年人及糖尿病人为多见。

药方 1

药物　白及 60 克，松香 30 克。

用法　将上药放入砂锅内，加水 300 毫升煎煮，过滤去渣后，趁热将药液装在带细眼的新喷壶内，不断淋洗患处。已用过之药液不要再用，需另补加适量水，煎煮后继续再用。本剂药可煎煮 2 次，冬季使用 2 日，夏天只能使用 1 日。

功效主治　收敛止血、消肿生肌。疮痈溃疡疼痛，不易收口者。

温馨提示　保持心情舒畅，饮食清淡，忌食辛辣、刺激之物，忌烟、酒。

药方 2

药物　夏枯草 25 克，金银花、赤芍、白薇、白芷各 30 克，紫花地丁 40 克，蒲公英 50 克，连翘、牡丹皮各 15 克。

用法　将上药放入药锅中，加水适量煎煮，过滤去渣后取药液，1/4

的药液留作湿敷，3/4 的药液用作熏洗。每日 1 次，每次 30 分钟，3 次为 1 个疗程。

功效主治　清热泻火、消毒。痈肿未化脓者。

药方 3

药物　葱 200 克。

用法　先将葱洗净，切碎，放在陶土罐内，加水1 000毫升，将盖盖紧煎煮沸后，继续煎煮 10 分钟，过滤去渣，储存备用。使用时，取药液适量，加入冲洗壶内，用开水烫温，冲洗患处。每日早、晚各 1 次。冲后，撒以细粒白糖覆盖疮口。通常 2～3 日见效。

功效主治　解毒消肿、祛腐生肌。痈疽溃烂。

药方 4

药物　蒲公英 30 克，苦参、黄芩、连翘、木鳖子（去壳）、赤芍、白芷各 15 克，花椒 5 克。

用法　将上药放入药锅中，加水适量煎煮，过滤去渣后倒入盆中，待药液温度降至适宜时，用纱布蘸取药液淋洗患处，然后以6～8 层纱布浸入药液，浸透取出后，轻拧至不滴药液，趁热湿敷患处，稍凉即换。每次 60 分钟，每日 2～3 次。

功效主治　活血化瘀、清热消毒。各种痈疽，尤以局部肿块成脓后难溃，红、肿、热、痛较剧者为宜。

温馨提示　如肿块成脓后难溃者，可配合使用外贴膏药，或做“十”字切开后，再行淋洗、湿敷。冬天使用时须注意保暖。

脱　疽

脱疽为中医病名，相当于西医中血栓闭塞性脉管炎，是周围血管的慢性闭塞性炎症病。病变可累及四肢的中小动脉和静脉，以下肢为多见，初起时趾（指）怕冷、苍白、麻木，步履不便，继则疼痛剧烈，日久患趾（指）坏死变黑甚至趾（指）节脱落。

药方 1

药物　蛇床子、苦参、川黄柏、苍耳子、苍术、明矾各等量。

用法　将上药放入药锅中，加水适量，煎数沸，过滤去渣后倒入盆内，待药液温度适宜后浸洗患处。每次20～30分钟，每日1～2次，10次为1个疗程。

功效主治　解毒燥湿、消坚收敛。脱疽初期。

温馨提示　湿热毒盛型忌用。肢体干性坏疽或肢体坏疽处于发展阶段，以及伤口尚未稳定者勿用此方。

药方2

药物　透骨草30克，防风、艾叶、当归各12克，乳香、没药各10克，苏木20克，大黄10克，芒硝(后下)30克。

用法　将上药放入药锅中，加水适量，煎数沸，过滤去渣后倒入盆内，趁热先熏后洗患处。每次30分钟左右，每剂可用2～3日。

功效主治　祛风湿、通经络、消炎止痛。脱疽。

(七)妇　科

子宫颈炎

子宫颈炎属于中医带下病症范畴，是妇女的常见病。分为急性子宫颈炎和慢性子宫颈炎，以慢性者为多见，主要症状为白带增多，带下呈黄白色、脓样，或夹有血丝，也可有接触性出血。由于白带的刺激可伴有外阴部瘙痒，下腹及骶髂部也可出现疼痛，且多在月经期、排便与性生活时加重，可伴有尿频、小便困难等症状。

药方1

药物　紫花地丁、野菊花、半枝莲、黄柏各30克。

用法　将上药放入药锅中，加水适量煎煮，过滤去渣后取药液，冲洗阴道或棉球浸药液塞入阴道。每日1次。

功效主治　清热解毒、燥湿。急性子宫颈炎。

药方2

药物　鱼腥草90克，甘草15克。

用法　将上药放入药锅中，加水适量煎煮，过滤去渣后取药液，冲洗阴道。每日 1 次,10 次为 1 个疗程。

功效主治　清热解毒。热毒郁结型子宫颈炎。

药方 3

药物　杭菊花 60 克。

用法　将杭菊花放入药锅中,加水 1 000 毫升煎煮至 500 毫升,过滤去渣后取药液,灌入阴道冲洗器或大号注射针筒,冲洗阴道。每日 1～2 次,10 次为 1 个疗程。

功效主治　清热解毒。子宫颈炎早期。

药方 4

药物　苍术、百部、蛇床子、黄柏、苦参、连翘、土槿皮各 15 克,荆芥 10 克,苦矾 5 克。

用法　将上药放入药锅中,加水 1 000 毫升煎煮至 250 毫升,过滤去渣后取药液,待药温适度时灌入阴道冲洗。每日 1～2 次,6 日为1个疗程。

功效主治　消毒生肌。子宫颈炎。

温馨提示　凡使用阴部熏洗和阴道冲洗疗法者,经期均停用。治疗期间严禁过性生活;忌食辛辣等刺激性食物。本方结合内服(需请医生辨证处方),以及冲洗后局部上药,效果更佳。

子宫颈糜烂

子宫颈糜烂属于慢性子宫颈炎,子宫颈外口处的鳞状上皮因炎症而丧失,被颈管的柱状上皮所覆盖,使这个部位的组织呈颗粒状的红色区。子宫颈糜烂可分为三度,轻度:表面光滑,病变范围不超过子宫颈面积的 1/3;中度:糜烂面积超过子宫颈的 1/3,但小于1/2,或面积虽不大,但表面呈颗粒或乳头状糜烂者;重度:糜烂面积超过子宫颈面积的 1/2,表面呈明显的颗粒或乳头状糜烂。临床以白带增多,接触性出血为主要特点。相当于中医学“带下”的范畴。

药方 1

药物　红藤、生地黄、乌梅、石榴皮各 30 克,蒲公英、忍冬藤、生地榆各 20 克,仙鹤草、赤芍各 15 克,黄柏 10 克。

用法　将上药放入药锅中，加水适量煎煮，滤出200～300毫升药液，置盆中徐徐浸入阴道。每次20～30分钟，5次为1个疗程。轻者每日1次；重者可进行第2个疗程，每日2次。

功效主治　清热解毒、收敛止血、祛腐生新。子宫颈糜烂。

温馨提示　本病重在预防，除药浴治疗外，应讲究卫生，避免多孕多育。

药方2

药物　虎杖、千里光、忍冬藤、野菊花、蒲公英各250克，艾叶60克。

用法　将上药放入药锅中，加水适量煎煮，过滤去渣后取药液备用，每次用1/4药液，加温水1倍，冲洗阴道。每日2次，10次为1个疗程。

功效主治　清热解毒、消肿敛疮。子宫颈糜烂。

药方3

药物　黄柏、苍术各1 000克，苦参、蛇床子各2 000克，白芷、川花椒各500克，明矾90克，薄荷脑60克，95%乙醇500毫升。

用法　将前6味药放入药锅中，加水适量煎煮，过滤去渣后取液，溶入明矾，然后过滤、浓缩至约3 000毫升，加入薄荷脑，再加入95%乙醇500毫升，静置3日，吸取清液，分装灭菌。每次取500毫升，加热水至2 000毫升，趁热先熏后洗患处。每日2次。

功效主治　清热解毒、燥湿止痒。子宫颈糜烂、各种阴道炎、外阴白斑等。

崩　漏

崩漏，相当于西医中功能性子宫出血，并无周身及生殖器器质性病变，而由于神经内分泌系统功能障碍导致子宫异常出血的疾病。分排卵型和无排卵型两类。

药　方

药物　吴茱萸（汤泡）、杜仲（炒）、蛇床子、五味子、海桐皮各50克，木香、丁香各25克。

用法　将上药共研为粗末，每次取药末25克，用布袋装好放入药锅中，加水3大碗煎数沸，趁热先熏后洗会阴部，并用于淋浴。早、晚2次，

10 次为 1 个疗程。

功效主治　散寒止痛、行气调中。下焦虚冷、脐腹疼痛、带下五色、月经崩漏、淋漓不断。

温馨提示　患者要勤换内裤，保持清洁卫生。

带　下

妇女阴道内有少量白色无嗅的分泌物，润滑阴道，为生理性带下。若带下量过多，色、质、味异常，并伴有腰酸、小腹疼痛者，为带下病。西医诊断为阴道炎、子宫颈糜烂、盆腔炎等急、慢性炎症疾病及子宫颈癌、子宫体癌等，均可出现带下病的症状。

药方 1

药物　蛇床子、土茯苓各 30 克，白鲜皮、百部各 15 克，黄柏、明矾、苦参各 9 克。

用法　将上药放入药锅中，加水适量，煎煮 10～15 分钟，过滤去渣后取液，倒入盆内，趁热先熏后洗外阴部。每次 15～20 分钟，每日 2～3 次。

功效主治　清热利湿、止带杀虫、止痒。湿热带下。

温馨提示　治疗期间，忌食腥发、油腻食物，勿用公共浴池，节制性生活。

药方 2

药物　野菊花、蛇床子各 30 克，生百部 15 克，苦参 20 克，明矾 12 克。

用法　将上药用纱布包好后放入药锅中，加水适量煎煮30～40 分钟，过滤去渣后倒入盆中，趁热先熏后洗外阴部。每日3～4 次，每次 15～30 分钟，每剂 2 日。

功效主治　清热解毒、利湿止带。湿毒带下。

药方 3

药物　鸦胆子 15 克或蛇床子 50 克。

用法　将鸦胆子或蛇床子研碎后放入药锅中，加水 500 毫升煎煮，过滤去渣后倒入盆中，趁热先熏后洗外阴部。每日 1 次。

功效主治　清热燥湿、止痒。湿热带下。

药方 4

药物　蛇床子、防风、透骨草、苦参、川花椒、刺蒺藜、黄柏、金银花、槐花各 10～16 克。

用法　将上药放入药锅中，加水适量煎煮，过滤去渣后倒入盆中，趁热先熏后洗外阴部。每日 2 次，10 日为 1 个疗程。

功效主治　祛风除湿、清热止带。带下。

闭　经

女子年过 18 周岁未见初潮，或者已行经而又中断达 3 个月以上者，称为闭经。前者为原发性闭经，后者为继发性闭经，中医亦称之为“经闭”。

药方 1

药物　益母草 125 克，蚕沙适量。

用法　将益母草放入药锅中，加水 1 000 毫升煎煮，过滤去渣后倒入盆中，趁热先温洗小腹，再取蚕沙适量炒热，用布包熨小腹。

功效主治　活血调经、祛瘀生新。闭经。

温馨提示　患者要避免寒湿，保持心情愉快，加强锻炼，增强体质。及时治疗慢性疾病及寄生虫病，消除导致闭经的因素。

药方 2

药物　生地黄、当归、赤芍、桃仁、五灵脂、大黄、牡丹皮、茜草、木通各 15 克。

用法　将上药放入药锅中，加水 1 500 毫升煎煮，过滤去渣后取药液，淋洗脐部。每日 1 次，每次 30 分钟，7 日为 1 个疗程。

功效主治　清热凉血、活血、行气通经。热结血闭的实证闭经。

难　产

难产是指妊娠足月分娩时，胎儿不能顺利娩出的病症。引起难产的因素有产力异常、产道异常、胎位异常等。本节重点讨论产力异常。中医认为，气血虚弱和气滞血瘀是产力异常的主要原因。

药方 1

药物　川花椒、吴茱萸、紫苏叶各 30 克，老生姜（切片）60 克，葱白（切小段）90 克。

用法　将上药用纱布袋装好放入药锅中，用两大脸盆水煎煮，然后倒入圆形木盆内，盆内放木凳一只，嘱产妇脱去下衣，坐于盆中小木凳上，腰间用被单围绕，使药水蒸气熏其下腹部约 30 分钟，胎儿即可产下。

功效主治　温经散寒、通阳催生。难产。

温馨提示　产妇要避免寒湿，保持心情愉快，加强锻炼，增强体质。

药方 2

药物　蛇蜕适量。

用法　将上药放入盆中，加水适量浸泡，洗浴阴道口。

功效主治　祛风定惊。难产。

不孕症

育龄期妇女，夫妻同居 2 年以上，男方生殖功能正常，未避孕而不怀孕；或曾有过妊娠，又间隔 2 年以上，未避孕而不再怀孕者称为不孕症。前者称原发性不孕，后者称继发性不孕。导致不孕之原因可分为“体虚不受胎”和“有病碍胎孕”两大类。前者多为脾肾阳虚和肝肾阴虚二因所致不孕症。后者多为寒客胞宫、痰湿凝聚、肝气郁滞和瘀血留着四因所致不孕症。临床常伴有月经不调，或带下或痛经或输卵管阻塞或体虚种种兼证。

药方 1

药物　蒲公英 30 克，黄柏、苦参各 15 克。

用法　将上药放入盆内，加水半盆，煎煮 30 分钟，趁热熏外阴部，待药液稍烫手时，用右手食指缠纱布或薄细布蘸药液洗外阴部。每晚 1 次，翌日药渣再加水半盆，熬开后继续如上法使用，1 剂药可用 3 日。

功效主治　清热解毒、燥湿杀虫。霉菌、滴虫、细菌性阴道炎所致的不孕症。

温馨提示　治疗期间，忌食辛辣之物。

药方 2

药物　苦参、地肤子、蒲公英、龙胆草各 30 克。

用法　将上药放入药锅中，加水适量煎煮，过滤去渣后取药液 500 毫升，再加开水 1 000 毫升，在排卵期每晚先熏后洗阴道 1 次。每剂煎 3 次，3 剂为 1 个疗程。

功效主治　清热利湿、解毒化浊。不孕症。

药方 3

药物　硫黄粉 30 克。

用法　将硫黄粉倒入陶土罐内，加水 3 000 毫升煎煮沸后，继续煎煮 5 分钟，倒入盆内，嘱患者先熏后坐浴，每晚 1 次。通常连续熏洗 1～3 周，子宫内即转温暖，月经亦恢复正常，此时便能受孕。

功效主治　暖宫、散寒。子宫虚寒、月经不调、不孕症。

产后缺乳

妇女在生产后或哺乳期乳汁甚少或全无，称为产后缺乳，亦称“乳汁不行”或“乳汁不足”。相当于西医中的乳汁减少。

药方 1

药物　三棱 15 克。

用法　将三棱放入药锅中，加水适量煎煮，然后用纱布浸药液外敷乳房上，并同时熏洗乳房。每日 2 次，3 日为 1 个疗程。

功效主治　活血行气、通利乳络。瘀滞型缺乳。

温馨提示　患者要保持轻松、愉快的心情。避免过度劳累，预防感冒。忌过食肥甘厚味，多饮汤水。

药方 2

药物　麦芽 120 克。

用法　将麦芽放入药锅中，加水 500 毫升煎煮，过滤去渣后取药液洗乳房。每日 2 次，7 日为 1 个疗程。

功效主治　通经下乳。乳管不通型缺乳。

药方 3

药物　大葱 30 克。

用法　将大葱放入药锅中，加水500毫升煎煮，过滤去渣后取药液洗乳房，再以木梳背推、擦、按摩乳房10余次（自乳根向乳头方向推）。每日2次。

功效主治　通络下乳。乳络不通型缺乳。

乳头皲裂

乳头皲裂俗称奶头风，为哺乳期妇女常见病，初产妇易发生。表现为乳头皮肤裂伤或糜烂，痛如刀割。除影响哺乳外，并可引起乳头炎、乳晕炎和乳腺炎。

药方1

药物　炉甘石、花蕊石、寒水石各20克，冰片少许，菜籽油适量。

用法　将前3味药共研为细末，取大部分药末放入药锅中，加水500毫升煎煮沸后，继续煎煮15分钟，待药冷后用无菌纱布蘸药液频洗患处15～20分钟。然后以菜籽油适量调上述药末，并加冰片少许调匀，外涂乳头。每日2～3次，一般3～5次即可痊愈。

功效主治　活血化瘀、收湿生肌。新、旧乳头皲裂。

温馨提示　乳头皲裂后，应停止小儿直接吮乳，用玻璃罩橡皮乳头放在乳头周围皮肤上哺乳，或用吸奶器吸出乳汁喂养。症状轻者，必要时可在哺乳后涂药，在哺乳前洗去。

药方2

药物　马齿苋、黄柏各30克，蛇床子20克，地肤子、苦参各15克，苍耳子10克，青黛散、麻油各适量。

用法　将前6味药放入药锅中，加水1 000毫升，浸泡5分钟后煎煮至500毫升，待药液冷却后以纱布3～4层浸入药液中湿敷患处15～30分钟。待渗出减少后，外涂青黛散调麻油，每日2次。

功效主治　凉血活血、消毒。湿热症乳头皲裂，症见乳头溃烂流脓，或湿疹样变、糜烂渗液、疼痛剧烈、瘙痒不适、口苦口干、舌质红、苔黄腻、脉滑数等。

温馨提示　乳头忌热水或肥皂水洗浴。可配合内服清热利湿之品如龙胆泻肝汤等，并停止小儿吮乳。

滴虫性阴道炎

滴虫性阴道炎，是常见的由阴道毛滴虫引起的炎症，可通过接触传染，如使用公共厕所(坐式马桶、坐式便池)、浴池、浴盆、游泳，或通过性交及医疗器械消毒不严而直接传染。临床表现为阴道内流出白色、黄色或红色分泌物，呈稀薄的泡沫状，可有臭味，伴有外阴及阴道瘙痒。阴道分泌物涂片镜检找到滴虫，即可确诊为本病。

药方 1

药物 苦参、生百部、蛇床子、土槿皮、土茯苓、鹤虱、白鲜皮、虎杖各30克，川黄柏、川花椒、地肤子、龙胆草、明矾、五倍子各20克。

用法 将上药放入药锅中，加水2 500～3 000毫升煎煮沸后，继续煎煮10～15分钟，用干净纱布滤去药渣，并用药液轻柔擦洗外阴部及阴道壁。每日1剂，早、晚各1次，每次20～30分钟，10日为1个疗程。

功效主治 清热解毒、止痒利湿、收敛杀虫。滴虫性阴道炎、霉菌性阴道炎、老年性阴道炎、细菌性阴道炎。

温馨提示 治疗期间禁房事，宜勤换内裤，男方也应随女方同时熏洗外阴部。

药方 2

药物 蛇床子15克，地肤子、苦参、百部、五倍子、明矾各9克。

用法 将上药放入药锅中，先以水浸泡30分钟，再加水至1 000毫升煎煮沸后，继续煎煮30分钟，过滤去渣后倒入盆中，趁热先熏后洗外阴部。每日1剂，10日为1个疗程。滴虫性阴道炎患者，应在用药后连续两次月经后的第2日、第3日，分别再用药5日。

功效主治 清热解毒、利湿、收敛、杀虫止痒。滴虫性阴道炎、霉菌性阴道炎、细菌性阴道炎。

温馨提示 每次洗浴外阴部后即换洗内裤。内裤经消毒后再穿。勿用开水烫洗外阴部，以免烫伤。治疗期避免性交。治疗后要再用药5～10日以巩固疗效。每次月经后复查，如连续3个月滴虫均为阴性者，方为治愈。男方同患此病者，需同法治疗。

药方 3

药物 百部、蛇床子各20克，明矾、金银花、苦楝根皮各15克，川花椒 10 克。

用法　将上药放入药锅中，加水适量煎煮 20～30 分钟，过滤去渣后倒入盆内，趁热先熏后洗外阴部。每日 2 次。

功效主治　清热解毒、利湿、收敛、杀虫止痒。滴虫性阴道炎。

药方 4

药物　蛇床子 30 克，苦参 15 克，明矾、花椒、黄柏各 9 克。

用法　将上药放入药锅中，加水适量浸泡 30 分钟，再煎煮沸后，继续煎煮 1 小时，过滤去渣后倒入盆中，趁热先熏后洗患部。每日 1～2 次，10 日为 1 个疗程。于第 8 日和第 14 日各复查 1 次。

功效主治　清热祛湿、杀虫止痒。滴虫性阴道炎、霉菌性阴道炎、细菌性阴道炎。

药方 5

药物　苦参、生百部、蛇床子、地肤子、白鲜皮各 20 克，石榴皮、川黄柏、土槿皮、明矾各 15 克。

用法　将上药放入药锅中，加水 2 000～2 500 毫升，煎煮沸 10 分钟后，用干净的纱布滤去药渣，将药液放在干净盆内，先熏后洗阴道和坐浴，并用棉签蘸盆中药液，轻擦阴道壁。每次 10～15 分钟，每日 2 次，7 日为 1 个疗程。

功效主治　清热利湿、解毒杀虫。滴虫性阴道炎。

药方 6

药物　蛇床子 30 克，野菊花 15 克，苦参片 12 克。

用法　将上药放入药锅中，加水适量煎煮，过滤去渣后倒入盆内，趁热先熏后洗外阴部。每日 1 剂，每日 2～3 次。

功效主治　清热燥湿、杀虫止痒。滴虫性阴道炎、霉菌性阴道炎。

药方 7

药物　苦参、蛇床子各 150 克，明矾 10 克，桃树叶 200 克。

用法　将上药放入药锅中，加水 2 000 毫升，煎煮 30 分钟后，加入明矾，过滤去渣后倒入盆中，待药温稍烫时先熏后洗阴道及外阴部。每日 1 剂，每日 2 次，10 日为 1 个疗程。经期停用。

功效主治　清热燥湿、杀虫止痒。各型滴虫性阴道炎。

药方 8

药物　苦参 60 克，蛇床子、黄柏各 30 克，薏苡仁、苍术各 15 克。

用法　将上药放入药锅中，加水 3 000 毫升，煎煮 1 小时左右。用细纱布滤出药液，洗阴道及外阴周围，经期停用。每日2～3 次，7 日为 1 个疗程，连续用 3 个疗程。

功效主治　清热燥湿、杀虫止痒。滴虫性阴道炎、霉菌性阴道炎和细菌性阴道炎。

温馨提示　未婚少女禁用；老年性阴道炎者慎用，如果确实需要，尚须在本方中加入适量润滑之品。其余同药方 1。

药方 9

药物　苦参 30 克，当归尾、黄柏各 20 克，土茯苓 50 克，蛇床子 15 克，生姜皮、花椒、明矾各 10 克，冰片 9 克。

用法　将前 7 味药放入药锅中，加水 800 毫升，煎煮至 500 毫升，然后用干净纱布过滤，再将明矾、冰片溶化后加入药液中。可用消过毒的阴道冲洗器（药店或医院有售）冲洗阴道；也可用 50 毫升或 100 毫升规格的注射器（去针头）吸药液直接插入阴道内冲洗。不具备以上条件者可采用坐浴，先用温热净水洗净外阴部及肛门，再坐于药液中 20～30 分钟，然后以食指缠纱布伸入阴道内洗 2 圈。每日 2 次，连续 7 日。

功效主治　清热燥湿、杀虫止痒。滴虫性阴道炎。

温馨提示　明矾、冰片不能久煎。其余同药方 1。

老年性阴道炎

本病属中医带下、阴痒等病症范畴。老年性阴道炎常见于绝经后的妇女，因卵巢功能减退，雌激素水平降低，阴道壁萎缩，黏膜变薄，上皮细胞内糖原含量减少，阴道内的 pH 值上升，局部抵抗力降低，致病菌容易入侵引起炎症。主要症状是白带增多，呈黄水状，严重者可有血样脓性白带，外阴瘙痒或灼热、疼痛。妇科检查可见外阴、阴道萎缩，阴道黏膜潮红，常有散在的小出血点，有时有溃疡或有阴道黏膜粘连。

药方 1

药物　野菊花、苦参、蛇床子、甘草各 30 克。

用法　将上药放入药锅中，加水1 000毫升，煎煮15分钟。过滤去渣后倒入盆中，待药温稍烫时坐浴和洗外阴部约20分钟。每日1剂，重复煎煮1次。每日2次，10日为1个疗程。

功效主治　消毒、杀虫止痒。各种老年性阴道炎。

温馨提示　患者忌用肥皂等碱性强的清洁用品清洗外阴部，以避免阴道酸度过低。

药方2

药物　蛇床子30克，地肤子、苦参各15克，川花椒、防风各12克。

用法　将上药放入药锅中，加水2 000毫升，煎煮20分钟后带药渣先熏后洗外阴部。每日3次，每剂药可用1～2日，6日为1个疗程。

功效主治　燥湿止痒。各种老年性阴道炎。

霉菌性阴道炎

霉菌性阴道炎，属中医阴痒、带下范畴，是常见的阴道炎症之一。是由白色念珠球菌感染所引起的阴道炎症，糖尿病患者和孕妇易患本病。传播途径与滴虫性阴道炎类似。其主要症状是外阴瘙痒、灼痛，多自小阴唇内侧开始，以致蔓延到外阴部。有的还伴有尿频、尿痛或性交痛等。瘙痒严重时患者坐卧不安，影响工作和睡眠。若抓破表皮易形成浅表性溃疡。白带呈豆渣样或水样。

药方1

药物　蒲公英、黄柏、苦参、生大黄、白鲜皮各15克，生黄精30克，川花椒12克。

用法　将上药倒入中等陶瓷盆内，加水半盆煎煮30分钟，趁热熏外阴部，待药温稍烫手时，把药液倒入另一个干净盆中或碗中，用少量纱布缠食指上，蘸药液洗外阴、阴道处。每晚1次。翌日在药渣中再对水至半盆，熬开后继续如上法使用。每剂连用3日。同时加服中成药分清五淋丸，每袋分3次服用，每日2次，白开水送下。

功效主治　清热解毒、燥湿止痒。湿热下注所致的霉菌性阴道炎、急性膀胱炎、不孕症等。

药方2

药物　苦参、土茯苓、蛇床子、生百部各30克，白鲜皮、地肤子、土槿皮各15克，花椒10克，龙胆草、明矾各9克。

用法　将上药放入药锅中，加水2 000毫升煎煮沸后，继续煎煮20～30分钟，把药液倒入盆内，待水温稍烫时，用消毒纱布或棉球蘸药液擦洗外阴、阴道处。每日早、晚各1次，每日1剂，10日为1个疗程。

功效主治　清热解毒、燥湿止痒、祛风止痒。霉菌性阴道炎。

药方3

药物　苦参、鹤虱、黄柏各30克，硼砂、冰片(后下)各5克。

用法　将上药放入药锅中，加水适量煎煮沸后，继续煎煮10～15分钟，将药液倒入盆内，趁热先熏后洗外阴部。每次30分钟，每日早、晚各1次。

功效主治　清热解毒、燥湿止痒。霉菌性阴道炎。

温馨提示　硼砂、冰片要后下。

药方4

药物　苦参60克，蛇床子、黄柏各30克，薏苡仁、苍术各15克。

用法　将上药放入药锅中，加水3 000毫升，煎煮1小时，过滤去渣后倒入盆中，待药温适度时洗浴阴道及外阴周围，每日2～3次，7日为1个疗程，连续用3个疗程。

功效主治　清热解毒、杀虫。霉菌性阴道炎湿热下注型，症见阴部瘙痒，带下量多色黄、质黏稠等。

温馨提示　未婚少女禁用；老年性阴道炎慎用。

阴道炎

阴道炎，是由于多种原因使阴道正常状态遭到破坏，以致细菌生长繁殖的病症。临床上以阴道分泌物增多为特点，属中医中“阴痒”“带下”范畴。

药方1

药物　蒲公英30克，黄柏、苦参、金银花、连翘各15克，败酱草35克，紫花地丁18克。

用法　将上药放入药锅中，加水适量煎煮，过滤去渣后倒入盆内，趁热先熏后洗外阴、阴道处。每晚1次，每剂连续服用3日。同时服用加味逍遥丸(中成药),每次6克,每日2次,白开水送服。

功效主治　清热解毒、燥湿止带。细菌性阴道炎,伴有黄带、白带多者。

药方2

药物　嫩苦参30克,生大黄、蛇床子各15克,鲜桃树叶60克。

用法　将上药放入药锅中,加水3 000毫升煎煮,过滤去渣后倒入盆内,趁热熏外阴部,待药温适度时坐浴浸洗,至药液变冷为止。每日早、晚各1次。通常熏洗3～5日即愈。

功效主治　清热燥湿、杀虫止带。阴道炎。

药方3

药物　蛇床子、苦参、百部、土大黄、苍术各15克,川花椒、艾叶各10克,冰片(后下)1克,大青盐1撮。

用法　将上药放入药锅中,加水2 000毫升煎煮至1 500毫升,过滤去渣后倒入盆中,趁热先熏后洗外阴、阴道处。每日1～2次。

功效主治　清热解毒、燥湿止带。非特异性阴道炎。

药方4

药物　苦参60克,蛇床子、黄柏各30克,苍术、薏苡仁各15克。

用法　将上药放入药锅中,加水适量煎煮,过滤去渣后倒入盆中,趁热先熏后洗外阴、阴道处。每日2～3次,7日为1个疗程,连用3个疗程。

功效主治　清热解毒、燥湿、抑菌杀虫。各种阴道炎。

药方5

药物　白花蛇舌草60～90克,冰片3克,黄柏、苦参、土槿皮各15克,蛇床子50克,花椒9克。

用法　将除冰片以外的其他药放入药锅中,加水适量,煎煮5～10分钟,过滤去渣后倒入盆内,再加入冰片溶于药液中,待药温适度后坐浴。每日2次。

功效主治　清热解毒、燥湿杀虫。老年性阴道炎、滴虫性阴道炎、霉菌性阴道炎、外阴炎、外阴白斑等。

药方6

药物　苦参、生百部、蛇床子、地肤子、白鲜皮、土槿皮、蒲公英各30

克，龙胆草、黄柏、花椒、苍术、明矾各 10 克，鲜桃树叶 60 克。

用法　将上药放入药锅中，加水 3 000 毫升煎煮至2 000～2 500毫升，过滤去渣后倒入盆内，趁热先熏后洗外阴部，再坐浴，并用药液涂于阴道壁，或用带线棉球浸药后塞入阴道内，洗后睡前自塞，翌日取出。每次 30 分钟。每日早、晚各 1 次，10 日为 1 个疗程。

功效主治　清热解毒、燥湿杀虫、止痒。老年性阴道炎。

药方 7

药物　蛇床子、苦参、当归各 15 克，白鲜皮 12 克，红花 6 克。

用法　将上药放入药锅中，加水适量煎煮 2 次，混合 2 次药液，过滤去渣后倒入盆中，趁热先熏后洗再坐浴。每日 1 次。

功效主治　养血燥湿止痒。老年性阴道炎。

药方 8

药物　白鲜皮、鸡血藤、何首乌、生地黄各 30 克，麻黄 9 克，红花 6 克，淫羊藿 15 克。

用法　将上药放入药锅中，加水适量煎煮，过滤去渣后倒入盆内，待药温适度时坐浴。每日 2 次，每次 30 分钟。

功效主治　养血生津、止痒。老年性阴道炎及外阴白斑。

外阴炎

本病属中医阴痒、阴痛等病范畴。外阴炎是常见女性生殖炎症之一，多由于阴道炎或子宫颈炎引起阴道分泌物增多，或月经垫，或尿瘘患者的尿液刺激外阴皮肤瘙痒难忍、烧灼疼痛，局部充血、肿胀，会在性交、排尿、活动时加重，甚至出现疱疹或成片的湿疹；长期慢性炎症，可使皮肤增厚甚至皲裂；严重者发生溃疡、化脓、腹股沟淋巴结肿大并有压痛。

药方 1

药物　七叶一枝花、土茯苓、苦参各 90 克，黄柏、大黄各 45 克，龙胆草、萆薢各 30 克，明矾 15 克。

用法　将上药放入药锅中，加水适量，煎煮 5～10 分钟，过滤去渣后倒入盆内，趁热先熏后洗外阴部。每日早、午、晚各 1 次，每日 1 剂。

功效主治　清热燥湿、杀虫止痒。外阴炎、阴道炎。

温馨提示　平时注意个人卫生，经常换洗内裤，要保持外阴部清洁干燥，应积极寻找病因，包括检查阴道分泌物及尿糖，以消除刺激源，经期停止外洗。忌食辛辣食物。

药方 2

药物　蛇床子、百部、苦参、黄柏各 15 克。

用法　将上药放入药锅中，加水适量煎煮沸后，继续煎煮5～10 分钟，过滤去渣后倒入盆内，趁热先熏后洗外阴、阴道处。每日1～2 次。

功效主治　清热燥湿、杀虫止痒。外阴炎、阴道炎。

药方 3

药物　红花、金银花、五倍子、蒲公英、鱼腥草各 30 克，生黄柏、川黄连各 15 克。

用法　将上药放入药锅中，加水适量煎煮，过滤去渣后倒入盆内，趁热先熏后洗外阴部。每次 20 分钟，每日 2 次。

功效主治　清热解毒。热毒较盛的外阴炎，如脓肿、湿疹。

药方 4

药物　鹤虱 30 克，苦参、狼毒、蛇床子、当归尾、威灵仙各 15 克，明矾适量。

用法　将前 6 味药放入药锅中，加水适量煎煮，过滤去渣后取药液，加明矾后倒入盆内，趁热先熏后洗外阴部。每日 2 次，每次 20 分钟。

功效主治　杀虫止痒。外阴炎。

药方 5

药物　艾叶 15 克，明矾 6 克。

用法　将艾叶放入药锅中，加水适量煎煮，过滤取去渣后，加明矾搅匀后倒入盆中，趁热先熏后洗外阴部。每日 1～2 次，每次 20 分钟。

功效主治　燥湿止痒。外阴炎。

药方 6

药物　苦参、生百部、蛇床子、白头翁、土茯苓、黄柏各 30 克。

用法　将上药放入药锅中，加水适量煎煮，过滤去渣后倒入盆中，趁热先熏后洗外阴部。每日 2 次，每次 20 分钟。

功效主治　燥湿止痒。外阴炎、外阴湿疹、皮炎。

温馨提示　同方 1。

药方 7

药物　苦参、白鲜皮、蛇床子各 20 克，土茯苓、黄柏各 15 克，川花椒 6 克。

用法　将上药放入药锅中，加水 1 500 毫升，煎煮 25 分钟，过滤去渣后倒入盆中，趁热熏于外阴部，待药温适度时洗浴患处。每日 1 剂，每日 2 次，15 日为 1 个疗程。

功效主治　燥湿止痒。外阴炎。

阴　痒

阴痒，又称外阴瘙痒，属西医中外阴炎范畴，是外阴各种不同病变所引起的一种症状，是妇科常见病。临床表现为阴部瘙痒难忍或灼热感，多位于阴蒂、小阴唇，也可波及大阴唇、会阴甚至肛门周围，往往伴有带下。瘙痒常呈阵发性发作，也可为持续性，一般夜间加剧。虽然瘙痒十分严重，但局部皮肤和黏膜外观正常，或只有抓痕。

药方 1

药物　雄黄 30 克，苦参、薏苡仁各 25 克，蛇床子、薄荷各 20 克，黄柏、生苍术、当归各 15 克，

用法　将上药用纱布包好放入药锅中。加水 2 500 毫升煎煮沸后，继续煎煮 20 分钟，过滤去渣后倒入盆内，趁热熏患处，待药温适度时坐浴，清洗外阴及阴道处。每次 30 分钟，每日早、晚各 1 次。每日 1 剂，7 日为 1 个疗程。

功效主治　清热解毒、燥湿杀虫、活血祛风止痒。孕期外阴瘙痒症。

温馨提示　平时保持外阴清洁干燥，切忌搔抓。不要用热水烫洗，忌用肥皂清洗外阴部。要做必要的化验检查，以便正确地找出病因。

药方 2

药物　蛇床子、白鲜皮、黄柏各 50 克，荆芥、防风、苦参、龙胆草各 16 克，薄荷 6 克(后下)。

用法　将上药放入药锅中，加水适量煎煮沸后，继续煎煮5～10 分钟，过滤去渣后倒入盆内，趁热先熏患处。待药温适度时坐浴清洗外阴及阴道处。每日 2 次，10～15 日为 1 个疗程。

功效主治　祛风燥湿、解毒止痒。女阴瘙痒、白带过多、外阴湿疹、阴道炎性充血或萎缩、外阴及阴道干枯等。

温馨提示　薄荷要后下，其余同药方1。

药方3

药物　苦参、蛇床子、地肤子、黄柏各30克，白芷、花椒各10克。

用法　将上药放入药锅中，加水适量煎煮沸后，继续煎煮5～10分钟，过滤去渣后倒入盆内，趁热先熏后洗外阴及阴道约30分钟。待药液凉后倒入药液渣中，下次用时，加水再煎煮，如上法用之。每日2次，1剂药可用2次。

功效主治　清热燥湿、祛风止痒。外阴瘙痒症。

药方4

药物　地肤子、百部各15克，蛇床子20克，苦参18克，白鲜皮22克，川花椒、明矾、大青盐各9克，蝉蜕10克。

用法　将上药放纱布袋内入药锅中，加水适量煎煮沸后，继续煎煮30分钟。过滤去渣后倒入盆内，趁热先熏后洗患部。每日2～3次，每次20分钟。

功效主治　清热燥湿、解毒杀虫、祛风止痒。各种原因引起的外阴瘙痒症，对滴虫性阴道炎的效果尤佳。

药方5

药物　黄连6克，大黄、苦参、白芷、青蒿、艾叶各20克，大桉树叶30克。

用法　将上药放入药锅中，加水1 500毫升煎煮沸后，继续煎煮15分钟，将药液过滤后装入小保温瓶(外洗专用)内，将瓶口对准患处熏15分钟。待药温适度时，缓缓冲洗患处，用消毒纱布擦干。每日早、晚各1次。

功效主治　清热解毒、燥湿杀虫、止痛止痒。滴虫性阴道炎、霉菌性阴道炎、阴癣等各种原因引起的阴痒。

药方6

药物　苦参、白鲜皮、蛇床子各30克，冰片3克，防风15克，荆芥10克，花椒20克，透骨草35克。

用法　将上药除冰片外放入药锅中，加水适量煎煮沸后，继续煎煮5

分钟，过滤去渣后倒入盆内，再加入冰片，趁热熏外阴部10～20 分钟。待药温适度后，徐徐洗涤患处。每日 1 剂，每日早、晚各 1 次，至愈为止。

功效主治　清热燥湿、解毒杀虫、祛风止痒。阴痒。

药方 7

药物　蛇床子 30 克，百部 15 克，鹤虱、苦参、雄黄各 12 克。

用法　将上药放入药锅中，加水 100 毫升煎煮沸后，继续煎煮 15 分钟，过滤去渣后取药液，再加水 500 毫升于药渣中，水开后，继续煎煮 10 分钟，过滤去渣后取药液，头煎、二煎药液混合，分 2 次洗外阴部。每日早、晚各 1 次，每日 1 剂。经期停洗。

功效主治　清热燥湿。各种原因导致的外阴瘙痒。

阴　疮

妇女阴户生疮，局部红肿热痛，积结成块或化脓腐烂、脓水淋漓甚则溃疡如虫蚀者，称为"阴疮"，亦名"阴蚀""阴茧"等。包括西医中所指外阴炎、外阴肿瘤、外阴溃疡等。临床以急性外阴溃疡比较常见，多发生于小阴唇内侧面，有一个或几个大小不等的圆形溃疡，周围边界清楚，覆有脓苔，触之剧痛。同时可伴有其他部位皮肤、黏膜病变，如虹膜炎、结膜炎、多型渗出性皮肤红斑、舌和口腔颊部黏膜溃疡等，故又称皮肤黏膜综合征或白塞综合征。

药方 1

药物　蛇床子 30 克，花椒、明矾各 9 克。

用法　将上药用纱布包好放入药锅中，加水 1 000 毫升煎煮沸后，继续煎煮 15 分钟，过滤去渣后倒入盆中，待药温至 38℃左右时洗患处。每日 1 次，5 次为 1 个疗程。

功效主治　清热燥湿、解毒疗疮。阴疮。

温馨提示　患者宜清心寡欲，安定心神。忌食辛辣、油腻食物。保持外阴部清洁。

药方 2

药物　地骨皮、蛇床子、苦参各 30 克。

用法　将上药放入药锅中，加水适量煎煮，过滤去渣后倒入盆中，趁

热先熏后洗患处。每日1次,10次为1个疗程。

功效主治　清热解毒燥湿。阴疮。

药方3

药物　蛇床子、黄柏、苦参、苍术各30克。

用法　将上药放入药锅中,加水适量煎煮,过滤去渣后倒入盆中,趁热先熏后洗患处。每日2～3次,配合口服五味消毒饮加味效果更佳。

功效主治　清热解毒、利湿消肿止痛。阴疮。

药方4

药物　苦参、川芎、芍药、甘草各100克,地榆150克(亦可去川芎加蛇床子100克)。

用法　将上药共研粗末放入药锅中,加水适量,煎煮数沸,过滤去渣后倒入盆中,趁热先熏后洗患处。每日3次,每次30分钟,7次为1个疗程。

功效主治　清热凉血、活血。阴疮。

药方5

药物　生百部30克,蒲公英、蛇床子各20克,紫花地丁、野菊花、龙胆草、苦参各15克,黄柏10克,川花椒6克。

用法　将上药放入药锅中,加水适量煎煮,过滤去渣后倒入盆内,趁热先熏患处,待药温适度时再坐浴。每日4次。

功效主治　清热燥湿、解毒消肿。阴部生疔疮、肿痛、糜烂。

药方6

药物　紫花地丁、蒲公英各15克,蝉蜕9克。

用法　将上药放入药锅中,加水适量煎煮,过滤去渣后倒入盆中,趁热先熏后洗外阴部。每日1次。

功效主治　清热解毒、祛风止痒、敛疮。阴疮。

药方7

药物　七叶一枝花、土茯苓、苦参各90克,黄柏、大黄各45克,龙胆草、萆薢各30克,明矾15克。

用法　将上药放入药锅中,加水适量煎煮,过滤去渣后倒入盆中,趁热先熏后洗外阴部。每日1剂,每日早、晚各洗1次,每次30分钟。

功效主治　清热祛湿、解毒祛腐。阴疮。

阴 痛

女子阴中或阴户作痛，或阴器时时抽搐疼痛，甚至牵引少腹、上连两乳，或阴道干涩作痛或外阴红肿疼痛，但又非阴疮者，谓之阴痛。

药方 1

药物 川芎、当归、羌活、防风、荆芥各 15 克，乳香、没药各9 克。

用法 将上药放入药锅中，加水适量煎煮 15～25 分钟，过滤去渣后倒入盆内，趁热先熏后洗患处。每日 1～2 次，每次25～30 分钟，10 次为 1 个疗程。

功效主治 疏风散寒、活血化瘀、消肿止痛。阴户肿痛。

温馨提示 患者注意个人卫生，经常换洗内裤，要保持外阴清洁干燥，应积极寻找病因，经期停用。忌食辛辣食物。

药方 2

药物 小麦 9 克，芒硝、明矾各 30 克，五倍子 15 克，葱白 10 克。

用法 将上药放入药锅中，加水适量煎煮数沸，过滤去渣后倒入盆内，待药液稍凉后频洗患处。每日 2～3 次，每次 15～20 分钟，10 次为 1 个疗程。

功效主治 解毒收湿、消肿止痛。阴户作痛。

药方 3

药物 金银花 60 克，生甘草、艾叶各 30 克，黄柏、大黄各 15 克。

用法 将上药放入药锅中，加水 2 500 毫升，煎煮5～15 分钟，过滤去渣后倒入盆中，趁热先熏患处，待药温适度时，再坐浴片刻。每日早、晚各 1 次。

功效主治 清热解毒、消肿止痛。产后阴户肿痛。

药方 4

药物 荆芥、防风、蒲公英各 25 克，蛇床子 10 克。

用法 将上药放入药锅中，加水适量煎煮，过滤去渣后倒入盆中，趁热先熏后洗患处，每日早、晚各 1 次。

功效主治 消毒止痛。肝肾亏损、风邪内侵之房事阴痛症。

阴　吹

凡妇人阴道里时时出气或气出有声，状如矢气者，谓之为阴吹。本病多见于40岁以上经产妇、体弱者，未婚女性、体健者较为少见。

药方1

药物　苦参、黄柏、白鲜皮、桂枝、黄芪各30克。

用法　将上药放入药锅中，加水适量煎煮，过滤去渣后倒入盆中，待药温适度时坐浴。每日2次，每次30分钟，7日为1个疗程。

功效主治　清热燥湿、补气温中。阴吹。

药方2

药物　苦参、土茯苓、百部各10克，花椒20克，苦楝根皮、地肤子各30克。

用法　将上药放入药锅中，加水适量煎煮，过滤去渣后倒入盆中，趁热先熏后洗患处，待药温适度时坐浴。睡前1次，每日3次，连用10日。

功效主治　清热燥湿杀虫。阴吹。

阴　挺

妇人阴中有物下坠，或阴道壁膨出，甚则挺出阴户之外者，称为阴挺。多发生于产后，又称“产肠不收”或“子肠不收”。西医称之为子宫脱垂。

药方1

药物　白胡椒、附子、白芍、肉桂、党参各20克，五味子10克。

用法　将上药放入药锅中，加水适量煎煮，过滤去渣后倒入盆中，待药液温度适宜时洗浴外阴部。

功效主治　升提下陷、补益脾肾。气虚下陷与肾虚不固而致胞络损伤不能提摄而使阴挺。

温馨提示　患者要注意休息，避免劳累过度；尤其在产后，避免蹲下和任何增加腹压的动作，养成每日大便的习惯。

药方 2

药物　金银花、紫花地丁、蒲公英、苦参、黄连、黄柏、蛇床子、明矾各 10 克。

用法　将上药放入药锅中，加水适量浸泡 15 分钟，然后用小火煎煮 30 分钟，过滤去渣后倒入盆内，趁热先熏后洗患处，待药温适度时坐浴。每日 1～2 次，10 日为 1 个疗程。

功效主治　清热解毒、升提收涩。阴挺并发感染、湿热下注。

药方 3

药物　蛇床子、白鲜皮各 20 克，浮萍、大蒜各 30 克。

用法　将上药放入药锅中，加水适量煎煮，过滤去渣后倒入盆内，趁热先熏后洗外阴部。每日 1 次，7 日为 1 个疗程。

功效主治　清热利湿。湿热型阴挺。

药方 4

药物　蛇床子、石榴皮、乌贼骨、黄柏、小茴香、乌梅、苏木、五倍子各 9 克，金樱子 15 克，蒲公英 30 克，炒枳壳 6 克。

用法　用布包好上药放入药锅中，加水适量煎煮，过滤去渣后倒入盆内，趁热先熏后洗患处，待药温适度时坐浴，每日 3 次。使用 20 剂后子宫即可收回原位，应继续治疗 15 日以巩固疗效。另外可配合口服中成药补中益气丸、人参归脾丸。

功效主治　升阳举陷、益肾固脱。阴挺。

药方 5

药物　生枳壳、益母草、川黄柏、金银花各 15 克，蛇床子、紫草根各 9 克。

用法　将上药放入药锅中，加水 3 000 毫升煎煮，然后浓煎过滤去渣后倒入盆中，趁热先熏患处，待药温适度时坐浴。每晚 1 次，连续 1～2 周。

功效主治　清热燥湿。阴挺带下量多。

药方 6

药物　芒硝、明矾各 35 克，黄柏、黄芩各 10 克。

用法　将上药放入砂锅内，加水 2 000 毫升煎煮沸后，继续煎煮 30～40 分钟，过滤去渣后倒入盆中，趁热先熏后洗患处。每日 2 次。

功效主治　清热泻火、消毒。阴挺。

外阴白斑

外阴白斑，又称外阴白色病变，或称白斑性外阴炎（也称外阴营养障碍），属中医学的“阴痒”“阴蚀”等范畴，是妇科常见病之一，是妇女外阴皮肤黏膜营养障碍所致的组织变性、失去正常色泽而呈白色的一种疾病。

药方 1

药物　苦参、蛇床子、地肤子、百部各 30 克，紫草、雄黄、蒲公英、防风各 20 克。

用法　将上药放入药锅中，加水 2 000 毫升煎煮沸后，继续煎煮 5～10 分钟，过滤去渣后倒入盆内，趁热先熏后洗患处，待药温适度时坐浴。每次 30 分钟，每日早、午、晚各 1 次，每日 1 剂。

功效主治　清热解毒、燥湿杀虫、祛风止痒。外阴白斑。

温馨提示　1 个疗程未愈者，休息几日后接着第 2 个、第 3 个疗程的治疗。注意性生活卫生，忌食辛辣食物，保持大便通畅。及时治疗局部感染病症和皮肤病，消除刺激因素，经期停用。

药方 2

药物　三棱、莪术、补骨脂各 30～40 克，白鲜皮、苦参、蛇床子、红花、大黄、益母草各 30 克，何首乌 40 克，白芷 15 克。

用法　将上药放入药锅中，加水 2 000～3 000 毫升煎煮沸后，继续煎煮 5～10 分钟，过滤去渣后倒入盆内，趁热先熏后洗外阴病变区，或用电热熏桶局部熏蒸，疗效更为明显。每日 2 次，每次 30 分钟。

功效主治　活血化瘀、养血祛风、祛白止痒。外阴白斑、外阴瘙痒、外阴皮肤变白、外阴上皮角化、外阴白色病变，包括增生型、萎缩型和混合型。

药方 3

药物　射干、透骨草、苦参各 20 克，明矾、精盐、龙骨各 10 克，绿矾 5 克。

用法　其中龙骨、绿矾、明矾交替使用。将上药放入药锅中，加水

1 500～2 000 毫升，煎煮数沸，过滤去渣后倒入盆内，待药液温度至30～40℃时，坐浴浸洗 30～60 分钟。每日 1 剂，30 日为 1 个疗程。

功效主治　清热祛湿、祛风止痒、收敛祛白。外阴白斑。

药方 4

药物　苦参片 60 克，白鲜皮、蛇床子、艾叶各 30 克，千里光 120 克，生明矾 15 克(后下)。

用法　先将前 5 味药放入药锅中，加水 2 000～2 500 毫升，煎煮数沸，然后加入生明矾，煎煮至 300 毫升，过滤去渣后倒入盆内，趁热先熏后洗患处。每日早、晚各 1 次。每剂 2 日。

功效主治　清热祛湿、杀虫止痒。外阴白斑。

药方 5

药物　蛇床子、苦参、连翘各 30 克，当归、金银花各 20 克，冰片 6 克(后下)。

用法　将上药放入药锅中，加水 2 000～3 000 毫升煎煮沸后，继续煎煮 5～10 分钟，过滤去渣后倒入盆中，趁热先熏后坐浴，每日 1 剂，每日 2 次，每次 20～30 分钟。坐浴后在患处涂擦 0.01%求偶素软膏，2 周为 1 个疗程。

功效主治　清热化湿、化腐止痒。外阴白斑。

温馨提示　治疗期间，要保持外阴清洁，忌用肥皂擦洗，避免抓伤；勿食辛辣食物；衣着宜勤洗勤换。

药方 6

药物　金银花、五倍子、红花各 30 克，黄连 15 克。

用法　将上药放入药锅中，加水 1 500～2 000 毫升，煎煮2 次，混合 2 次药液，分早、晚各半外用，趁热先熏后洗患处，或用毛巾蘸药液趁热敷患处。每日 2 次，每次 10～15 分钟。

功效主治　清热燥湿、活血祛风。外阴白斑及各种外阴病。

药方 7

药物　鸡血藤、苦参、蛇床子、淫羊藿各 30 克，鹤虱、威灵仙、鹿衔草各 20 克，蝉蜕 15 克，明矾 25 克，狼毒 9 克，皂角刺 12 克。

用法　将上药放入药锅中，加水 1 500～2 000 毫升，煎煮2 次，把 2 次的药液混匀，趁热先熏后洗患处。每日 2 次，2 日 1 剂。

功效主治　养血活血、祛风止痒。外阴白斑。

药方 8

药物　补骨脂、蛇床子、明矾各 30 克，白鲜皮、川花椒各 25 克。

用法　将上药放入药锅中，加水 2 000 毫升煎煮至1 000毫升，过滤去渣后倒入盆中，趁热先熏后洗患处。每日 2～3 次。

功效主治　温肾健脾、散寒除湿、止痒祛痛。脾肾虚而致外阴局部或弥漫性萎缩的白色病变。

药方 9

药物　淫羊藿、蛇床子、苦参、野菊花各 15 克，川花椒、白芷各 12 克。

用法　将上药放入药锅中，加水 2 000 毫升煎煮沸后，继续煎煮 5～10 分钟，过滤去渣后倒入盆内，趁热先熏后洗患处，待药温适度时坐浴。每次熏洗 30 分钟，每日早、午、晚各 1 次，每日 1 剂。

功效主治　解毒利湿、清热祛风止痒。肝经湿热之外阴白斑。

会阴侧切硬结

本病症是指女子分娩时，会阴侧切后形成的硬结。中医无此病的记载。此病临床上常可见到，往往给患者带来痛苦和不适。

药　方

药物　蛇床子、野菊花、苦参、马齿苋各 15 克，黄柏、鹤虱各 10 克，生甘草 9 克。

用法　将上药放入药锅中，加水适量煎煮，过滤去渣后倒入盆中，趁热先熏后洗患处。每日 1 剂，每日 2 次。

功效主治　清热解毒、消肿生肌、止痛。会阴侧切术后硬结。

产后阴门不闭

产后阴门不闭，是指妇女产后阴门不能闭合的病症。多由于胎前失于调养，产后气血大虚不能摄纳所致，又称“产门不闭”。

药方 1

药物　硫黄 60 克，吴茱萸、菟丝子、蛇床子各 15 克。

用法　将上药研末，贮瓶备用。每次取药 15 克放入药锅中，加水 1 碗，煎煮数沸，过滤去渣后取药液外洗阴门。每日洗数次。

功效主治　温肾散寒、祛风止痒。产后阴门不闭。

药方 2

药物　甘草适量。

用法　将甘草放入药锅中，加水适量煎煮，过滤去渣后倒入盆中，趁热先熏患处，待药温稍烫皮肤时洗之，阴门可自行闭合。

功效主治　补气摄纳。气血不足之阴门不闭，属产伤阴肿疼痛、气虚回纳无力者。

药方 3

药物　石灰 1 份，水 2 份。

用法　将石灰炒至黄色放入盆中，以水 2 份加入，搅匀澄清，令患者蹲在盆上，趁热熏之。

功效主治　敛肌固涩。产后阴门不闭或脱出。

药方 4

药物　蛇床子、甘草、菟丝子、吴茱萸各等量。

用法　将上药研末放入药锅中，加水适量煎煮，过滤去渣后倒入盆中，趁热熏会阴部。

功效主治　燥湿、祛风。产后阴门不闭。

(八)儿　科

小儿发热

小儿发热是指体温的异常升高。如果小儿腋温超过 37.4℃就为发热，腋温高于 39℃者为高热，是临床常见病症之一。骤然高热可引起惊厥，持续高热可产生并发症。

药方 1

药物　金银花、连翘、黄芩、板蓝根、竹叶各 15 克，薄荷、檀香片（后下)各20克，大青叶30克，冰片3克(研细加入)。

用法　将金银花、连翘、黄芩、竹叶、大青叶、板蓝根置于陶器中，加水适量，与檀香片同煎5分钟，滤出药液，再煎一次，再滤出药液。2次药液混匀，对入冰片末即可。用时取药液总量的1/2倒入浴盆，加适量温水，水温在35℃左右时洗浴患儿全身。每次15分钟，以出汗为佳。每日1次，每日2次，2日为1个疗程。

功效主治　解表退热。小儿感冒发热。

温馨提示　积极寻找病因，必要时配合西药降温；应尽快治疗，以免引起并发症。洗浴时避免受凉感寒。

药方2

药物　连翘、黄芩、藿香、羌活、葛根、钩藤各15克，蒲公英、生石膏各50克，大黄10克。

用法　先将上药共研为细末，分别装于小瓶中，每瓶净重5克备用。洗浴时，1周岁每次取药1瓶，按年龄酌量增减。将药末煎煮或用开水冲成300～500毫升，再加水至适宜的温度时洗浴。每次15～20分钟，每日2次。

功效主治　清热解表、通腑除热。小儿发热。

药方3

药物　冰片适量。

用法　将冰片研细末，加入3～4倍蒸馏水调匀，再用消毒纱布蘸药液擦浴全身皮肤、颈、腋、腹股沟、肘窝等表浅大血管处，以擦至皮肤微红为度。每日1次。

功效主治　芳香通络、消炎退热。主治小儿高热。一般用药1次，最多2次即热退而安。

药方4

药物　柴胡、荆芥、紫苏、薄荷各20～50克。

用法　将上药以热开水2000毫升冲泡20分钟，或煎煮5分钟，然后过滤去渣取药液，用毛巾蘸药液反复擦洗全身，每次15～20分钟。

功效主治　清凉解表、消炎退热。小儿外感高热不退。

药方5

药物　香薷、藿香、紫苏各15克，薄荷、荆芥、葛根、甘草各10克，黄连9克。

用法　先将上药放入药锅中，加水500毫升以上，浸泡60分钟，再煎煮，过滤去渣后取液，放入浴盆，待药液温度在35℃以下时，给患儿赤身浴体。每日1～2次。

功效主治　清凉解表、除热。小儿暑热。

温馨提示　洗浴时避免受凉感寒。

小儿感冒

小儿感冒主要为外感时邪病毒，是小儿最常见的疾病。各种病毒和细菌都可以引起上呼吸道感染。临床表现为发热、恶寒、鼻塞、流涕、打喷嚏、咳嗽等。常见睡卧不宁、惊恐等症。

药方1

药物　鲜生姜15～30克。

用法　将鲜生姜捣碎放入药锅内，加水适量煎煮，过滤去渣后倒入盆中，待药液温度适宜时，给患儿洗澡，洗后擦干，保暖使患儿微汗。每日1次。如果有小儿积滞，要多洗腹部，洗后用手掌按摩腹部5～10分钟；泄泻者，可将患儿在药液中浸浴15～30分钟。

功效主治　疏风散寒、消食导滞。小儿风寒感冒、积滞、泄泻。

温馨提示　洗浴时避免受凉感寒。

药方2

药物　紫苏、柴胡、荆芥、薄荷。4岁以下各用20克；4岁以上各用30克。

用法　将上药放入药锅中，加水1 000～1 500毫升，煎煮5分钟，过滤去渣后倒入盆中，用药液反复擦洗患儿全身。每次10～15分钟，每日1次。

功效主治　疏风清热。风热感冒，症见发热重、恶寒轻、口渴咽干等。

药方3

药物　金银花20克，薄荷15克，钩藤10克，乙醇15毫升。

用法　将前3味药放入药锅中，加水适量浸泡30分钟后，煎煮至85

毫升，加入乙醇 15 毫升制成 100 毫升药液，外用擦浴，重点擦曲池穴、大椎穴、风池穴、风府穴及腋下。

功效主治　清热解毒。小儿感冒发热及所引起的惊厥。

药方 4

药物　七叶一枝花 40 克，板蓝根、菊花、桑叶各 30 克，紫苏叶、防风、荆芥、薄荷各 10 克，柴胡 15 克。

用法　将上药放入药锅中，加水适量煎煮，过滤去渣后倒入盆中，外洗全身。2～3 个小时 1 次，连用 2～3 次。

功效主治　清热解毒、辛凉解表。小儿感冒。

小儿积滞

小儿积滞，又名“伤乳食”或“停乳”，西医中称之为慢性消化不良，是儿科常见疾病。症见不思饮食、食而不化、腹部胀满或发热、大便腥臭等。

药方 1

药物　白术、枳实、大黄、槟榔、芒硝各等量。

用法　将上药共研为粗末，混合均匀。每次取 50～100 克放入药锅中，加水适量煎煮沸后，继续煎沸 5 分钟，倒入盆内，趁热熏腹部；待药温适度后，用毛巾蘸药液擦洗自胸口至小腹部。每次 30 分钟，每日 2～3 次。下次使用再加热即可。

功效主治　清热泻火。小儿积滞。

温馨提示　患儿要经常晒太阳，多做户外活动，饮食应富含维生素 D 及钙。

药方 2

药物　党参、白术、麦芽、陈皮各适量。

用法　将上药放入药锅中，加水适量煎煮，过滤去渣后倒入盆内，趁热熏腹部，待药温适度后，用毛巾蘸取药液擦洗全身。每日 1 次。

功效主治　清热泻火、消积。脾虚型小儿积滞。

药方 3

药物　枳实、木香、陈皮、莱菔子各适量。

用法　将上药放入药锅中，加水适量煎煮，过滤去渣后倒入盆内，趁热熏腹部，待药温适度后洗浴患儿。每日 1 次。

功效主治　消食化积。乳食不化所致的小儿积滞。

小儿惊风

小儿惊风是指频繁抽风和意识不清者，是儿童常见病。临床以头痛、项强、抽风、神昏等为主要症状。

药方 1

药物　金银花 20 克，薄荷 15 克，乙醇 15 毫升。

用法　将前 2 味药放入药锅中，加水适量浸泡，然后蒸馏收集药液；向药渣中加水适量，浸泡 1 小时，浸液沉淀并浓缩至适量，合并蒸馏液加入乙醇 15 毫升，再加蒸馏水至 100 毫升，用以重点擦洗曲池穴、大椎穴、风池穴、风府穴及腋下。

功效主治　清凉解表。小儿外感发热所致高热惊风。

温馨提示　应配合药物或其他疗法，以免延误病情。

药方 2

药物　天麻、朱砂各 3 克，乌梢蛇肉（酒浸）5 克，明矾、青黛各6 克，麝香 1.5 克，桃枝适量。

用法　将前 6 味药共研为细末，贮瓶密封备用。使用时，每取 9 克放入药锅中，加桃枝（枝叶）1 把，加水适量煎煮 10 沸，待药温适度时，用毛巾蘸药液外洗前胸、腹、头面、四肢部位。每日 1 次。

功效主治　清热熄风、开窍护脑。小儿惊风及伤风。

温馨提示　要特别注意不能洗背部。

小儿湿疹

小儿湿疹，是婴幼儿常见的皮肤病，多发于满月至 1 岁左右的小儿。小儿湿疹多发于两颊、前额及头皮。轻者较易消退，重者则可波及躯干、四肢，甚至周身。皮疹呈多样性，可有红斑、丘疹、水疱、糜烂、渗液、结痂等，愈后不留疤痕。瘦弱患儿的皮损主要是红斑和脱屑，有剧痒，常反复发作。

药方 1

药物　荆芥、防风、白鲜皮、地肤子、苦参、艾叶各 15 克，川花椒 4.5 克。

用法　将上药放入药锅中，加水适量煎煮，过滤去渣后倒入盆内，待药温适度后外洗患处。每日早、晚各洗 1 次。

功效主治　祛风渗湿、消炎止痒。婴儿湿疹。

温馨提示　外洗同时，可配合疏风养血、清热祛湿的中药内服。用药期间病儿及乳母应忌食腥发之物及辛辣刺激之物。患儿不宜使用动物羽毛做的衣被、枕头以及化纤织物，也不能用热水及肥皂之类洗局部皮疹。此时，患儿暂缓预防接种疫苗。

药方 2

药物　鲜女贞叶 60 克，地骨皮、生大黄、松花粉、青黛各 30 克，黄柏 15 克，明矾 9 克。

用法　先将前 2 味药放入药锅中，加水适量煎煮，然后倒入盆中备用；再将后 5 味药共研为细末，贮瓶备用。使用时，先用药液温洗患处，洗后拭干，再取药粉涂擦。每日早、晚各擦洗 1 次。

功效主治　解毒凉血、燥湿止痒。小儿湿疹。

药方 3

药物　苍耳根 30 克(可用苍耳子 15 克代替)，蛇床子、白鲜皮、苍术、苦参、生大黄、地肤子、黄柏各 15 克(1 岁以下患儿酌减)。

用法　将上药放入药锅中，加水适量煎煮，过滤去渣后倒入盆中，待药温适度后洗患处。早、中、晚各洗 1 次，连用 2～3 日。

功效主治　消炎除湿、杀虫止痒。各种小儿湿疹。

温馨提示　主要用于婴幼儿头面湿疹，还可用于婴幼儿四肢、耳郭、阴囊、臀部湿疹。

药方 4

药物　地肤子 30 克，防风、艾叶各 10 克。

用法　将上药置于茶缸或洗脸盆等容器中，用开水浸泡 20 分钟左右，然后洗患处。病情轻者，每晚睡前洗 1 次；重者每日 2～3 次，连洗 2～5 日。

功效主治　温经散寒、解表止痒。小儿湿疹，症见丘疹密集、奇痒、寝食不宁、苔白厚或白腻。

药方 5

药物　地榆、黄柏、野菊花、苦参、白鲜皮、蛇床子、地肤子、百部各 20 克。

用法　将上药放入药锅中，加水 2 000 毫升煎煮至 1 000 毫升左右，置于盆内先熏后洗患处。每日 1 剂，每日 3～5 次，每次 15 分钟，连洗 2～4 日。

功效主治　消毒止痒。风湿夹热型婴儿湿疹，症见丘疹密集色红，有淡黄水渗出，结黄色厚痂，瘙痒无度，苔白厚。

温馨提示　本方主要用于脂溢型婴儿湿疹，用药期间应忌糖、肥腻食物及海鲜腥发之物。

药方 6

药物　黄柏、黄连、金银花、苦参、紫草各 9 克，蛇床子、白鲜皮、地骨皮、明矾各 6 克。

用法　将上药放入药锅中，加水 2 500 毫升煎煮至 1 000 毫升，倒入盆内，趁热熏患处，待药温适度时，用毛巾蘸药液洗擦患处。每日 2～3 次。通常连用 3～5 日可愈。

功效主治　清热燥湿、凉血解毒、祛风止痒。小儿急性和亚急性湿疹。

小儿水痘

小儿水痘是由水痘病毒引起的一种常见的小儿急性发疹性传染病。症见发热，皮肤疱疹，椭圆如豆，色晶莹明亮，内无脓浊痘浆，故名水痘。出疹特点是发热当日于皮肤黏膜分批出现斑疹、丘疹，24 小时内变为水泡，1～3 日内结疱椭圆。脱痂后，大多无瘢痕，若因搔伤可留下浅痕。本病多流行于冬春季节，以 1～4 岁小儿最为多见，一般愈后良好，病后大多终生不再感染。

药方 1

药物　金银花、连翘、六一散、车前子各 10 克，紫花地丁 15 克。

用法　将上药放入药锅中，加水适量煎煮至 100 毫升，对入温水外洗患部(最好用烧开后放温的水)。每日 1～2 次,3 日为 1 个疗程。

功效主治　清热解毒、利湿除疹。小儿水痘。

温馨提示　患儿要尽早隔离。

药方 2

药物　金银花、连翘、蒲公英、野菊花、薏苡仁、车前草各 20 克,赤芍、甘草各 10 克,土茯苓 30 克,黄柏 15 克。

用法　将上药放入药锅中,加水适量煎煮,过滤去渣后倒入盆内,用干毛巾蘸药液擦洗患儿全身。每日 3 次,一般连用 3～5 次即愈。

功效主治　清热解毒、利湿敛疮。小儿水痘,症见根盘色红、晶莹饱满者。

温馨提示　在用中药外洗的同时,可配合清热解毒、利湿的中药内服,患儿要尽早隔离。注意不要让患儿抓破皮肤,以防止继发感染。

小儿痄腮

小儿痄腮,又称“痄腮毒”“腮肿”“温毒发颐”,相当于西医中流行性腮腺炎,是由腮腺炎病毒所引起的一种急性传染病。发病急骤,一侧或两侧腮腺非化脓性肿胀、疼痛,多发于冬、春两季。

药方 1

药物　透骨草、延胡索、当归尾、姜黄、川花椒、海桐皮、威灵仙、川牛膝、乳香、没药、羌活、白芷、苏木、五加皮、红花、土茯苓各 10 克。

用法　将上药共研为粗末,用纱布包好放入药锅中,加水1 000毫升煎煮沸后,继续煎煮 5～10 分钟,过滤去渣后倒入盆内,趁热先熏后洗患处。每次 30～40 分钟,用过的药液加热后可再熏洗 1 次。每日 1 剂,早、晚各 1 次。

功效主治　祛风除湿、活血通络止痛。小儿痄腮。

温馨提示　用药前应用凉开水洗净患部,患儿要尽早隔离。同时可配合疏风、清热解毒的中药内服。

药方 2

药物　板蓝根、僵蚕各 30 克,食醋 150 毫升。

用法　将前 2 味药混合后研为末,用食醋调匀后涂洗患处。每日

3～4 次，一般连用 3～5 日。

功效主治　清热解毒。各种小儿痄腮。

药方 3

药物　板蓝根、金银花各 15 克，大青叶、蝉蜕各 10 克，柴胡5 克，紫金锭 3～6 片，醋适量。

用法　将前 5 味药放入药锅中，加水适量煎煮，过滤去渣后取药液，一半内服，一半外洗患处。继取紫金锭（玉枢丹）3～6 片，醋磨调成糊状，涂于患处。每日 1～2 次，连用 3～5 日。

功效主治　清热解毒。各种小儿痄腮。

小儿厌食

小儿厌食，是指食欲不振，甚则拒食，食量明显减少，病程在2 个月以上。

药方 1

药物　连翘、橘皮各 30 克，土茯苓 20 克。

用法　将上药用纱布包好，放入适量水浸泡一段时间，再将药和水一起入锅煎煮，过滤去渣后倒入浴盆内，待药温适度时洗浴患儿。每次 15 分钟，每日 1 次。

功效主治　消痈散结、消食化积。消化不良引起的小儿厌食。

温馨提示　洗浴时宜保暖，以防患儿感冒。

药方 2

药物　藿香、吴茱萸、山药、车前子各 10 克，木香、丁香各5 克。

用法　将上药放入药锅中，加水适量煎煮，过滤去渣后倒入盆中，待药温适度时，洗浴患儿腹部。每次 15 分钟，每日 2 次。

功效主治　消食化积。小儿厌食。

药方 3

药物　槟榔 2 份，高良姜 1 份。

用法　将上药放入药锅中，加水适量煎煮，过滤去渣后倒入盆中，待药温适度后，洗浴患儿腹部。每次 15 分钟，每日 1 次。

功效主治　消积行气。小儿厌食。

小儿脱肛

小儿脱肛，又名小儿直肠脱垂，是指直肠脱出于肛门外的疾病，属于中医脱肛范畴。

药方 1

药物　石榴皮 10 克，五倍子 30 克，明矾 15 克。

用法　将上药放入药锅中，加水 1 000 毫升煎煮沸后，继用小火煎煮 30 分钟，过滤去渣后倒入盆中，趁热先熏后洗患处，同时将脱出的部分轻轻托回肛内。

功效主治　止滑固涩。各种小儿脱肛。

温馨提示　患儿平时应进食营养丰富而易消化的食物，忌食辛辣、刺激之品。

药方 2

药物　鲜蜗牛 3～5 只，冰片适量。

用法　取鲜蜗牛洗净，将冰片研末撒在蜗牛的贴地肉上，置洗净的瓦钵或盆内，让其分泌黏液，加盖封好。同时，先用盐开水或 1∶1 000 的高锰酸钾溶液洗患处，再用蜗牛分泌的黏液涂在脱出的直肠周围，顷刻压进肠内，用纱布盖好，做“T”字形固定。

功效主治　敛肌固涩。各种小儿脱肛。

温馨提示　患儿平时应进食营养丰富而易消化的食物，忌食辛辣、刺激之品，保持大便通畅。

药方 3

药物　五倍子、地榆、黄连各 30 克。

用法　将上药放入药锅中，加水适量煎煮，过滤去渣后倒入盆内坐浴，并将脱出部位轻轻托回肛内。每日 1 次，7 日为1 个疗程。

功效主治　敛肺降火、涩肠。小儿脱肛属湿热型者。

温馨提示　患儿平时忌食辛辣、刺激性食物，保持大便通畅。

药方 4

药物　黄芪、马齿苋各 60 克，升麻 30 克。

用法　将上药放入药锅中，加水 1 500 毫升煎煮，过滤去渣后倒入盆内，趁热先熏后洗肛门10～20分钟，每日2～3次，10日为1个疗程。

功效主治　补气、升阳举陷。小儿脱肛中气下陷型，症见肠黏膜脱出于肛外、形体消瘦、面色萎黄、纳呆食少、舌淡苔薄白、脉弱。

温馨提示　本方主要适用于体质差的患儿。在用药液熏洗的同时，宜配合升举益气的中药或补中益气丸、归脾丸等中成药内服。

小儿疝气

小儿疝气，又名小肠气，是指睾丸、阴囊肿胀疼痛或牵引小腹疼痛的一类疾病。

药方1

药物　生香附、木瓜、紫苏叶、橘叶各10克。

用法　将上药放入药锅中，加水600毫升煎煮，过滤去渣后倒入盆内，用干净毛巾浸药液先擦洗患部10分钟左右，再浸透稍拧热敷患处，冷则去之。每日早、晚各1次。

功效主治　散寒祛湿、理气止痛。小儿疝气。

温馨提示　热敷时要注意毛巾温度，不要烫伤患儿。

药方2

药物　茶叶10克，橘叶20克，老生姜25克，淡豆豉30克，白术、精盐各15克。

用法　将上药放入药锅中，加水适量煎煮，过滤去渣后倒入盆内，趁热先熏后洗患处，冷则加热。每日早、晚各1次。一般连用3～5次即愈。

功效主治　温经健脾、散寒止痛。小儿虚寒性疝气。

药方3

药物　川厚朴、透骨草、艾叶各9克，槐树枝少许，葱白7根。

用法　将上药放入药锅中，加水半盆煎煮，过滤去渣后倒入盆内，趁热先熏后洗患处，每次30分钟。每日1次。通常轻者2次，重者5次即愈。

功效主治　散寒祛湿、通络止痛。小儿疝气。

鹅口疮

鹅口疮是由于白色念珠菌感染口腔所致的婴幼儿口腔疾病，属于中医鹅口、雪口等病症范畴。多见于营养不良、长期腹泻以及长期使用广谱抗生素或肾上腺皮质激素的患儿。临床表现为舌、颊黏膜，甚至食管、气管、鼻腔等处覆盖点片或膜状白苔。白苔附着黏膜可融合成片，色白松软，随擦随生，不易出血，以此而区别于白喉。一般症状不多，如累及鼻腔、食管、气管，也可见到呼吸不畅、烦躁哭闹、拒食等症状。

药方 1

药物　板蓝根 10 克。

用法　将板蓝根放入药锅中，加水适量煎煮成浓液，用棉花团蘸药液反复擦洗患处。每日 5～6 次，10 次为 1 个疗程。

功效主治　清热解毒。各种小儿鹅口疮。

温馨提示　用药期间，哺乳期的母亲不可食辛辣、刺激性食物，以免因患儿吮乳而影响疗效。

药方 2

药物　活地龙 10～15 条，白糖 50 克。

用法　取活地龙，用水洗净后置于杯中（不要弄断），撒上白糖 50 克，然后用镊子轻轻搅拌，使其与白糖溶化在一起呈黄色黏液，将药液盛于消毒瓶中备用。用此液涂布在疮面上，3～5 分钟后用棉球擦掉即可。每日 3～4 次，夜晚疼痛时可再外涂 1 次。

功效主治　清热熄风。各种小儿鹅口疮。

温馨提示　药液涂布范围应较疮面略大些。患儿及乳母忌食辛辣、刺激食物。

药方 3

药物　二道淘米水 50 毫升，铅丹少许。

用法　先用消毒纱布蘸二道淘米水洗患处，再用铅丹少许轻擦患处。每日 2～3 次。

功效主治　解毒止痒、收敛生肌。各种小儿鹅口疮。

温馨提示　白屑脱净，立即停药，以免中毒。

痱 子

痱子又名汗疹或红粟疹，属于中医痱疮等病症范畴。多发于夏季，主要是由于外界气温增高，湿度较大，分泌的汗液不能顺畅地由汗腺口排出而致。全身或局部出现皮肤丘疹或小水疱，伴有瘙痒、烦躁等症状。

药方 1

药物　苦参、生大黄各 20 克，冰片、雄黄、黄连各 10 克，75％酒精 300 毫升。

用法　将前 5 味药浸泡于 75％酒精 300 毫升中，用棉花蘸取药液涂擦于患处。每日 3～4 次，连用 3～5 日。

功效主治　辛凉解表、止痒。各种痱子。

温馨提示　方中雄黄有毒，擦颜面时应注意不要滴到眼中。

药方 2

药物　黄柏、徐长卿、野菊花、地肤子各 30 克，明矾 1 克。

用法　将上药放入药锅中，加水 1 000 毫升煎煮至 400 毫升，待药温适度时，洗浴患处或湿敷患处。每日 2～3 次，每次 5～10 分钟，连用5～7 日。

功效主治　解毒杀虫、燥湿止痒。各种痱子。

温馨提示　本方也可用于成年人。如果合并感染，可取上液 200 毫升加黄金散 15 克调匀，外涂患处。

尿布皮炎

尿布皮炎是发生于尿布遮羞部位的局限性皮炎。主要因尿液分解物的刺激，湿尿布的浸渍等原因引起。以与尿布覆盖部位一致的红斑性皮损为主要症状。初发时局部轻度潮红、肿胀，甚者出现血疹、糜烂。

药方 1

药物　小米 50 克，滑石粉适量。

用法　将小米放入锅中，加水 1 000 毫升左右，温火煮烂。取上层清汤备用，待米汤温热，取消毒棉球蘸米汤涂洗患处，涂后局部撒一层滑石粉即可。每日 3～4 次，以愈为度。

功效主治　燥湿。各种尿布皮炎。

温馨提示　应勤换尿布，保持小儿下身干燥、清洁。

药方 2

药物　苍术、黄柏、牛膝、茵陈、地肤子、白芍皮各 10 克，苦参、土茯苓各 30 克。

用法　将上药放入药锅中，加水 1 000 毫升煎煮至 300 毫升，待药温适度后洗患处，或用消毒纱布(洗净的旧软布也可)，蘸取药液轻擦患处，每间隔 30 分钟 1 次，每次约 5 分钟。每日 5～7 次，连用2～3 日。

功效主治　杀菌止痒。尿布皮炎，证属水湿浸淫，风邪偏盛型，症见尿布遮盖部位周围皮肤潮红、瘙痒、糜烂、脓液淋漓等。

药方 3

药物　野菊花、金银花、蒲公英、黄连、黄芪、黄柏各 15 克。

用法　将上药放入药锅中，加水 1 000 毫升煎煮，过滤去渣后取药液，外洗或湿敷患处。每日 5～10 次，每次 5 分钟，连用3～5 日。

功效主治　消毒杀菌。尿布皮炎，证属湿热浸淫，热毒偏盛型，症见局部糜烂、破溃、血水淋漓、黄色脓液、哭闹、烦躁不安。

温馨提示　以上症状较重，大多合并感染，可配合五味消毒饮内服或选择适当的抗生素。

小儿白秃疮

小儿白秃疮，俗称“癞头疮”，是一种接触传染性皮肤病，以小儿居多。初起头皮出现灰白色屑斑，如大小不等之钱币，渐而成片，头发干枯易折，久之则成秃斑。

药方 1

药物　苦参 30 克，川黄连、川黄柏、木槿皮各 20 克。

用法　将上药放入药锅中，加水适量煎煮，过滤去渣后倒入盆内，待药温适度后外洗患处。每日早、晚各洗 1 次。

功效主治　清热利湿、杀虫止痒。小儿白秃疮。

药方 2

药物　桃白皮 250 克。

用法　将桃白皮放入药锅中，加水 3 000 毫升煎煮至 2 000 毫升，倒入盆内，趁热先熏后洗患处。每日 1 次，10 次为 1 个疗程。

功效主治　清热利湿、活血止痛。小儿白秃疮。

小儿疳积

小儿疳积是儿科四大症之一，大多由于摄入不足、喂养不当、消化吸收不良引起，或继发于多种慢性疾病，发病比较广泛。本病以婴幼儿为多见。临床症状为面色萎黄、皮肤干枯、肌肉消瘦、神疲乏力、食欲低下、腹部膨大、青筋暴露、毛发稀疏无泽，严重者还可出现生长发育迟缓、水肿及各种维生素缺乏症。

药方 1

药物　桃枝、柳枝各 60 克。

用法　将上药切碎放入药锅中，加水 1 500 毫升煎煮，过滤去渣后倒入盆中，待药温适度时给患儿洗浴。每日 1 次。

功效主治　活血通络、消积化滞。小儿疳积。

温馨提示　浴后注意保暖。

药方 2

药物　明矾、陈醋各适量。

用法　将上药放入药锅中，加水适量煎煮，过滤去渣后倒入盆中，待药温适度时洗浴双足。每次 20 分钟，每日 2 次。

功效主治　燥湿解毒、活络。虚寒型疳积。

药方 3

药物　桃仁、杏仁、生山楂各等量。

用法　将上药放入药锅中，加水适量煎煮，过滤去渣后倒入盆中，用药液擦浴双侧内关穴及涌泉穴。每次 20 分钟，每日 2 次。

功效主治　活血化瘀。疳积初、中期。

药方 4

药物　肥猪肉 100 克，何首乌 30 克。

用法　将上药放入药锅中，加水 500 毫升煎煮，过滤去渣后倒入盆中，用纱布或药棉蘸药液擦洗全身皮肤。每日 1～2 次，连续 10 日为 1 个疗程。

功效主治　滋阴、润燥、除烦。重症疳积。

温馨提示　擦洗时要保持一定的室温，防止着凉。

药方 5

药物　无花果叶 3～5 片(鲜、干均可)。

用法　将无花果叶放入脸盆内，加水 500 毫升煎煮至 200 毫升左右，趁热先熏两脚心，待药温适度时洗两脚。每次 15 分钟，每日 1 次，10 日为 1 个疗程。

功效主治　消食化积。疳积吐泻，伴有腹部胀大、皮肉不润、毛发干枯、面色焦黄、指纹淡红发暗等。

温馨提示　洗浴同时，可配合健脾胃、助消化的中药内服。

小儿钩虫病

小儿钩虫病，又称黄肿病，是指钩虫寄生于小肠内而引起的一种肠道寄生虫病。本病男女老幼均可发生，尤以小儿发病为多，无季节性。主要症状为疲劳乏力、心悸气促、面色萎黄、苍白、浮肿。

药方 1

药物　桃树叶、辣蓼草、连根葱白、荆芥、紫苏叶、苦参各等量。

用法　将上药放入药锅中，加水适量煎煮，过滤去渣后倒入盆内，待药温适度时，用毛巾蘸药液反复擦洗患处。每日 1 次。

功效主治　祛风除湿、解毒杀虫。钩虫病。

温馨提示　本病配合口服中药效果更好。

药方 2

药物　核桃树叶、麻柳树叶各等量。

用法　将上药放入药锅中，加水适量煎煮，过滤去渣后倒入盆中，擦洗患处。每日 1 次。

功效主治　杀虫止痒。小儿钩虫病。

小儿蛲虫病

小儿蛲虫病发生无季节性，是小儿最常见的一种寄生虫疾病，特别是托幼单位的儿童，通常会互相传播和反复感染。主要临床表现为饮食异常、夜间睡眠不安、肛门周围瘙痒、大便有蛲虫排出史。日久可导致患儿面色萎黄、形体消瘦。

药方 1

药物　鹤虱、苦参、百部各 15 克，花椒 6 克。

用法　将上药放入药锅中，加水适量煎煮，过滤去渣后倒入盆中，临睡前洗肛门、外阴部 10～15 分钟。连洗 3 日。

功效主治　燥湿杀虫。小儿蛲虫病。

温馨提示　因蛲虫（雌虫）于夜间爬出肛门产卵，所以中药熏洗的时间以晚上睡觉前为宜。

药方 2

药物　百部、苦参各 15 克。

用法　将上药放入药锅中，加水适量煎煮，过滤去渣后倒入盆中，每晚趁热先熏后洗肛门，再将六神丸 1 粒塞入肛门内。连用 7 日。

功效主治　燥湿解毒杀虫。小儿蛲虫病。

药方 3

药物　百部、鹤虱各 15 克，明矾、胡黄连各 6 克，雄黄 3 克，樟脑 2 克（后下）。

用法　先将前 5 味药放入药锅中，加水适量煎煮沸后，继续煎煮 20 分钟，然后放入樟脑，倒入干净的盆中，待药温适度时，抱小孩坐盆上，趁热熏肛门，待药温适度时洗肛门。每日 1 次，连用 3 日。

功效主治　杀虫止痒、清热燥湿。小儿蛲虫病。

药方 4

药物　苦楝根皮 20 克，鹤虱、蛇床子、生百部、野菊花各 15 克，生甘草 5 克。

用法　将上药放入药锅中，加水 2 000 毫升，煎煮沸 3 分钟后，倒入盆中，趁热熏肛门，待药温适度时洗肛门。每日 1 次，连用3～5 日。

功效主治　杀虫止痒。小儿蛲虫病。

小儿麻疹

小儿麻疹是由麻疹病毒引起的一种小儿常见发疹性传染病，本病多见于半岁以上的婴幼儿，1～5岁发病率尤高，流行于冬春两季，但四季均可发生。本病经呼吸道传播，传染性大，体弱儿及婴儿常有严重并发症。本病初起高热3日，伴有咳嗽、流涕、喷嚏、畏光、流泪等症状，在颊内黏膜上可见白色斑点，有红晕环绕（称为麻疹黏膜斑），可融合，遍身出红色疹点，因稍见隆起，扪之碍手，故名麻疹。出疹期周身渐布暗红色的斑丘疹，顺序见于头面、胸、背、腹、四肢、手心足底。此期体温高，往往高至40℃，有全身不适等各种炎症表现，并有厌食、哭吵、轻度腹泻或明显嗜睡。退疹期按出疹顺序消退，热度同时下降，其他症状也好转。恢复期皮疹处有麦麸样轻微脱屑，留棕色瘢痕，2～3周内消失。

药方1

药物　紫紫苏叶、浮萍各15克，胡荽子9颗，苎麻60克，黄酒60毫升。

用法　将前4味药放入药锅中，加水2 000毫升煎煮沸后，继续煎煮10分钟，加入黄酒，继续煎煮。连渣倒入脸盆中，趁热熏患者脸、四肢部，稍温后，用毛巾蘸药液洗患处。每日1次。

功效主治　透发麻疹。小儿麻疹将出未出，或初出一两日，因风寒外袭，热毒内闭而致麻疹隐隐而出者。

温馨提示　洗后要擦干，盖薄被，让患儿微微出汗。

药方2

药物　西河柳60～500克。

用法　将上药放入药锅中，加水1 000～1 500毫升煎煮沸后，倒入盆内，趁热先熏后洗全身。每日早、晚各1次。通常用药1～2次麻疹即可出齐。

功效主治　透发麻疹。小儿麻疹出而不透、喘嗽闷乱者。

药方3

药物　浮萍、香椿白皮各90克，西河柳30克。

用法　将上药放入药锅中，加半盆清水煎煮，过滤去渣后倒入盆内，然后将药盆放在蚊帐内，用干净毛巾蘸热药液，擦抹全身皮肤。擦后让患儿盖被静卧，麻疹即可出透。通常用药1次即愈，最多2次。

功效主治　透发麻疹。小儿麻疹出而不透。

药方4

药物　生麻黄、桂枝各9颗，浮萍、西河柳、樱桃核、胡荽子各15克。

用法　将上药放入药锅中，加水适量煎煮至1 000毫升，然后用干净毛巾趁热蘸药液，轻轻擦敷头面、前胸部皮肤。药液稍冷即换，如此反复5～10分钟。每日4～5次，每剂药使用2～3次后更换，2～3日为1个疗程。

功效主治　发表透疹。小儿麻疹出不透。

药方5

药物　苎麻根90克。

用法　将苎麻根放入药锅中，加水适量煎煮，过滤去渣后倒入盆中，趁热轻轻擦洗全身。1次即可。

功效主治　凉血止血、解毒。小儿麻疹出疹期，使疹子因势出透。

温馨提示　洗后要擦干身体，盖好薄被，让患儿微微出汗。

药方6

药物　鲜胡荽60克，生姜、葱白各30克，酒适量。

用法　将上药切碎用布包，蘸热酒在全身上下揉擦，重点是疹点未出部位；或将上药放入药锅中，加水适量煎煮，过滤去渣，趁热取液，用纱布蘸药液擦浴上述部位。

功效主治　发汗解表、解毒散结。小儿麻疹出疹期，麻疹迟迟不出或因受寒隐没。

温馨提示　擦时要避风寒，擦后盖被，严防受寒着凉。

小儿麻痹症

小儿麻痹症是小儿神经系统传染病，多见于夏秋季节，以弛缓性瘫痪为特征。主要由于脊髓灰质炎病毒混入饮食里经口传染，少数也可由呼吸道传染。1～5岁以下儿童最为多见。本病属于中医中“湿痹”“痿证”范畴。症状为突然发热(类似感冒)、烦躁、不安、多汗、全身疼痛,发热后肢体突然出现一侧或双侧不对称的弛缓性瘫痪、多发生在下肢、肌肉关节痛、感觉敏感。

药方 1

药物　木瓜、透骨草、麻黄、当归、地肤子各 12 克,桂枝 9 克,红花、川牛膝各 13 克,露蜂房 1 只,烧酒、黄酒各 60 毫升。

用法　将前 9 味药放入药锅中,加水半盆煎煮,然后加入烧酒、黄酒各 60 毫升,继续煎煮后,倒入盆中,趁热烫洗患肢。必须使药力热透,方可有效。每日 1 剂,每剂可洗 3 次。

功效主治　温经祛湿、活血通络。小儿麻痹症。

温馨提示　待热退后,方可用此方。用药液擦洗的同时,应轻轻揉按患者局部肌肉。每次 5～10 分钟,以促使筋脉气血流通。

药方 2

药物　生草乌、干姜、桂枝、伸筋草、川芎、丹参、络石藤、鸡血藤各 6 克。

用法　将上药放入药锅中,加水适量煎煮,过滤去渣后倒入盆中,待药温适度后加白酒 100 毫升浸浴患处。每日 1 次。

功效主治　温经散寒、化瘀通络。早期小儿麻痹症。

药方 3

药物　当归 19 克,赤芍、川牛膝各 15 克,木瓜、桂枝、红花、地肤子各 12 克,穿山甲 20 克,透骨草 15 克,麻黄 10 克,露蜂房 1 个,烧酒、黄酒各 60 毫升。

用法　将前 11 味药放入药锅中,加水适量煎煮,然后加入烧酒、黄酒各 60 毫升,继续煎煮,倒入盆内,趁热洗患处。每日早、晚各 1 次。

功效主治　祛风活血、温经通络。小儿麻痹后遗症。

温馨提示　用药液擦洗的同时,应轻轻揉按患者局部肌肉。

药方 4

药物　川续断、防风、羌活、独活、当归各 9 克,杜仲、黄芪各 21 克,五加皮 15 克,木瓜、赤芍各 10 克。

用法　将上药放入药锅中,加水适量煎煮 5 分钟,过滤去渣后倒入盆内,待药温适度时浸泡擦洗患肢 30 分钟。每日 2 次。

功效主治　温经散寒、活血化瘀、益气通络。小儿麻痹后遗症中期。

小儿睾丸鞘膜积液

小儿睾丸鞘膜积液，中医中称为“水疝”。临床表现为小儿阴囊的一侧或两侧肿大如水晶，表面光滑有波动感。一般不红不热、下自睾丸开始、上引小腹、瘙痒流水，亦可见阴囊红肿、小便短赤等。

药方 1

药物　五倍子、明矾各 10～15 克。

用法　将上药共研为粗末放入药锅中，加水 300～400 毫升煎煮，过滤去渣后倒入碗内，待药微温时，把阴囊全部浸泡在药液中，每次浸泡 20～30 分钟。每日 1 剂，每日 2～3 次。下次用时将药液加温。用药前先用温开水洗净外阴部。

功效主治　收敛消肿。小儿原发性和继发性睾丸鞘膜积液、精索鞘膜积液。

药方 2

药物　金银花、蝉蜕各 30 克，紫苏叶 15 克。

用法　将上药放入药锅中，加水煎煮 2 次，去渣后，两药液混合后倒入碗内，待药温适度时先浸后洗阴囊，每次浸洗 30 分钟。每日 1 剂，每日 2～3 次。

功效主治　祛风、清热、消肿。小儿睾丸鞘膜积液。

药方 3

药物　肉桂 6 克，煅龙骨、五倍子、明矾各 15 克。

用法　先将上药捣碎拌匀放入药锅中，加水 500 毫升煎煮 30 分钟，过滤去渣后倒入碗内，待药液温度与皮肤温度相近时，把阴囊全部放入药液内浸洗 30 分钟。每日 2 次，2 日 1 剂，连用 8 剂。

功效主治　温经、收湿、消肿。小儿睾丸鞘膜积液。

小儿阴茎包皮炎

小儿阴茎包皮炎，又名小儿阴茎炎。系病毒、细菌感染，或由于接触过敏以及内服、注射某种药物所致。本病多发于包茎或包皮过长的男孩，是一种常见的男童急性生殖系炎症。其表现为包皮充血水肿、尿道口有脓性分泌物、阴茎头红肿疼痛，有时排尿困难，甚则可转化为膀胱炎或肾盂肾炎等。

药方 1

药物 艾叶 15～30 克。

用法 将艾叶洗净放入药锅中，加水 300～600 毫升，煎煮沸1～2 分钟，将药液倒入广口瓶内加盖，待药液自然冷却时，用以浸洗阴茎。每次10～15 分钟，每隔 20 分钟后再浸洗 1 次，一般用药2～4 次即愈。

功效主治 温经解毒。小儿阴茎包皮炎。

温馨提示 如果包皮水肿、热痛较甚者，用上方宜加金银花、蒲公英；瘙痒明显加地肤子、白鲜皮。用药期间忌食辛辣、腥发食品。

药方 2

药物 蛇床子、黄芩、金银花、苦参各 30 克，黄连、紫草、香附各 20 克，鱼腥草 50 克，大黄、川芎各 10 克，甘草 15 克，冰片 4 克，芒硝 10 克。

用法 将前 11 味药放入药锅中，加水 1 500 毫升，煎煮 30 分钟，用 4 层纱布高压消毒后滤出药液，再将冰片 4 克，芒硝 10 克，加入药液溶化，稍凉后熏洗患处 15～20 分钟。用过的药液与原渣一起煎 10 分钟后再用。每日 4～6 次，每剂用 3 日。

功效主治 消毒杀虫、止痒。小儿急性龟头炎、小儿阴茎包皮炎，属湿热浸淫者，症见包皮充血水肿、黏膜糜烂、阴茎头红肿热痛、有脓性分泌物流出、舌红、苔白厚或黄腻。

温馨提示 本方亦可用于成年人。若湿毒浸淫、红肿热痛较甚者，上方宜加土茯苓、蒲公英、党参各 30 克。

小儿流涎

小儿流涎，又称滞颐，俗称流口水，指小儿口涎不自觉地从口内流溢出来的病症，以 3 岁以下的幼儿最为多见。由于幼儿长期流口水，致使口周围潮红、糜烂，尤其是两侧口角为明显。西医称之为流涎症，常因口、咽黏膜炎症，面神经麻痹，脑炎后遗症或呆小病等引起。

药方 1

药物　明矾 30 克。

用法　将明矾放入药锅中，加水适量煎煮，倒入盆内，待药温适度后浸泡双脚。每次 30 分钟，每日早、晚各 1 次。一般用药 3～5 次见效，6～8 日即愈。

功效主治　导热消炎。小儿口角流涎。

药方 2

药物　肉桂、吴茱萸各适量。

用法　将上药放入药锅中，加水适量煎煮，倒入小盆内，待药温适度后浸泡双足。每次 30 分钟，每晚睡前浸泡 1 次。

功效主治　温脾散寒。小儿口角流涎，由脾虚寒所致者尤宜。

小儿骨折

小儿骨折是指以小儿受间接或直接重力所致的骨折。以局部肿胀压痛、青紫瘀斑、关节功能丧失、伤肢较健肢略短等为主要症状。若有移位，骨折处可出现畸形，X 射线片可示骨折类型及移位情况。

药方 1

药物　防风、钩藤、丹参、伸筋草、海桐皮各 15 克，川花椒、乳香、没药各 9 克，木瓜 12 克。

用法　将上药放入药锅中，加水适量煎煮，然后趁热洗患处。每日 1 剂，每日 3～4 次。

功效主治　活血化瘀、生肌。小儿尺桡骨干双骨折患儿解除固定、患肢功能尚未完全恢复者。

温馨提示　患者在解除固定后，方可使用上法。

药方 2

药物　红花、冰片（或樟脑）20 克，艾叶、生川乌、生草乌各 40 克，乳香 60 克。

用法　将上药研磨制成散剂。使用时取散剂 20 克，用开水冲成 2 000毫升药液，趁热熏洗或热敷患处。

功效主治　活血凉血、止痛。属阳虚寒凝、经络瘀滞的小儿骨折，症见骨折延期愈合，患处冷痛、麻木，舌淡暗，脉沉细。

温馨提示　本药严禁内服或溅入眼、口内。

新生儿黄疸

新生儿黄疸，是指婴儿出生后出现全身皮肤、两目、小便发黄，因与胎孕因素有关，故名“胎黄”或“胎疸”，是新生儿常见症状。如果黄疸在24小时内出现，且发展迅速，消退后复出，甚至持续不退，均是病理现象。

药方1

药物　大黄、芒硝、黄柏、栀子、茵陈各10克。

用法　将上药放入药锅中，加水适量煎煮至1 000毫升，然后过滤取药液擦洗患儿全身。每日2次，3～5日为1个疗程。

功效主治　清热利湿退黄。新生儿黄疸。

温馨提示　水温不宜太高，以35～40℃为宜，浴后擦干以防受凉。在中药洗浴的同时，可配合利胆退黄的中药内服。

药方2

药物　黄柏30克。

用法　将黄柏放入药锅中，加水适量煎煮，过滤去渣后倒入盆中，待药温适度时反复擦洗患儿，每次10分钟，每日1～2次。

功效主治　清湿热、除胎黄。新生儿黄疸。

药方3

药物　十大功劳叶(阔叶)350克。

用法　将上药切碎放入药锅中，加水4 000毫升煎煮，倒入盆内，待药温适度时给新生儿洗澡。每日1次，如新生儿黄疸未退净，可再洗1次。

功效主治　活血解毒、消疸。新生儿黄疸。

温馨提示　体质虚弱患儿禁用此方。

(九)男　科

阴　肿

阴肿是指因感受风邪，或蚊虫叮咬而引起的阴茎包皮水肿，伴有痛痒或奇痒难忍等。小儿及成人均可发病。

药方1

药物　芒硝60克，地龙30克，青黛、明矾各5克。

用法　将上药放入药锅中，加水适量煎煮，过滤去渣后倒入盆中，趁热先熏后洗阴茎。每次15分钟，每日2～3次。

功效主治　清热解毒、凉血散肿。阴茎水肿。

温馨提示　水温不宜太高，以免烫伤阴茎，忌食刺激性食物，用药期间禁止房事。

药方2

药物　蛇床子9克，雄黄5克，明矾6克。

用法　将上药放入药锅中，加水适量煎煮，过滤去渣后倒入盆中，趁热先熏后洗阴茎、阴囊。每日1～3次，每次20分钟。

功效主治　燥湿止痒、解毒。阴茎水肿。

药方3

药物　麻黄150克，黄连、蛇床子各100克，乌梅1颗。

用法　将上药共研为细末放入药锅中，加水适量煎煮，过滤去渣后倒入盆中，趁热先熏后洗患处。每次20分钟，每日2次。

功效主治　消毒杀虫、收敛。阴肿或疮烂。

温馨提示　患者宜避风寒。

药方4

药物　威灵仙、砂仁壳各9克，蛇床子、当归尾、大黄、苦参各15克，葱白7根。

用法　将上药放入药锅中，加水适量煎煮，过滤去渣后倒入盆中，趁

热先熏后洗患处。每日早、晚各 1 次。

功效主治　消毒止痒、燥湿。男子阴部红肿发痒。

药方 5

药物　大黄、丹参、牡丹皮、赤芍、川芎、艾叶、大茴香、小茴香、生葱各 12 克，白芷、广木香各 6 克。

用法　将上药放入药锅中，加水适量煎煮，过滤去渣后倒入盆中，趁热先熏后洗阴囊血肿的部位。每日 3～4 次。

功效主治　活血化瘀。阴囊血肿。

药方 6

药物　鲜威灵仙 50 克。

用法　将鲜威灵仙捣成汁，加温水 200 毫升，浸洗阴茎，每日 1 剂，每日 3 次。

功效主治　通经活络。阴茎外伤血肿，包皮嵌顿引起龟头水肿、阴茎肿痛者。

阳　痿

阳痿是阴茎痿弱不用，不能勃起，或勃而不坚，不能进行正常房事的一种疾病。阳痿常与遗精、早泄同时并见。

药方 1

药物　黑附子、蛇床子、紫梢花、远志、石菖蒲、海螵蛸、木鳖子、丁香各 6 克，樟脑 4.5 克。

用法　将上药共研为粗末，贮瓶备用。每次取 15～20 克，加水适量煎温洗阴囊处。每日 2 次，多洗更佳。

功效主治　温经祛湿、壮阳举痿。阴湿阳痿、房事不举。

温馨提示　水温不宜太高，以免烫伤阴茎，忌食刺激性食物，用药期间禁止房事。

药方 2

药物　菟丝子、蛇床子、韭菜子、棉花子、仙茅、淫羊藿、巴戟天、阳起石、补骨脂、大茴香、小茴香各 10 克。

用法　将上药放入药锅中，加水适量煎煮沸后，继续煎煮 30 分钟，过滤去渣后倒入盆内，趁热先熏后洗会阴部及阴茎、阴囊处，待药温适度后浸泡阴茎。每日 2 次。

功效主治　温经散寒、壮阳。阳痿。

温馨提示　同药方 1。

药方 3

药物　苦参、蛇床子各 50 克，黄柏、龙胆草、荆芥、海风藤各 20 克，百部、白鲜皮、夜交藤各 15 克。

用法　将上药放入药锅中，加水适量煎煮，过滤去渣后倒入盆中，趁热先熏阴茎、会阴部，待药温适度时浸洗阴茎至水凉。每日1～2 次。也可配合口服汤药进行治疗。

功效主治　温经散寒、杀虫止痒、壮阳。阳痿伴阴囊发痒及湿疹者。

药方 4

药物　川芎、细辛各 15 克。

用法　将上药放入药锅中，加水适量煎煮，过滤去渣后倒入盆中，趁热先熏后洗患处，再坐浴 20 分钟。同时也可配合口服中药以及按摩等方法，进行治疗。

功效主治　活血行气、散寒温阳。阳痿。

温馨提示　忌房事 100 日，防止过劳受寒。

药方 5

药物　巴戟天、淫羊藿、金樱子、葫芦巴各 20 克，阳起石 25 克，柴胡 15 克。

用法　将阳起石放入药锅中，加水适量先煎 30 分钟，去渣后加入其余药物，再同煎煮 30 分钟，然后过滤取药液，趁热擦洗小腹部。每次 20 分钟，每日 2 次。

功效主治　温阳补肾。虚证阳痿，尤其对命门火衰者显效。

温馨提示　水温不宜太高，以免烫伤阴茎，忌食刺激性食物，用药期间禁止房事。

药方 6

药物　淫羊藿、杜仲、何首乌、肉苁蓉各 20 克，菟丝子、枸杞子各 10 克。

用法　将上药共研碎放入药锅中，加水适量浸泡 30 分钟后煎煮，过滤去渣后倒入盆中，待药温适度时，浸浴或坐浴下身。每日 1 次，每次 30 分钟。

功效主治　补肝肾、固精血、强筋骨。肝肾亏虚所致的阳痿、早泄。

温馨提示　同药方 5。

药方 7

药物　黄柏、苍术、知母、车前子各 15 克。

用法　将上药共研碎放入药锅中，加水适量浸泡 30 分钟后煎煮，过滤去渣后倒入盆中，待药温适度时，浸浴或坐浴下身。每日 1 次，每次 30 分钟。

功效主治　清热燥湿。湿热型阳痿、早泄。

阳　强

阳强是指无性欲或无性刺激的情况下，阴茎异常勃起，可长达数小时，甚至数日，伴有疼痛的病症。

药方 1

药物　玄明粉 60 克。

用法　将玄明粉放入盆中，加水搅匀，浸洗阴茎部，每日 4～6 次。可配合针刺气海穴、丰隆穴，每日 1 次，效果更佳。

功效主治　泻下、软坚、清热。阳强不倒。

温馨提示　浸洗时温度应适宜，以免烫伤。

药方 2

药物　补骨脂、韭菜子各 20 克，白芷 10 克，大豆皮 40 克。

用法　将上药放入药锅中，加水适量煎煮，过滤去渣后倒入盆中，用洁净纱布蘸取药液擦洗涌泉穴及下腹丹田穴。每日 1 次。

功效主治　消肿排脓、清热利湿。阳强。

温馨提示　擦洗时药液温度不宜高，以微温为度。

阳　缩

阳缩是以突然起病、阴茎内缩，伴少腹拘急、疼痛剧烈为特征的一种病症。

药方 1

药物　小茴香、王不留行各等量。

用法　将小茴香打碎，加等量的王不留行，放入药锅中，加水适量煎煮约 20 分钟，趁热先熏后洗会阴部。

功效主治　理气和胃、祛寒止痛、活血通经。阳缩。

温馨提示　熏洗时注意防止烫伤。

药方 2

药物　小茴香、干姜各 30 克，葱白 60 克，净黄土 120 克，大曲酒 45 毫升。

用法　先将小茴香和干姜共研为末，把葱白捣烂绞汁，然后将黄土放入锅内炒至褐色，再倒入小茴香、干姜细末同炒，待香气扑鼻时，即加入葱汁和大曲酒，稍炒片刻即可。治疗时，用四层纱布托药，对准痛处先熏片刻，待温热时，再散敷于阴囊部，静卧勿动。待不痛时，则揭去敷药。

功效主治　温经散寒、芳香止痛。阳缩、睾丸偏坠作痛。

药方 3

药物　老生姜、葱白各 30 克，净黄土 120 克，大曲酒适量。

用法　先将葱白、老生姜切碎，然后把黄土放入锅内炒至极热，再加入老生姜、葱白同炒，待嗅到姜、葱香气时，倒入大曲酒适量拌炒如厚糊状。将糊状物取出，放在 1 块厚布上摊平(约 1.5 毫米厚)，对准生殖器先熏后敷，待睾丸落回阴囊后，则揭去药包。通常用药 1 次，最多 2 次即获痊愈。

功效主治　温经散寒、通阳复位。睾丸缩入腹内作痛。

遗精

遗精是指夜晚睡眠时不自觉地流出精液。遗精有梦遗与滑精之分。有梦而遗精者称梦遗；无梦而遗精者称为滑精。若青壮年男子，结婚前后偶有遗精(如每月有一两次)，并无不适感觉及其他症状，属于生理现象，并非病态，可不必治疗。如果次数较多，同时又出现头昏、耳鸣、腰酸、精神疲倦等症状者，则需治疗。

药方 1

药物　艾叶 20 克。

用法　将艾叶装入纱布包内，放进热水池浸泡 30 分钟，然后药浴 20 分钟。每日 1 次。

功效主治　温经止血、散寒止痛。肾虚所致的遗精、早泄等。

温馨提示　水温不宜太高，以免烫伤阴茎，忌食刺激性食物，用药期间禁止房事。

药方 2

药物　黄连、肉桂各 6 克，知母、黄柏、五倍子、菟丝子各 12 克，仙鹤草、煅牡蛎、煅龙骨各 30 克。

用法　将上药放入药锅中，加水适量煎煮，过滤去渣后倒入盆中，趁热先熏后洗会阴、阴茎、阴囊处。每日 2 次。临睡前取药液加温浸洗两足。

功效主治　温经散寒、固涩生精。遗精。

温馨提示　水温不宜太高，以免烫伤阴茎，忌食刺激性食物，用药期间禁止房事。浸洗双足时温度可稍高。

药方 3

药物　仙鹤草 30 克，黄芩、牡丹皮各 9 克。

用法　将上药放入药锅中，加水适量煎煮，过滤去渣后倒入盆中，趁热先熏后洗会阴部。每晚 1 次，睡前为宜。

功效主治　收敛止血、活血散瘀。遗精。

温馨提示　同药方 1。

药方 4

药物　五倍子 200 克。

用法　将五倍子放入药锅中，加水适量煎煮，过滤去渣后倒入盆中，擦洗小腹部。每次 20 分钟，每日 3 次。

功效主治　涩肠固精。遗精。

温馨提示　擦洗时温度不宜过高，以免烫伤腹部皮肤。注意避免肚脐被擦伤烫伤。

药方 5

药物　当归、白芍、川芎、生地黄、麦冬、知母、黄柏、黄连、栀子、炮姜、山茱萸、煅牡蛎各等量。

用法　将上药放入药锅中，加入水适量煎煮，过滤去渣后放入浴池内，可洗浴30分钟。每日1次。

功效主治　滋阴活血、养阳。阴虚火旺而致的遗精、早泄等。

温馨提示　同药方1。

药方6

药物　五倍子20克，乌贼骨、金樱子各10克。

用法　将上药放入药锅中，加水适量煎煮，过滤去渣后倒入盆中，趁热先熏患部，然后将龟头浸泡在药液中5～10分钟。每晚1次。

功效主治　固精、止遗、缩尿。遗精、早泄等。

温馨提示　同药方1。

早　泄

早泄是指同房时，过早射精，随后阴茎即软，不能正常进行性交。

药方1

药物　蛇床子、地骨皮、石榴皮各10克。

用法　将上药放入药锅中，加水适量煎煮，过滤去渣后倒入盆中，趁热先熏后洗阴部，此外在性交前可先行洗泡外阴部。每晚1次，每次20～30分钟。

功效主治　止涩固精。早泄。

温馨提示　熏洗时温度不宜过高，以免烫伤。

药方2

药物　仙鹤草30克，黄芩、牡丹皮各9克。

用法　将上药放入药锅中，加水适量煎煮，过滤去渣后倒入盆内，趁热先熏后洗双足。每晚1次，每次20～30分钟。

功效主治　收敛止血、活血散瘀。早泄。

温馨提示　温度可稍高，以稍烫为度。

药方3

药物　五倍子、芡实各20克，生牡蛎、生龙骨各30克，金樱子10克。

用法　先将上药放入药锅中，加水适量煎煮约 30 分钟，过滤去渣后倒入盆中，再加适量温开水，趁热先熏外阴部，待药温适度后浸洗龟头处。每晚 1 次，15～20 日为 1 个疗程。

功效主治　固精、止遗、缩尿。早泄。

温馨提示　水温不宜太高，以免烫伤。

药方 4

药物　乌药、白及各 10 克，花椒 7 克。

用法　将上药放入药锅中，加水适量煎煮约 30 分钟，过滤去渣后倒入盆中，趁热先熏外阴部，待药温适度后，浸洗龟头处。每晚 1～2 次，每次 20 分钟。

功效主治　温肾壮阳、涩精。肾阳虚早泄。

温馨提示　同药方 3。

药方 5

药物　桑螵蛸、海螵蛸、生牡蛎、生龙骨各 10 克。

用法　将上药放入药锅中，加水适量煎煮约 30 分钟，过滤去渣后倒入盆中，趁热先熏外阴部，待药温适度时浸洗下身，可用毛巾敷在患处保留一段时间，并保持适当温度。每日 2 次，每次 20 分钟。

功效主治　固精缩尿、温肾壮阳、平肝潜阳。肾阳虚早泄。

温馨提示　同药方 3。

子　痛

子痛是由各种原因引起的以睾丸疼痛为主的一种病症，为男性外生殖器常见的疾病之一。子痛包括睾丸鞘膜积液、精索静脉曲张、慢性前列腺炎。其临床特征是起病初期仅感阴囊胀痛和下坠感，继则出现一侧或两侧睾丸肿大、质地坚硬、压痛明显、灼热、阴囊皮肤紧张光亮、疼痛剧烈、痛引少腹及腰背、小便短少而黄等。

药方 1

药物　黄芩、黄柏、栀子、大黄、青黛、丹参、牡丹皮、威灵仙各 12 克，马齿苋、艾叶各 18 克。

用法　将上药放入药锅中，加水适量，煎煮 2 次，混合 2 次药液，倒入盆内趁热先熏后洗外阴部。每次30分钟，每日1～2次，10次为1个疗程。

功效主治　活血化瘀、消炎止痛。睾丸炎、附睾炎。

温馨提示　用本方熏洗时，应注意药液温度不可太高，以防止烫伤皮肤。药浴后，可配合外敷金黄膏等。

药方2

药物　七叶一枝花60克，红花10克，制乳香、制没药各15克。

用法　将上药放入药锅中，加水适量煎煮2次，混合2次药液，倒入盆内趁热先熏后洗外阴部。每次30分钟，每日1～2次，10次为1个疗程。

功效主治　清热利湿。湿热型子痈。

药方3

药物　白芷30克，蛇床子、苏木各15克，甘草10克。

用法　将上药放入药锅中，加水适量煎煮，过滤去渣后倒入盆中，趁热先熏后洗患处，待药温适度时再坐浴。每日2次，每次30分钟。

功效主治　消肿排脓、止痛。慢性睾丸炎。

药方4

药物　丹参、赤芍各30克，夏枯草15克，川花椒、桂枝各9克。

用法　将上药放入药锅中，加水适量煎煮，过滤去渣后倒入盆中，趁热先熏后洗阴囊处。每日1次，每次30分钟。

功效主治　活血散瘀、燥湿。慢性睾丸炎。

药方5

药物　龙胆草、鱼腥草、皂角刺、黄柏、黄芩、苦参、延胡索各30克，柴胡10克。

用法　将上药放入药锅中，加水适量煎煮，过滤去渣后倒入盆中，趁热先熏患处，待药温适度后，将患处浸入药液中泡洗，每次30～60分钟。每日2～3次，每剂药可洗2日，每2剂药为1个疗程。

功效主治　清热解毒、消肿止痛。急性睾丸炎湿热型患者，症见阴囊肿大、重坠胀疼痛、头痛身热、口渴不欲饮、小便黄、舌质淡、苔黄腻、脉濡数等。

温馨提示　用此方洗浴时，如疼痛较剧，可加川楝角、三棱、白术；红肿灼热明显加金银花、连翘;有外伤史者加桃仁、红花、赤芍等。用此方洗浴后,应将患部擦干。

前列腺炎

前列腺炎是男性生殖系统的常见疾病,属中医淋证、精浊、肾虚等范畴,多发生于50～70岁。以阴部不适和疼痛、灼热感、小便夹精、遗精、排尿费力、尿流变细、排尿次数增多甚至出现完全性尿潴留或充盈性尿失禁为特征。

药方1

药物　黄柏、野菊花、鱼腥草、紫草、白花蛇舌草各15克,丹参、赤芍各10克。

用法　将上药放入药锅中,加水2 000毫升,煎煮至1 500毫升,过滤去渣后倒入盆中,待药温适度时坐浴。每晚坐浴30分钟,每日1次。

功效主治　清热利湿、活血祛瘀。前列腺炎。

温馨提示　患者应加强锻炼,减少性生活,忌烟、酒,禁食刺激性食物。避免久坐、长时间骑车,以防止盆腔出血。

药方2

药物　野菊花、苦参、马齿苋、败酱草各30克,延胡索15克,当归12克,槟榔10克。

用法　将上药放入药锅中,加水适量煎煮,过滤去渣后取药液1 200～1 500毫升,倒入干净盆中,坐浴30分钟。每日1次,10日为1个疗程。

功效主治　清热燥湿、活血解毒。前列腺炎。

药方3

药物　白芷、萆薢各30克,甘草5克。

用法　将上药放入药锅中,加水适量煎煮,过滤去渣后取药液1 500毫升,倒入放有清水的浴盆中,坐盆内淹至小腹,用手按小腹至外阴部,以有温热感为度,水凉加温。每次坐浴30分钟,每日1次,30日为1个疗程。

功效主治　消肿止痛、利湿。前列腺炎。

药方 4

药物　龙胆草、栀子、黄芩、萆薢、黄柏、生地黄、土茯苓、车前草各 12 克。

用法　将上药放入药锅中，加水适量煎煮，过滤去渣后倒入盆内，趁热先熏后洗会阴部。每次 30 分钟，每日 2 次。

功效主治　利水消肿。前列腺炎。

药方 5

药物　红花 9 克，金银花 15 克，蒲公英、车前草各 30 克，粉萆薢 10 克。

用法　将上药放入药锅中，加水适量煎煮，过滤去渣后倒入干净盆中，待药温适度时坐浴。每次 30 分钟，每日 1 次。

功效主治　活血化瘀、利湿。前列腺炎。

精子缺乏症

精子缺乏症，系指精液内精子缺乏、稀少或精子畸形的病症，系由不同原因引起睾丸组织萎缩、生精细胞退行性病变的结果，是造成男性不育症的常见原因。

药方 1

药物　当归、苦参、蛇床子、知母、黄柏各 20 克，红花、甘草各 10 克。

用法　将上药放入药锅中，加水适量煎煮，过滤去渣后倒入盆内，趁热先熏后洗会阴部。每晚入睡前用。

功效主治　滋阴壮阳、活血生精。阴虚火旺型精子缺乏症。

温馨提示　水温不宜太高，以免烫伤，忌食刺激性食物，用药期间禁止房事。

药方 2

药物　炮肉桂、附子、白芷各 9 克，淫羊藿、透骨草、大青盐各 10 克，牡丹皮 5 克，赤芍 6 克。

用法　将上药装入搪瓷盆内，加水适量煎煮沸后，继续煎煮 10 分钟左右取出药液，趁热熏下腹部及会阴穴，待药温适宜时，再用毛巾蘸取药液擦洗下腹中极穴、关元穴、神阙穴。每日 1 次。

功效主治　助阳生精。脾肾阳衰型精子缺乏症。

阴囊湿疹

阴囊湿疹，多由湿热与风邪外袭及不洁等所致。初起时阴囊瘙痒，久则皮肤渐变肥厚，甚至皮上起疙瘩，抓破后流水、结痂，常生皲裂，影响工作和睡眠。中医称“绣球风”“肾囊风”。

药方 1

药物　①苦参 30 克，地肤子、花椒各 10 克，蛇床子 12 克；②滑石 15 克，明矾 6 克，青黛 9 克。

用法　将①的药物放入药锅中，加水 1 500 毫升煎煮，备用；把②的药物共研为细末，备用。治疗时，先用①趁热先熏后洗患处。每日早晚各 1 次，每次 15～20 分钟。每剂可连续用 2 日。洗后用毛巾擦干患部，再用方②涂擦患部。

功效主治　清热祛湿、消炎抗菌、杀虫止痒。阴囊湿疹。

温馨提示　忌辛辣、腥发、刺激性食物，多吃蔬菜、水果。内裤宜用纯棉制品，不宜过于紧身。不宜搔抓、烫洗。

药方 2

药物　地肤子、蛇床子、苍耳子、五倍子、黄药子各 30 克。

用法　将上药放入药锅中，加水 1 500 毫升煎煮，过滤去渣后倒入盆内，趁热熏患部，待药温适度后外洗阴囊。每日早晚各 1 次，每次 15～20 分钟，7 日为 1 个疗程。

功效主治　疏通血脉、消肿止痛、祛湿解毒、润肤止痒。阴囊湿疹。

药方 3

药物　虎刺全草（绣花针、两面针）100 克，蛇床子、土槿皮、十大功劳各 30 克。

用法　将上药放入药锅中，加水适量煎煮，过滤去渣后取液，待药温适度时外洗患处，然后坐浴浸泡患处。每日 2 次。

功效主治　清热祛湿、祛风止痒。慢性阴囊湿疹糜烂型。

药方 4

药物　蛇床子、当归尾、威灵仙、苦参各 15 克。

用法　将上药放入药锅中，加水 1 500 毫升煎煮，过滤去渣后倒入盆内，趁热先熏患处，待药温适度后外洗阴囊。每日 1 次。一般连续使用 2～4 次即可愈。

功效主治　清热活血、燥湿止痒。阴囊湿疹。

药方 5

药物　蛇床子、地肤子、苦参、黄柏、明矾、川花椒各 20～30 克。

用法　将上药放入药锅中，加水 2 500 毫升，煎煮 30 分钟，过滤去渣后倒入盆内，趁热先熏患处，待药温适度后外洗阴囊。每日 2～3 次，每次 30 分钟。

功效主治　清热燥湿、祛风止痒。阴囊湿疹。

药方 6

药物　蛇床子、苦参、明矾、川花椒、青盐、艾叶各 9 克，蝉蜕60 克。

用法　将上药放入药锅中，加水适量煎煮，过滤去渣后倒入盆内，趁热先熏患部，待药温适度后外洗阴囊。每日 2 次，每次 15～20 分钟。

功效主治　祛风燥湿、杀虫止痒。阴囊湿疹，痒甚者。

阴囊阴茎象皮肿

阴囊阴茎象皮肿，系由感染丝虫及阴囊部反复发作的蜂窝组织炎或淋巴管炎引起，属中医子肿范畴。

药方 1

药物　透骨草 60 克，鲜樟树叶、松枝各 30 克，生姜 15 克。

用法　将上药放入药锅中，加水适量煎煮，过滤去渣后倒入盆中，趁热先熏后洗患处。每晚 1 次，每次 15 分钟。

功效主治　除湿消肿、敛疮。阴囊阴茎象皮肿。

药方 2

药物　鲜乌柏叶、鲜樟树叶、松针各 60 克，生姜 30 克。

用法　将上药切碎放入药锅中，加水适量煎煮，过滤去渣后倒入盆中，趁热先熏后洗患处，每晚 1 次。

功效主治　理气活血、除湿消肿。阴囊阴茎象皮肿。

药方 3

药物 雄黄、甘草各 30 克，明矾 60 克。

用法 将上药放入药锅中，加水 3 000 毫升，煎煮至2 000毫升，过滤去渣后倒入盆中，趁热先熏后洗患处。每日 2 次，每次 30 分钟。

功效主治 燥湿敛疮、解毒消肿。阴囊阴茎象皮肿。

阴茎龟头包皮炎

阴茎龟头包皮炎，是阴茎龟头及包皮同时感染的病症，以阴茎包皮红肿、溃烂为临床特征。

药方 1

药物 威灵仙 15 克。

用法 将上药放入药锅中，加水 500 毫升，浓煎煮 30 分钟，过滤去渣后取液，用脱脂棉蘸取药液浸洗患处。每次 15 分钟，每日3～4 次。

功效主治 清热祛湿、消肿止痛。阴茎龟头包皮炎。

温馨提示 注意清洁，保持局部卫生，用药期间忌房事。

药方 2

药物 苦参 30 克，蛇床子 20 克，黄柏 15 克，荆芥、生苍术各 12 克。

用法 将上药放入药锅中，加水适量煎煮，每剂水煎 2 次，滤渣，2 次药液混匀，待药温适度时洗患处。每日 1 剂，每日温洗3～4 次，每次约 20 分钟。药液凉后，可反复加水煎煮。对局部渗液或脓性分泌物较多者，洗后再以煎液浸湿消毒纱布包裹湿熨患处 1 小时左右。

功效主治 清热燥湿、解毒消肿。药物性阴茎龟头包皮炎。

药方 3

药物 黄柏 100 克。

用法 将黄柏放入药锅中，加水 2 500 毫升煎煮，过滤去渣后倒入盆中，待药温适度后，反复浸洗和湿敷患处。每日 2 次。

功效主治 清热除湿、解毒敛疮。龟头包皮炎、固定红斑性药疹等阴部疮疡。

药方 4

药物 黄柏、土槿皮、百部各 15 克，苦参 20 克，硼砂、明雄黄、玄明粉各 6 克。

用法　将上药放入药锅中，加水 1 000 毫升煎煮，过滤去渣后倒入盆中，待药温适度时清洗患处。每日 2 次。

功效主治　清热解毒、燥湿敛疮。阴茎龟头包皮炎，症见阴茎龟头包皮红肿，可有糜烂、溃疡、瘙痒、疼痛。

(十)骨伤科

骨　折

骨折，是指由于外伤而引起的骨与软骨的断裂，破坏了骨的完整性、连续性而言。多因打击、压砸、碰撞或颠扑、负重、扭转等外力作用在躯体上所致，一般分为“完全性和不完全性”或“开放性和闭合性”两大类。症状为局部肿胀、疼痛、瘀斑，肢体活动受限等。

药方 1

药物　透骨草、伸筋草各 30 克，泽兰、刘寄奴各 15 克。

用法　将上药放入药锅中，加水适量煎煮数沸，过滤去渣后倒入盆内，趁热先熏后洗患处。每日 3 次，每次 15～30 分钟。每剂可用5～6 日。

功效主治　散瘀、活血、止痛。骨折愈合后、关节僵硬。

温馨提示　本方适用于骨折中、后期或整复后已能解除固定，并能做功能锻炼的患者。浸洗患处时，药液温度不宜过高，以免烫伤。

药方 2

药物　桂枝、木瓜、伸筋草、络石藤、桑枝各 10 克，荆芥、防风、川芎各 6 克，淡附片 4 克，五加皮 12 克，鸡血藤 15 克。

用法　将上药放入药锅中，加水适量煎煮沸后，继续煎煮5～10 分钟，过滤去渣后倒入盆内，趁热先熏后洗患处。每日 1～2 次，每次约 30 分钟。每剂可用 2 日。

功效主治　舒筋活血、消肿止痛。闭合性骨折。

药方 3

药物　苏木、当归、三棱、川花椒各 10 克，鸡血藤、透骨草、伸筋草、海桐皮、桑寄生、续断、天仙藤各 15 克。

用法　将上药放入药锅中，加水 1 500 毫升煎煮沸后，继续煎煮 20～40 分钟，过滤去渣后倒入盆内，趁热先熏患处，待药温适度时，用毛巾蘸取药液反复擦洗患处。每剂可用 2 日。

功效主治　舒筋通络、活血化瘀、接骨续损。四肢骨折后期关节功能障碍者。

温馨提示　冬季熏洗时，忌受风寒。

药方 4

药物　鸡血藤 60 克，钩藤、忍冬藤、王不留行各 30 克，刘寄奴、川芎、荆芥、防风各 15 克。

用法　将上药放入药锅中，加水适量煎煮，过滤去渣后倒入盆中，趁热先熏患处，待药温适度后，取毛巾浸入药液中，浸透后取毛巾湿敷于患处，也可将患处置于药液中浸洗，可根据骨折部位随意选择。每次洗浴 30～60 分钟，每日 2～3 次，5 日为 1 个疗程。

功效主治　活血、止痛。骨折中、后期，症见患处酸痛麻木、关节功能欠佳、筋肉拘挛等。

温馨提示　用此方洗浴时，应适当配合功能锻炼，洗浴前，可先轻柔按摩患处 5～10 分钟，则效果会更佳。

扭挫伤

扭挫伤是指没有骨折、脱臼、皮肉破损的损伤病症。多由剧烈运动或持重过度、颠扑、牵引等原因，使筋脉或关节损伤、肿胀疼痛，伤处肌肤出现红、青、紫等色。如为红色多系皮肉受伤，青色多系筋伤，紫色多系瘀血阻滞。大多发生于近关节部位。

药方 1

药物　桃仁、红花、乳香、没药、五倍子（捣碎）、黑豆各 20 克，赤芍、甘草各 15 克，白酒 30 毫升。

用法　将除白酒外其他药放入药锅中，加水 3 000 毫升，煎煮至

1 500毫升加入白酒，倒入盆内，先趁热熏患处，待药温可耐受时，用毛巾浸药液洗患处，并用毛巾擦干患处。每次 30 分钟，每日 2 次，1 剂可用 4 次。一般用药 1 剂，重者 2～3 剂即愈，初期疗效尤佳。

功效主治　活血散瘀、消肿止痛。扭、碰、砸伤等造成的局部红肿热痛。

温馨提示　及时治疗，避免剧烈运动，多卧床休息。如患者扭伤严重，并有骨折、脱位，则应在解除外固定后做功能锻炼时应用。

药方 2

药物　桂枝、川萆薢、伸筋草、乳香、没药、羌活、川牛膝、淫羊藿、当归、补骨脂各 10 克，独活、透骨草各 12 克，川红花、川木瓜各6 克。

用法　将上药放入药锅中，加水 2 000 毫升煎煮，过滤去渣后倒入盆内，趁热先熏后浸洗患处。每次 30 分钟，每日 1～3 次。

功效主治　祛风除湿、温经通络、活血化瘀、消肿止痛。扭挫伤、四肢软组织损伤、局部瘀血肿痛、关节活动障碍等。

药方 3

药物　当归、川芎、乳香、没药、橘叶、橘核、乌药各 9 克，赤芍 15 克，红花、青皮、陈皮各 6 克，土鳖虫、荔枝核各 12 克，小茴香 3 克。

用法　将上药放入药锅中，加水适量煎煮 2 次，每日 1 剂，分头煎、二煎内服后，再向药渣中加适量水煎煮后熏洗患部。每日 1～2 次。

功效主治　活血化瘀、理气止痛、舒筋通络、消瘀散结。阴部挫伤，指男子睾丸或妇人下阴部挫伤，多由撞、击、捏、踢等所致。

药方 4

药物　伸筋草、鸡血藤、赤芍、白芍、甘草各 60 克。

用法　将上药放入药锅中，加水适量煎煮，过滤去渣后倒入盆中，以毛巾浸药液，湿敷于患部。也可以用毛巾蘸取药液，轻柔擦洗患处，直至皮肤发红、发热为度。每日 2～3 次，每剂药可连续用 2 日，5 日为 1 个疗程。

功效主治　舒筋、活血、止痛。各型腰扭伤。

温馨提示　用此方洗浴，可根据临床症状加减用药，腰部肿痛较剧者加乳香、没药；酸胀麻木者加五加皮、海桐皮；筋肉挛急者加丝瓜络、木通；酸软无力者加杜仲、续断等。

药方 5

药物　当归 60 克，艾叶 40 克，地榆、黄柏、土鳖虫、金银花、白芍、赤芍各 30 克，乳香、没药各 15 克。

用法　将上药放入药锅中，加水适量煎煮，过滤去渣后倒入盆中，待药温适度时，将患部浸入药液泡洗，可持续 30～60 分钟。每日 2～3 次，每剂药可用 2 日。

功效主治　活血化瘀、舒筋活络。急性踝关节扭伤早期，症见局部肿胀、疼痛明显、有瘀斑、不能行走等。

温馨提示　用此方洗浴时，若局部肿胀明显或有血肿形成时，药液温度应稍凉，否则可加重局部肿胀、充血。若踝关节扭伤严重并有韧带撕裂或骨折、脱位时，则应首先手法复位并包扎固定，不宜过早洗浴，一般应在能够解除外固定后才能进行。

药方 6

药物　栀子 60 克，血竭 15 克。

用法　将上药放入药锅中，加水适量煎煮，过滤去渣后倒入盆中，趁热先熏后洗患处。每日 2 次，每剂可用 2 日。

功效主治　清热消肿、化瘀止血。跌仆损伤、局部血肿作痛者。

药方 7

药物　伸筋草、透骨草、香樟木各 30 克，干姜、山柰各 9 克。

用法　将上药放入药锅中，加水适量煎煮，过滤去渣后倒入盆中，待药温适度时，将患部浸入药液泡洗，可持续 20～30 分钟。每日 2～3 次，每剂可用 2 日。

功效主治　通利关节、温经通络、活血祛风。四肢扭挫伤。

骨质增生

骨质增生又称骨性关节炎、增生性关节炎，俗称骨刺，是一种慢性骨质生长异常的退行性疾病。中老年人发病居多，女性稍多于男性。本病多发于脊柱、髂关节、膝关节、跟骨结节等处。症状为脊柱、膝、足等处疼痛，或关节隐隐作痛，触则痛甚，仰俯屈伸及转动困难，或伴有头晕、麻木等。

药方 1

药物　炒艾叶、生川乌、木瓜、防风、五加皮、地龙、当归、羌活、土鳖虫、伸筋草各 30 克。

用法　将上药用纱布包好放入盆中，加水适量煎煮 5 分钟，过滤去渣后倒入盆中，趁热熏患处。待药温适度后，用药液洗浴患部，并轻轻揉按患处。每日 1～2 次，每次 1 小时左右，每剂药可连续用 5～7 日。

功效主治　通经活络止痛。骨质增生、创伤性关节炎、腰椎小关节紊乱症、肩周炎、类风湿性关节炎、网球肘、弹响指。

温馨提示　在熏洗时注意不要烫伤皮肤，治疗同时宜配合功能锻炼。

药方 2

药物　透骨草 50 克，全蝎 15 克，蜈蚣、桂枝、虎杖、红花、没药各 10 克。

用法　将上药放入药锅中，加水 1 500 毫升浸泡 1 小时，用大火煎煮 20 分钟。捞出药渣后，先将患部放在药上趁热熏，以汗出为度；然后再用毛巾蘸药液热敷患处；最后将患处放在药液中浸泡 30 分钟。每晚睡前治疗 1 次，每剂药可用 5 次，10 次为 1 个疗程。

功效主治　通经活络、祛痹止痛。各种骨质增生症。

药方 3

药物　葛根、川牛膝、川花椒、川羌活、透骨草、苍术、丹参、细辛、生川乌、生草乌、艾叶各 30 克，米醋 250 克(后放)。

用法　将上药除米醋外用纱布包好放入药锅内，用适量凉水浸泡 20～30 分钟，煎煮约 30 分钟。把药液倒入盆内加米醋，先用两块小方巾蘸取药液交替热敷痛处。待水温降至约 40℃时，将患足放入盆内浸洗患膝，并不停揉搓患处。如水温变凉可加温后再浸洗。每次洗 1 小时左右，每日 1 次，每剂药可用 3 日。

功效主治　活血化瘀、温经止痛。膝关节骨质增生、跟骨疼痛。

温馨提示　要注意在热敷、浸洗时，不要烫伤皮肤。

药方 4

药物　当归、没药、五加皮各 30 克，青皮、地骨皮、牡丹皮、川芎、香附子、丁香、芒硝各 15 克，老葱 5 根。

用法　将上药放入药锅中，加水适量煎煮，过滤去渣后倒入盆中，用毛巾蘸取药液趁热擦洗患处，或将毛巾浸透药液后湿敷，亦可将病变部位浸入药液中泡洗。每次不得少于30分钟，每日2～3次，每剂药可洗2日，30日为1个疗程。

功效主治　活血化瘀、温经止痛。骨质增生症。

温馨提示　用此方洗浴时，可根据病变部位适当加入引经药物，如颈椎患者加葛根30克；胸椎患者加狗脊30克；腰椎患者加杜仲、续断各15克；下肢患者加牛膝30克；上肢患者加桑枝、姜黄各30克共煎。用本方见效后，可继续应用至痊愈，若用本方2～3个疗程仍未见效，宜改用其他方法治疗。

药方5

药物　葛根、白芍各60克，木瓜、鸡血藤、威灵仙、姜黄、川芎各30克，羌活、桂枝、甘草各15克。

用法　将上药放入药锅中，加水适量煎煮，过滤去渣后倒入盆中，用毛巾浸透药液，轻拧至不滴为度，湿敷于患处，再用电吹风隔敷料做局部热烘。每次30分钟，每日2～3次，每剂药可用2日，10日为1个疗程。

功效主治　活血化瘀、舒筋止痛。颈椎骨质增生症，症见颈部疼痛、酸胀，上肢发麻、乏力等。

温馨提示　用此方进行药浴前，可先做颈部按摩或进行牵引等治疗，则效果更好。其余同药方1。

药方6

药物　蜈蚣4条，透骨草60克，土鳖虫、当归、独活、狗脊、桑寄生、防风、杜仲、牛膝各30克。

用法　将上药放入药锅中，加水适量煎煮，过滤去渣后倒入盆中，待药温适度时，用毛巾蘸取药液擦洗患处，擦至局部皮肤发红、发热为度。每日2～3次，每剂药可连续用2日，10日为1个疗程。

功效主治　舒筋活络、胜湿止痛。腰椎骨质增生症，症见腰部疼痛、酸胀，下肢麻木等。

温馨提示　用此方擦洗时，如患者腰部疼痛较剧，还可蘸取药液指压肾俞、志室、环跳、承山、委中等穴位，有缓解疼痛、麻木等症状的作用。

腱鞘炎

腱鞘炎多发生在体操运动员和手工业者及老年人。一般女性患者多于男性。本病以腕部背侧、桡骨茎突处为多见。初起腕部桡侧及拇指周围疼痛、无力、活动受限，桡骨茎突处有明显压痛、轻度肿胀感，至后期该处变硬并显得突出，屈曲拇指时疼痛加剧，若握拳并使腕向尺侧偏斜时，疼痛更甚。

药方 1

药物　桂枝、紫苏叶各 15 克，伸筋草 20 克，麻黄、红花各 8 克，透骨草、鲜桑枝各 30 克。

用法　将上药放入药锅中，加水 5 000 毫升煎煮至 2 500～3 000 毫升，过滤去渣后倒入盆内，趁热先熏患处。待药温适度时再浸洗患处。每次 30 分钟，每日 2 次。熏洗后用纱布绷带和瓦形硬纸板固定。

功效主治　除湿散寒、活血通络、消肿止痛。伸腕肌腱鞘炎(伤筋)，症见肿胀疼痛、不能活动、肿处有斜条隆起者。

温馨提示　用药浴疗法治疗桡骨茎突腱鞘炎，一般均以局部浸泡和温洗为主。其他部位的腱鞘炎也可以参照以上各方随症选用，但必须尽早使用。

药方 2

药物　川乌、草乌、艾叶、薄荷各 20 克，川芎、川续断、当归、伸筋草、威灵仙、青风藤、姜黄各 30 克，桂枝 25 克。

用法　将上药放入药锅中，加水 3 500 毫升煎煮沸后，再煎煮 15～20 分钟，过滤去渣后倒入盆内，洗浴患处。每次 30 分钟，每日 2 次。

功效主治　化瘀通络、温经止痛。滑囊炎、腱鞘炎。

药方 3

药物　艾叶、生川乌、威灵仙、丝瓜络、姜黄、生草乌、伸筋草各 30 克，桂枝、细辛、川芎各 15 克。

用法　将上药用纱布包好放入药锅中，加水浸泡 30 分钟，然后再煎煮 30 分钟，过滤去渣后倒入盆中，趁热先熏患处，待药温适度后，将患处浸入药液泡洗，可持续 30～60 分钟，如药温下降，可适当加温再洗。每剂药可洗3日，每日2～3次，5日为1个疗程。

功效主治　除湿止痛、温经活络。寒湿型腱鞘炎，症见局部冷痛、麻木肿胀、活动受限、舌质淡、苔薄白、脉沉细。

温馨提示　方中生川乌、生草乌、细辛均有毒，皮肤破损者不宜使用。注意不要把药液溅入口、鼻。此方浸洗时，用药温可稍高，但应注意防止烫伤。

药方4

药物　金银花、黄柏、皂角刺、生大黄、苍术、鸡血藤、当归各30克，乳香、没药、川芎各15克。

用法　将上药放入药锅中，加水适量煎煮，过滤去渣后倒入盆中，待药液稍凉时，把患处浸入药液中浸泡，同时可轻柔按摩患处。每次30～60分钟，每日2～3次，每剂药可洗3日，5日为1个疗程。

功效主治　活血止痛、舒筋活络。湿热型腱鞘炎，症见局部肿痛、灼热、拒按、活动受限、舌质淡、苔黄腻、脉弦数。

温馨提示　用此方浸洗时，药液可以稍凉，浸洗后，配合外敷黄金膏等治疗，可提高疗效。

肱骨外上髁炎

肱骨外上髁炎，又名网球肘，是由于前臂伸肌群长期、反复、强力收缩、牵拉，导致这些肌腱附着处发生急性或慢性积累性损伤而形成的无菌性炎症。常见于经常使用臂力的劳动者及网球运动员。以肘关节外侧局限性疼痛、前臂旋转或腕关节背伸时疼痛加重、肱骨外上髁和其附近有局限性压痛点等为特征。

药方1

药物　生川乌、生草乌、生半夏各15克，川花椒、苏木、生天南星、细辛、桂枝各12克。

用法　将上药放入药锅中，加水适量煎煮，过滤去渣后倒入盆内，趁热先熏后洗。每日早、晚各1次，每次15分钟，浸洗15分钟。每剂可用4次。熏洗前应先进行手法治疗（在患处进行分筋、理筋、镇定），使局部劳损肌腱粘连得以松解后，再进行熏洗。

功效主治　温经散寒、活血舒筋、止痛。肱骨外上髁炎及桡骨茎突炎。

温馨提示　此方为熏洗用药，切忌口服。

药方 2

药物　海风藤、石楠藤、宽筋藤、鸡血藤、五方藤、十大功劳各 15 克，桑枝 12 克，苍耳子、艾叶各 10 克，醋适量。

用法　将前 9 味药放入药锅中，加水适量煎煮数沸，过滤去渣后倒入盆内，熏前在药液中加入适量醋，趁热先熏后洗患处。若病情较顽固者，可先将本方水煎内服，复煎后再行熏洗。

功效主治　舒筋活血、通络止痛。肱骨外上髁炎。

温馨提示　此方为熏洗用药，切忌口服。

药方 3

药物　生川乌、生草乌、细辛各 15 克，生天南星 10 克，伸筋草、桂枝、生姜各 30 克。

用法　将生川乌、生草乌、生天南星放入药锅中，加水适量先煎煮 15 分钟，再加入其他药物共煎 15 分钟，过滤去渣后倒入盆中，用毛巾蘸取药液擦洗患处，或浸入药液中泡洗。每次 30～60 分钟，每日 2～3 次，每剂药可洗 2 日，5 日为 1 个疗程。

功效主治　除湿止痛、温阳舒筋。寒温痹阻型肱骨外上髁炎者，症见局部冷痛明显、遇冷则加剧、活动受限、局部肿胀等。

温馨提示　本方中生川乌、生草乌、生天南星均有毒，应先煎、久煎，若局部有皮肤破损则不宜用此方洗浴，更不可将药液溅入口、鼻、眼内。药液温度不宜过低，若感觉凉时，可适当加热后再洗。

药方 4

药物　金银花 60 克，七叶一枝花、大黄、苍术、皂角刺、秦艽、红花、当归各 30 克，石菖蒲 15 克。

用法　将上药放入药锅中，加水适量煎煮，过滤去渣后倒入盆中，待药液稍凉后，以毛巾蘸取药液擦洗患处，或将患处浸入药液中泡洗，每次 30～60 分钟。每日 2～3 次，每剂药可用 2 日，5 日为 1 个疗程。

功效主治　清热消毒、活血化瘀。湿热型肱骨外上髁炎，症见局部红肿、疼痛、活动受限等。

温馨提示　用此方洗浴前，先配合做理疗，洗浴后还可敷金黄膏等提高疗效。

软组织损伤

软组织损伤是指人体受外力作用后，引起皮肤、肌肉、筋膜、关节囊或韧带等组织损伤的一类病症。分为外扭伤和挫伤。症状为瘀血、疼痛与功能障碍。急性损伤早期肿痛明显；慢性损伤和陈旧性损伤则往往是持续疼痛。

药方 1

药物　茜草根 200 克，大黄 100 克。

用法　将上药共研为粗末，用纱布包好放入药锅中，加水适量，煎煮 20 分钟，过滤去渣后倒入盆中，用药液洗患处，然后用纱布蘸药液湿敷患部。每次 30 分钟，每日 1～3 次。

功效主治　消炎散瘀。软组织急性损伤。

温馨提示　用此方洗浴时，应根据病情掌握药液温度，如属急性损伤，早期使用时药液温度不可太高，以免加重局部渗血或肿胀；后期使用时温度可稍高，以加强温通气血、疏通经络等作用，促使局部炎症、肿胀消退。

药方 2

药物　菊花、蒲公英、紫花地丁、穿心莲各 15 克，芒硝 10 克，羌活、独活、细辛各 9 克，乳香、没药各 6 克。

用法　将上药放入药锅中，加水适量煎煮数沸，过滤去渣后倒入盆内，待药温适度后浸洗患处，每次 30 分钟，每日1～2 次。通常用药 3～5 日即获痊愈。

功效主治　清热解毒、消肿止痛。软组织急性损伤。

药方 3

药物　桃仁、乳香、没药各 10～16 克，红花 7～13 克，独活、羌活各 13～15 克，防己 25～32 克，苏木 32 克。

用法　将上药放入药锅中，加水适量煎煮 5～10 分钟，过滤去渣后倒入盆内，趁热先熏后洗患处。每次 20～30 分钟，每日 1～2 次，每剂可用 2～4 次。

功效主治　祛风除湿、活血通络、消肿止痛。急、慢性软组织损伤，急、慢性化脓性感染，腱鞘炎，关节肿痛，陈旧性损伤及痔疮等疾患。

药方 4

药物　黄柏、牡丹皮、防风、川芎、甘草各 6 克，苍术 12 克，川花椒、荆芥、当归各 9 克，苦参 15 克。

用法　将上药装入布袋内锤碎扎口放入药锅中，加水适量煎煮，过滤去渣后倒入盆中，趁热先熏后洗患处，每次 30 分钟，每日2～3 次。

功效主治　舒筋活血、疏风散邪、追风止痛。一切软组织损伤后，症见筋肿、硬痛、麻胀。

药方 5

药物　艾叶、鸡血藤、忍冬藤各 60 克，当归尾、生大黄、红花、赤芍、威灵仙、苏木各 30 克。

用法　将上药放入药锅中，加水适量煎煮，过滤去渣后倒入盆中，待药温适度时，将患处置于药液中浸泡，或轻柔擦洗，每次30～60 分钟，每日 2～3 次。每剂药可洗 2 日，2 剂为 1 个疗程。

功效主治　温阳活血、止痛。各种部位的软组织损伤。

药方 6

药物　伸筋草、透骨草各 30 克，五加皮、防风、红花、千年健、桂枝、苏木、川芎各 15 克。

用法　将上药放入药锅中，加水适量煎煮，过滤去渣后倒入盆中，趁热先熏患处，待药液稍凉后，将患处置于药液中浸洗，也可以将毛巾浸入药液中，浸透取出后湿敷患处。每次 30～60 分钟，每日2～3 次。每剂药可洗 2 日，2 剂为 1 个疗程。

功效主治　舒筋活络、活血化瘀。上肢软组织损伤后筋肉挛缩酸痛等。

温馨提示　用此方洗浴时，可在局部轻柔按摩 2～3 分钟，则疗效更佳。如手部损伤加桑枝、鸡血藤；肩部损伤加姜黄、白芷等。

药方 7

药物　伸筋草、透骨草各 30 克，三棱、莪术、秦艽、海桐皮、牛膝、红花、黄柏、豨莶草各 15 克。

用法　将上药放入药锅中，加水适量煎煮，过滤去渣后倒入盆中，趁

热先熏患处，待药温适度后，将患处置于药液中浸泡，或轻柔擦洗。每次30～60分钟，每日2～3次。每剂药可洗2日，2剂为1个疗程。

功效主治　活血化瘀、舒筋活络。下肢软组织损伤后挛缩疼痛者。

温馨提示　用此方洗浴前，可适当配合推拿、按摩、康复等方法治疗，则疗效更佳，若损伤足部可加木瓜、鸡血藤；损伤腿部加杜仲、续断等。

肩关节周围炎

肩关节周围炎，是肩部关节囊和关节周围软组织损伤、退变而引起的关节囊和关节周围软组织的一种慢性炎症反映，亦称“漏肩风”“冻结肩”“肩凝症”等。又因该病多发于50岁左右而称“五十肩”。早期肩关节肿痛明显，活动受限，后期肿痛减轻，但活动障碍逐渐加重。

药方1

药物　乳香、没药、麻黄、马钱子各适量。

用法　将上药放入药锅中，加水适量煎煮，过滤去渣后倒入盆中，待药温降至患处皮肤能耐受时，熏洗患处。每日1次，每次30分钟。并用伤湿膏药贴患处；同时配合内服舒筋活络丸，每日1粒。

功效主治　温筋通络。肩关节周围炎。

温馨提示　本法配合手法治疗效果会更好，同时应加强功能锻炼。

药方2

药物　伸筋草60克，防风、姜黄、钩藤、白芍、甘草各30克。

用法　将上药放入药锅中，加水适量煎煮，过滤去渣后倒入盆中，以毛巾蘸取药液擦洗患处。每次30分钟，每日3～4次，每剂药可洗2日，10日为1个疗程。

功效主治　舒筋通络。各型肩关节周围炎。

温馨提示　用此方擦洗时，可随症加减，肩周肌肉麻木者加天麻、全蝎；局部痛甚者加乳香、没药；活动受限加桑枝、鸡血藤；天气变化时加剧者加秦艽、汉防己各15克；病情顽固者加蜈蚣、土鳖虫等。

药方3

药物　桃仁、红花、桂枝、苏木、地龙、透骨草、川芎、当归尾各30克，鸡血藤60克，95%酒精2 500毫升。

用法　将前9味药放入药锅中，加入95%酒精2 500毫升浸泡10日后备用，用时取药棉蘸取药液按摩并擦洗患处，以局部微感发热为度。每日3～4次，10日为1个疗程。

功效主治　活血化瘀、活络止痛。气滞血瘀型肩关节周围炎，症见局部疼痛肿胀、肩关节强直、活动受限、尤以晚间为剧等。

温馨提示　早期局部肿痛明显的，用此方擦洗时，用力不宜过猛，并应适当限制肩关节活动；肿痛稍减的后期，可在用本方擦洗前，先采用手法按摩15分钟，然后再做局部擦洗，则效果更好。

颈椎病

颈椎病又称颈椎综合征，常由颈椎及其软组织损伤或退变、压迫或刺激颈部血管、神经根和脊髓引起颈、肩、臂痛，伴有手指麻木，甚至合并头昏、头痛、肢体功能失常。本病多见于40岁以上的成年人，男性多于女性，春冬两季发病较多。发病后头部倾向患侧，旋头时常与上身同时转动，颈部一侧或双侧疼痛，转动时加剧，并可向背部和肩部放射，检查时局部肌肉紧张和明显压痛。

药方1

药物　伸筋草、五加皮、制乳香、制没药各12克，秦艽、当归、红花、土鳖虫、路路通、骨碎补、桑枝、桂枝、川乌各9克。

用法　将上药放入药锅中，加水2 000毫升煎煮沸后，继续煎煮20分钟，过滤去渣后倒入盆内，待药温适度时，浸洗患处。每日1次，每次20分钟，7次为1个疗程。

功效主治　活血化瘀、舒筋活络、温经止痛。颈椎病。

温馨提示　洗后应避风寒，坚持治疗，加强功能锻炼。

药方2

药物　陈醋500毫升，川花椒、生山楂、五味子各25克，赤芍、红花各15克，生川乌、生草乌、甘遂、芫花各10克，透骨草、苍术各20克(有外伤者慎用)。

用法　将除陈醋外的药用纱布包好放入药锅中，加水1 500毫升浸泡20分钟，煎煮约25分钟后，加入陈醋。待药液温度降至患部皮肤能耐受时，用纱布蘸药液热洗，并搓揉患处。每次45分钟，每日2次。

功效主治　软坚散结、祛瘀止痛、舒筋活络、除湿散寒。颈椎病，以及颈椎、腰椎、膝关节、足跟等部位骨质增生病。

温馨提示　每次洗后，做颈部、肢体关节屈伸、旋转等功能活动约10分钟。

药方3

药物　葛根120克，赤芍、白芍各60克，羌活、甘草各30克，桂枝15克。

用法　将上药放入药锅中，加水适量煎煮，过滤去渣后倒入盆中，用毛巾浸入药液，浸透取出后轻拧至不滴药液，趁热湿敷于患处，每次30～60分钟，稍凉即换。每日3～4次。

功效主治　活血化瘀、通络止痛。各型颈椎病。

温馨提示　用此方湿敷前，可配合针刺或用手指按压落枕、后溪、昆仑、风池等穴位2～3分钟，可增加疗效。

药方4

药物　伸筋草60克，羌活、荆芥、防风、钩藤、红花各30克，细辛15克。

用法　将上药放入药锅中，加水适量煎煮，过滤去渣后倒入盆中，可用毛巾浸入药液中，浸透后取出，趁热湿敷于患处，或用毛巾蘸取药液趁热擦洗局部。每次30～60分钟，每日早、晚各1次。

功效主治　活血、舒筋、止痛。风寒型颈椎病，症见颈部强直、酸胀、冷痛、喜按、舌质淡、苔薄白、脉弦细等。

温馨提示　若患者感局部冷痛较甚，可于上方中加入肉桂10克，用此方湿敷时，毛巾可每隔15分钟更换1次，如药液温度过低，还可适当加热，每日反复多次。

腰椎间盘突出症

腰椎间盘突出症，多属于中医“肾虚腰痛”“寒湿腰痛”等病范畴，是由于腰椎间盘退行性变或遭受外力引起间盘向后方（椎管内）突出，压迫神经根，导致放射性神经痛和神经功能障碍的疾病。

药方 1

药物　独活、羌活、秦艽、川芎、三棱、莪术、鸡血藤、地龙、当归、香附各 30 克，白酒 150 毫升。

用法　将前 10 味药放入药锅中，加水适量煎煮，过滤去渣后倒入盆中，再加入白酒 150 毫升，用毛巾浸入药液中，趁热湿敷于患处，或用毛巾蘸取药液温洗患部。每次 30～60 分钟，每日 2～3 次，每剂药可洗 2 日，10 日为 1 个疗程。

功效主治　除风胜湿、活血止痛。各型腰椎间盘突出症。

温馨提示　用此方洗浴前，可用手法做推拿按摩 15～30 分钟，或蘸取药液指压局部疼痛敏感点 3～5 分钟，能够缓解疼痛及肌肉紧张。

药方 2

药物　生川乌、生草乌、独活、桑寄生、防风、川芎、当归、赤芍、牛膝、桂枝、乌药各 30 克，乳香、没药各 15 克。

用法　将上药用纱布包好后放入药锅中，加水适量浸泡 30 分钟，再煎煮 30 分钟后倒入盆中，待药温适度后，用毛巾或 6～8 层纱布蘸取药液擦洗患处，同时应轻柔按摩患处，至局部发红、发热为度。每日 2 次，每剂药可洗 2 日，10 日为 1 个疗程。

功效主治　祛湿活血、通络止痛。寒湿痹阻型腰椎间盘突出症，症见腰部冷痛较剧、下肢放射性疼痛、活动受限等。

温馨提示　本方中生川乌、生草乌有毒，如有皮肤破损，不宜用此方洗浴。用此方洗浴后，应注意腰部及下肢的保暖，平时宜卧硬板床。

药方 3

药物　艾叶 60 克，杜仲、续断、白芍、桑寄生、牛膝、伸筋草、黄芪、红花、肉苁蓉各 30 克。

用法　将上药放入药锅中，加水适量浸泡 15 分钟，再煎煮 30 分钟，过滤去渣后倒入盆中，待药温适度时，将双足浸入药液洗浴足部，每次 30～60 分钟。每晚睡前洗 1 次，每剂药可洗 3 次，10 日为 1 个疗程。

功效主治　舒筋活血、通络止痛。肝肾亏虚型腰椎间盘突出症，症见腰部疼痛、酸软，下肢麻木，双膝无力，耳鸣，眼花，舌质淡，苔薄白，脉弦细等。

温馨提示　用此方浸洗足部时，药液温度可稍高，但应以不感觉烫为度。如药温下降，则应适当加温后再洗。同时，还可蘸药液指压委中、阳陵泉、足三里等穴位。

足跟痛

足跟痛，主要指跟骨底面由于慢性损伤所引起的疼痛，常伴有跟骨结节部前缘骨刺。

药方 1

药物　制川乌、制草乌、木瓜、红花各 30 克。

用法　将上药放入药锅中，加水适量煎煮 30 分钟，待药温适度时浸洗患处。每日 2 次，每日 1 剂。洗毕用拇指沿足跟骨内、外、后侧进行按揉，然后按揉足跟底部。10 次为 1 个疗程。

功效主治　温经散寒、化瘀止痛。足跟痛。

温馨提示　药液温度不宜太高，以免烫伤。

药方 2

药物　土鳖虫 40 克，五灵脂、白芥子、制草乌、三棱各 30 克，威灵仙、楮实子、马鞭草、苏木、海带、皂角刺、蒲公英、延胡索、汉防己各 60 克，食醋 100 毫升，鲜葱 100 克。

用法　将前 14 味药放入药锅中，加水适量，用大火煎煮沸后，再煎煮 3～5 分钟即可。把鲜葱(连根须)洗净切碎放入脚盆内，加入食醋；然后将煎好的药液连渣一起倒进放有食醋、鲜葱的脚盆内，待药温适度时，将患足放进药液内，浸泡 30～60 分钟，浸后揩干。每日浸泡 3 次。继续浸用时，可将药液煎沸后再用，每剂 2 日后，更换新药，如上法用之，至愈为止。

功效主治　软坚散结、消炎止痛。足跟骨刺。

药方 3

药物　伸筋草 50 克，透骨草、卷柏各 40 克，当归、木瓜、乳香、生地黄、熟地黄、鸡血藤各 30 克，没药 20 克，苍术 10 克，川乌、草乌、川黄柏各 15 克，食醋 500 毫升。

用法　将前 14 味药放入药锅中，加水 3 000 毫升煎煮至2 000毫升后，把食醋倒入锅内同煎数分钟，过滤去渣后倒入盆内。将患足放在盆上熏，待药液不致烫伤皮肤时，即可把患足放在盆内浸洗。每次熏洗时间约 40 分钟，每日 2～3 次，每剂药可用 2 日。

功效主治　健骨强筋、活血化瘀、搜风透骨、除湿消肿。足跟骨刺。

药方 4

药物　透骨草、路路通、寻骨风各 30 克，三棱、苍术、独活各 20 克，细辛、生川乌、生草乌各 15 克。

用法　将上药装入纱布袋内放入药锅中，加水适量煎煮 30 分钟，倒入盆中，将患足置于药液上熏，上面可盖以布巾。待药液温度降至约 50℃时，再将患足置于盆中浸洗，并用手不停地搓揉 30 分钟。每日熏洗 3 次，每剂药可用 2 日。

功效主治　温经活血止痛。跟骨骨刺、跟骨结节滑囊炎、跟部脂肪垫炎、跖腱膜炎等所致足痛症。

骨髓炎

骨髓炎多因热毒注骨，聚毒为病，或外伤感染，邪毒由伤口传入而成，或正气虚弱、毒邪侵袭、正不胜邪、内毒不能外散而深入骨髓等。症状为患肢疼痛剧烈、不能活动、皮红焮热、化脓肿胀。

药方 1

药物　商陆、甘遂各 15 克，大戟、芫花各 30 克。

用法　将上药放入药锅中，加水 2 000 毫升，煎煮 30 分钟，过滤去渣后倒入盆中，待药温适度时洗浴患处。每次 20～30 分钟，每日 1～2 次，7 日为 1 个疗程。

功效主治　活血解毒、消肿止痛。骨髓炎。

温馨提示　临床对气虚、阴伤、脾胃虚弱者及孕妇，均慎用此方。

药方 2

药物　黄柏 65 克。

用法　将黄柏放入药锅中，加水 2 000 毫升煎煮，过滤去渣后倒入盆中。把病灶全部浸入药液洗浴 1～3 小时，每日 1 次。

功效主治　清热泻火、解毒疗疮。化脓性骨髓炎。

药方 3

药物　金银花、蒲公英各 60 克，黄柏、大黄各 30 克，冰片 10 克。

用法　将前 4 味药放入药锅中，加水适量煎煮，过滤去渣后倒入盆中，加入冰片搅匀，趁热熏患处。待药温适度后，以小毛巾蘸取药液洗浴患处，还可将小毛巾浸透药液湿敷患处。每次 30～60 分钟，每日 1～2 次，10 日为 1 个疗程。

功效主治　清热泻火、消炎解毒。各种骨髓炎初期，症见患处红肿、灼热、疼痛拒按，伴大便秘结、小便色黄、舌质淡、苔黄腻、脉细数。

药方 4

药物　忍冬藤、紫花地丁各 60 克，丹参、黄柏、明矾、生甘草、红花、当归、苦参、血竭各 30 克。

用法　将上药放入药锅中，加水适量煎煮，过滤去渣后倒入盆内，稍冷即以纱布蘸取药液淋洗患处，也可用 6～8 层纱布浸透药液后湿敷于患处。每次 30～60 分钟，每日 1～2 次。

功效主治　活血化瘀、清热解毒。骨髓炎溃口后久不收敛者，症见患肢疮口脓水淋漓、疮色晦暗，或有死骨形成、舌质淡、苔薄白、脉沉细。

温馨提示　用此方治疗本病时，若有死骨形成，则必须在用手术方法摘除死骨后方能采用此法。用本方淋洗后，可配合其他外治方法治疗，以促使疮口尽早收敛。用此方治疗骨髓炎，主要是用来淋洗疮口，使疮口、瘘管清洁后，再配合其他治疗方法以使其早愈。单用此方疗效较差。

药方 5

药物　十大功劳 120 克，忍冬藤 60 克，红花、鱼腥草、牛膝、透骨草、皂角刺各 30 克。

用法　将上药放入药锅中，加水适量煎煮，过滤去渣后倒入盆中，待药液温度降为适宜时，取小毛巾浸透药液后湿敷患处，也可以趁热淋洗患处。每次 30 分钟，每日 1～2 次。

功效主治　清湿热、消肿利水。各种骨髓炎成脓期，症见肿胀、疼痛不减，伴寒热往来、口干不欲饮、舌质淡腻、脉滑数者。

温馨提示　用此方见效后，仍可继续使用，若用本法治疗 5～7 日后，仍不见患处溃破，当改用切开引流，或用火针烙法排脓。若热毒症状明显时，上方可加大黄、黄柏共煎。

（十一）皮肤科

皮肤瘙痒症

皮肤瘙痒症，是一种自觉瘙痒而无原发损害的皮肤病。与中医的“痒风”“风瘙痒”相类似。其临床表现以阵发性剧烈瘙痒为主。精神变化、气温变化、饮酒及食辛辣、刺激物均可引起瘙痒发作。

药方 1

药物　苍耳草、艾叶各 50 克，露蜂房、白鲜皮、苦参、地肤子、木槿皮各 30 克，黄柏、明矾各 20 克。

用法　将上药放入药锅中，加水适量煎煮，过滤去渣后倒入盆中，趁热先熏后洗患处。每日 1 剂，每日 1～2 次。每日每次熏洗后，再搓擦 15～20 分钟。7 日为 1 个疗程。

功效主治　清热燥湿、祛风止痒。皮肤瘙痒症。

温馨提示　注意不可用碱性强的肥皂洗澡。同时忌饮、酒，戒食鱼、虾、蟹等。

药方 2

药物　蛇床子、地肤子各 30 克，荆芥、防风、明矾各 10 克。

用法　将上药放入药锅中，加水适量煎煮数沸，过滤去渣后倒入盆内，趁热先熏后洗患处。每日 2 次，每剂可连用 5 日。

功效主治　祛风除湿止痒。全身或局部瘙痒。

药方 3

药物　甘草、川花椒、白鲜皮、蛇床子、大枫子各 20 克，苦参30 克，粉剂（芒硝、硫黄、滑石、明矾各 30 克，共研为细末，入黄丹粉 20 克，同研为细末并和匀）。

用法　将前 6 味药放入药锅中，加水适量煎煮沸 3 次，过滤去渣后，取药液 1 000 毫升，再加入粉剂搅拌均匀后，趁热用毛巾蘸药液擦洗患处，然后换上干净衣服。换下的衣服要经洗净消毒后，方可穿用。每日 1 剂，每日擦洗 1～3 次。

功效主治　清热燥湿、解毒杀虫、祛风止痒。皮肤瘙痒症。

温馨提示　本药忌内服。注意不要烫伤皮肤。

药方 4

药物　路路通、苍术各 60 克，百部、艾叶、明矾各 15 克。

用法　将上药放入药锅中，加水 1 000～1 500 毫升，煎煮 20 分钟，过滤去渣后倒入盆中，待药温适度后洗患部。每日 2 次。

功效主治　疏通气血、祛湿止痒。皮肤瘙痒症、慢性湿疹、散播性神经性皮炎（称肥厚样变）、荨麻疹。

药方 5

药物　桃叶、龙葵、百部各 15 克，苦参 30 克，花椒、精盐各 10 克，蛇床子 20 克。

用法　将上药共研为粗末后袋装（每袋 30 克），用时以药末1～2 袋，置于熏浴锅内，加水 2 000～3 000 毫升，浸泡 15 分钟煎煮沸后，继续煎煮 15 分钟，取药液进行全身药浴。每次 15 分钟，每日 1 次，5 日为 1 个疗程。

功效主治　杀虫止痒。各类瘙痒症。

温馨提示　全身药浴时应注意保持药温及室内温度，防止感冒。药浴过程忌用一切碱性肥皂。

皮肤粗糙

本症是多种皮肤病，尤其是干燥性皮肤病引起的皮肤角化过度，致使皮肤失去光泽，用手触摸时有粗糙感，一般无任何不适。

药方 1

药物　王不留行、透骨草各 20～30 克，红花、明矾各 10～15 克。

用法　将上药放入药锅中，加水适量，煎煮 2 次，把 2 次药液混合倒入盆内，趁热先熏后洗患处，每次 20～30 分钟。第 2 次浸泡时，将药液加热至 60℃即可。洗后外涂皮炎松尿素霜，至痊愈为止。每日 1 剂。

功效主治　活血通络、祛风润肤。皮肤粗糙、干燥裂隙、皲裂性湿疹。

温馨提示　用本品时要防止烫伤，洗后配合使用霜剂。

药方2

药物　大豆200克，赤小豆120克，苜蓿、零陵香各150克，冬瓜仁1.8克，丁香60克，麝香15克（细研），茅香90克，猪胰5具（切细）。

用法　先将上8味药捣细为散，再加入猪胰，共同捣匀，贮瓶备用。用时每次取出30克药粉，加水适量洗面部及全身，做全身洗浴时可适当增加药粉用量。

功效主治　香身护肤、润燥腻肤。皮肤粗糙。

温馨提示　使用药粉时注意混合均匀。

皮肌炎

皮肌炎是一种累及皮肤和肌肉的炎症性自体免疫性结缔组织疾病。

药方1

药物　生侧柏叶30克，钩藤15克，当归、槐花各10克。

用法　将上药放入药锅中，加水适量煎煮，过滤去渣后倒入盆中，待药温适度时洗浴患处。每次15分钟，每日2次。

功效主治　化瘀清热、通络止痛。皮肌炎、多发性肌炎引起的肌肉疼痛、行动困难者。

药方2

药物　桂枝15克，透骨草30克，红花10克。

用法　将上药放入药锅中，加水适量煎煮，过滤去渣后倒入盆中，待药温适度时洗浴患处。每日2次，10日为1个疗程。

功效主治　温阳通络、化瘀止痛。皮肌炎后期，症见肌肉关节疼痛、肌肉萎缩、肢端发凉者。

瘢痕疙瘩

本病是由创口愈合后皮肤凹凸不平所致。皮色淡红或暗红，质硬，常有痛痒或无自觉症状，性状、大小不一。

药方 1

药物　马齿苋 200 克。

用法　将马齿苋研为细末放入药锅中，加水 2 000 毫升煎煮，过滤去渣后倒入盆中，待药温适度后，洗瘢痕处。每日 2 次，每次 30 分钟。

功效主治　解毒、敛疮。瘢痕疙瘩伴有痒痛者。

温馨提示　药温不宜太高，以免烫伤皮肤。坚持治疗。

药方 2

药物　苏木 30 克，红花、木瓜、川牛膝、川芎、蛇床子、木贼草、荆芥穗各 12 克，地龙 15 克，地肤子 21 克。

用法　将上药装入干净纱布袋内扎好放入药锅中，加水一小脸盆煎煮沸后，继续煎煮 30 分钟，倒入干净盆中，趁热先熏后洗患处。最后将药袋压成扁平状放在患处。每日早、晚各 1 次，每剂可用2～4 次。再用时可将原药水加少量水，继续煎煮，如上法用之。15 日为1 个疗程。

功效主治　活血消瘢。手术后瘢痕。

雀　斑

雀斑是指发生在鼻面部的褐色斑点，多发生于青少年。皮损边缘清楚，与皮肤相平，密度不等，但不融合成片。

药方 1

药物　绿豆 250 克，滑石、白芷、白附子各 6 克。

用法　将上药共研为细末，每日取 10 克左右，加水 500 毫升，擦洗面部或患处。每日早、晚各 1 次，每次 15 分钟。

功效主治　荣肌润肤、祛风退斑。雀斑、皲裂疮等。

温馨提示　药液不用加热，坚持治疗。

药方 2

药物　冬桑叶适量。

用法　将冬桑叶放入药锅中，加水适量煎煮浓液，过滤去渣后收贮于瓶。晨起，将 30 毫升冬桑叶液加入温水中，洗面，每次 15 分钟。

功效主治　祛风清热、益颜泽面。雀斑、粉刺等面部疾病。

药方 3

药物　白术、香醋各适量。

用法　将适量白术研为细末，放在香醋中，浸泡数日备用。每日洗脸后，取醋渍白术液擦洗面部。

功效主治　健脾燥湿。雀斑。

牛皮癣

牛皮癣又称“银屑病”“白疕”，是一种非传染性、复发性皮肤病。本病多发于四肢、头发、臀部及躯干部。皮损为淡红色或表面带银白色、基底呈红色的丘疹或斑块，边界清楚，可呈点滴状、银币状或地图形状等。皮损表面覆盖多层银白色鳞屑，轻刮鳞屑后可见有半透明薄膜样物质，再刮有小血点出现。

药方 1

药物　木贼 15 克，麻黄、紫荆皮、白鲜皮、地肤子各 12 克，苍术 20 克。

用法　将上药放入药锅中，加水适量煎煮，每日煎 2 剂。1 剂水煎内服；另 1 剂外用。煎煮时加水倍量，煎煮沸再煎煮 15～20 分钟，然后过滤取液备用。治疗时，内服药分 3 次服用；外用药液倒入盆内，趁热先熏后洗患处。每次 15 分钟以上。手足癣要浸泡擦洗患处，时间越长越好。

功效主治　疏散风热、除湿止痒。牛皮癣（银屑病）、鹅掌风、灰指（趾）甲。

温馨提示　内服用药宜稍浓。

药方 2

药物　蛇床子、生大黄、大枫子、白鲜皮、鹤虱草各 15 克，苦参 30 克，黄柏、生杏仁、明矾、芒硝、蝉蜕、露蜂房各 9 克，牡丹皮 12 克。

用法　将上药放入药锅中，加水适量煎煮，过滤去渣后倒入盆中，趁热先熏后洗患处。每日 1～2 次。

功效主治　除湿止痒、凉血活血。各期牛皮癣。

温馨提示　注意调节药温，防止烫伤。

药方 3

药物　明矾、川花椒各 120 克，芒硝 500 克，野菊花 250 克。

用法　将上药放入药锅中，加水 1 000 毫升煎煮，过滤去渣后倒入盆中，趁热洗浴患处。每日 1 次。

功效主治　牛皮癣各期皮损。

药方 4

药物　鹤虱、刺猬皮各 20 克，核桃叶、侧柏叶各 15 克，七叶一枝花 30 克。

用法　将上药放入药锅中，加水适量浸泡 15 分钟，煎煮 20 分钟，过滤去渣后倒入盆中，趁热先熏患处，待药液微温后全身药浴。每次 20 分钟，每日 3 次，6 日为 1 个疗程。

功效主治　清热解毒、凉血止血。牛皮癣。

温馨提示　避免搔抓，忌食海腥、辛辣及一切发物。病情严重者，加蛇床子 20 克、徐长卿 30 克同煎药浴。

药方 5

药物　野菊花 30 克，苦参、生大黄各 20 克，黄柏、白芷、地肤子、石菖蒲各 15 克，蛇床子 12 克，芒硝、明矾各 20 克。

用法　将前 8 味药放入药锅中，加水 2 000 毫升煎煮，煎取药液 1 000毫升复加水 2 000 毫升，再煎取 1 000 毫升，将 2 次药液混合均匀，加入芒硝、明矾使其溶化后做全身药浴。每次 15 分钟，每日 1 次，连续 5 次为 1 个疗程。

功效主治　清热泻火。牛皮癣进展期。

温馨提示　药液温度以接近皮肤温度为宜。用药前先用温肥皂水洗去鳞屑，用药后适当外涂黄连软膏等，以增强疗效。

头　癣

头癣是发生于头部的一种浅部真菌病。主要见于儿童，传染性较大，常通过理发用具、梳子、帽子、枕巾等间接接触传染，少数也可直接接触，或通过患病猫狗等动物传染。由于致病菌的不同和病情表现差异，一般分为黄癣、白癣及黑点癣。黄癣初发为中央贯穿毛发的丘疹，逐渐扩大增厚，形成黄色厚痂，中央凹陷，边缘隆起，状如碟形。除去菌痂，可见凹陷的轻微鲜红色的萎缩性瘢痕，患部有特异的“鼠粪”臭味。白癣为数个散在圆形灰白色鳞屑斑，大小如分币，逐渐扩大融合，毛发失去光泽，多在距表皮 2～5 毫米处折断。外周绕以白色菌鞘，病发易拔除，自觉瘙痒。黑点癣初起为散在点状红斑，逐渐发展成大小不等圆形或不成形灰白色鳞屑斑，边缘清楚，病变处毛发出头皮后即折断，远望如黑点，自觉瘙痒。

药方 1

药物　黄柏、黄精适量。

用法　将上药放入药锅中，加水 1 000 毫升煎煮，过滤去渣后倒入盆中，待药温适度后用药液擦洗头皮。每次 15 分钟，每日 3 次，7 日为 1 个疗程。

功效主治　清热燥湿、泻火解毒。头癣（白秃疮）炎症明显、分泌物多者。

温馨提示　药温不宜太高，以免烫伤皮肤。

药方 2

药物　博落回 60 克，明矾 30 克。

用法　将上药放入药锅中，加水适量煎煮，过滤去渣后倒入盆中。先剃发，再以药洗之。每日 1 次，共 7 日。

功效主治　解毒杀虫、燥湿止痒。头黄癣（瘌痢）。

约方 3

药物　蛇床子 60 克。

用法　将蛇床子放入药锅中，加水适量煎煮，过滤去渣后倒入盆中，待药液温度适宜时冲洗头部。每日 1 次。亦可于冲洗完毕后，再敷药膏。

功效主治　散寒祛风、燥湿杀虫。头癣（白秃疮）。

药方 4

药物　淘米水 3 大碗，川花椒 3 克，明矾 6 克，麻柳叶 1 把。

用法　将上药放入药锅中，加水适量煎煮，过滤去渣后倒入盆中，待药液温度适宜时冲洗头部。亦可于冲洗完毕后，再敷药膏。每日 1～2 次。

功效主治　杀虫止痒、燥湿祛风。头癣。

足　癣

足癣是一种极为常见的皮肤病，俗称“脚气”，是由于真菌侵犯足部表皮所引起的浅部真菌病。本病通常发生于两侧足底及趾间。初生形如豆粒、黄疱闷胀、连生数疱、四周无红晕、数日后小疱吸收而隐浸，迭起白皮或有红晕的脓疱，瘙痒、有灼热感。

药方 1

药物　苦参 50 克，蛇床子、生百部、川花椒、土槿皮、白鲜皮各 25 克，明矾 30 克。

用法　将上药放入药锅中，加水 1 500～2 500 毫升，浸泡0.5小时左右，用小火煎煮沸后，继续煎煮 15～30 分钟，过滤去渣后倒入脚盆内，浸泡患足。每日 1～2 次，每次 10～20 分钟。药液第 2 日可以加温再用。

功效主治　清热除湿、杀虫止痒。足癣。

温馨提示　坚持治疗，配合抗菌抑菌外用药，则效果更好。

药方 2

药物　苦参、蒲公英、败酱草各 15 克，明矾、川花椒、地肤子、防风各 10 克，丁香 6 克，百部、黄柏、黄芩各 12 克。

用法　将上药放入药锅中，加水适量煎煮，过滤去渣后倒入盆内，浸泡患足。每日 3～4 次，每次 10～15 分钟。每日 1 剂，10 日为 1 个疗程。

功效主治　清热燥湿、解毒杀虫、祛风止痒。足癣合并细菌感染。

药方 3

药物　地肤子、蛇床子、苦参、白鲜皮、黄柏各 20 克。

用法　将上药放入药锅中，加水适量煎煮，过滤去渣后倒入盆内，待药温适度时将患足浸泡在药液中 30 分钟。每日 2 次，每日 1 剂。

功效主治　清热燥湿、祛风止痒。足癣。

药方 4

药物　苍耳子(捣碎)60 克，明矾、苦参、蛇床子、黄柏各 30 克，露蜂房 15 克。

用法　将上药放入药锅中，加水适量煎煮，过滤去渣后倒入盆内，待药温适度时浸洗患处。每次 30 分钟，每日 1 次，3 日为1 个疗程，隔 4 日再继续洗之。

功效主治　清热燥湿、解毒杀虫、祛风止痒。足癣伴有合并感染。

带状疱疹

带状疱疹，又称“缠腰蛇丹”“蛇串疮”“蜘蛛疮”等，是由带状疱疹病毒感染所引起的一种急性疱疹性皮肤病。其临床特点为数个簇集水疱群，排列成带状，沿周围神经分布，常为单侧性，伴有神经痛。可发生于任何部位，多见于腰部。

药方 1

药物　青蒿草 500 克。

用法　将青蒿草放入药锅中，加水适量煎煮。过滤去渣后倒入盆中，并用药液反复淋洗患处，每日 1 次。

功效主治　退虚热、凉血。带状疱疹。

温馨提示　皮损面积过大，年老体弱者，可缩短每次治疗时间，适当增加用药次数以防感冒。

药方 2

药物　荆芥、防风、川花椒、艾叶各 10 克，威灵仙 12 克，黄柏 15 克，蛇床子、苦参、马齿苋、透骨草各 20 克。

用法　将上药放入药锅中，加水适量煎煮，过滤去渣后倒入盆中，外洗患处，并可用药液湿敷。每日 2～3 次，每次 30 分钟，每剂 3 次。

功效主治　清热燥湿、祛风解毒。带状疱疹。

药方 3

药物　雄黄、胡黄连、明矾、桑螵蛸各 10 克，五倍子 15 克，冰片 2 克。

用法　将上药共研为极细末，以布袋装好置于盆中，加水 500 毫升。用干净纱布蘸取药液洗浴患处，每次 30 分钟，每日 2 次。在治疗过程中，如水疱密集而大者，可先用无菌针头挑破，再以药物搽洗，则效果更佳。以上为每日用量，连续用药 7 日为 1 个疗程。

功效主治　清热解毒、胜湿除风。各型带状疱疹。

温馨提示　并发感染时，可适当配合内服清热解毒利湿之中药，如龙胆泻肝汤等，必要时可短期运用抗生素。神经痛难忍者，上方中须加马钱子、蟾酥研末同洗，常可见效。

荨麻疹

荨麻疹是一种常见的过敏性皮肤病，多发于婴幼儿，夏秋季较多。一般荨麻疹可分为急性荨麻疹、慢性荨麻疹、血管神经性荨麻疹、丘疹状荨麻疹。皮疹为扁平的隆起，色红或边缘红晕而隆起处为浅黄色，往往数小时内皮疹完全消失，不久又有新的皮疹出现。发病时皮肤瘙痒，越搔皮疹越起。病人一般无全身症状，但少数也可有发热、恶心、呕吐、腹泻等症状。

药方 1

药物　蛇床子、精盐各 20 克，明矾、荆芥各 12 克，花椒 6 克，土茯苓、苦参各 30 克，白鲜皮 15 克。

用法　将上药放入药锅中，加水 2 000 毫升煎煮至1 000毫升，过滤去渣后倒入盆内，加温水适量，入盆中浸浴，用毛巾擦洗，至药液渐凉为度。每日 1 次，每次 30～40 分钟，每剂 2～3 次。

功效主治　祛风止痒。荨麻疹。

温馨提示　消除过敏因素，瘙痒时不能抓挠。

药方 2

药物　荆芥 30 克，防风、大青叶、七叶一枝花、苦参各 15 克。

用法　将上药放入药锅中，加水适量煎煮，过滤去渣后倒入盆内，趁热先熏后洗患处。每次 15～30 分钟，每日 1～2 次。

功效主治　解毒燥湿、祛风止痒。荨麻疹。

药方 3

药物　地肤子 25 克，白芷、荆芥、百部、防风、川花椒、赤芍、透骨草各 20 克，独活 10 克，艾叶 15 克。

用法　将上药放入药锅中，加水 2 000 毫升，浸泡 30 分钟，用小火煎煮沸 5～10 分钟。过滤去渣后(留 2 次用)倒入盆内，趁热外洗全身。每日 1 剂，早、晚各 1 次。

功效主治　祛风止痒。荨麻疹。

药方 4

药物　夜交藤 200 克，苍耳子、白蒺藜各 100 克，白鲜皮、蛇床子各 50 克，蝉蜕 20 克。

用法　将上药放入药锅中，加水 5 000 毫升，煎煮 20 分钟，过滤去渣后倒入盆内，趁热熏患处，待药温适度时用毛巾浸药液外洗患处。药液下次用时需再加热。每次 30～40 分钟，每剂 3～5 次。

功效主治　祛风、通络、止痒。荨麻疹。

药方 5

药物　蛇床子、大枫子、地肤子、黄柏各等量。

用法　将上药放入药锅中，加入适量茶水渣和淘米水煎煮，过滤去渣后倒入盆内，趁热先熏后洗患处。每日早、晚各 1 次，10 日为 1 个疗程。

功效主治　清热燥湿、祛风止痒。荨麻疹、湿疹、婴儿湿疹、过敏性皮炎、夏季皮炎、湿脚气等症。

药方 6

药物　蛇床子、明矾、百部、花椒、苦参各 9～15 克。

用法　将上药放入药锅中，加水适量，煎煮 5～10 分钟，过滤去渣后倒入盆内，趁热先熏后洗患处，或再坐浴(治外阴瘙痒症)。

功效主治　清热燥湿、杀虫止痒。荨麻疹、女阴瘙痒、痤疮、银屑病、湿疹、漆疮、老年性皮肤瘙痒症、带状疱疹、虫咬皮炎等皮肤病。

风 疹

风疹又名风痧，本病多发于春、冬两季，尤以儿童多见。其临床表现，初起如感冒，1～2 日突发皮疹，逐渐遍布全身，疹为淡红、圆形斑丘疹，稍隆起，瘙痒。疹消退后无脱屑及色素沉着。

药　方

药物　浮萍、地肤子、荆芥穗各 30 克。

用法　先将上药用纱布袋装好放入药锅中，加水2 500毫升煎煮，除去药袋将药液倒入盆内，用毛巾蘸药液温洗患处。每日 1 次，至痊愈为止。

功效主治　祛风、消疹、止痒。风疹。

湿　疹

湿疹是常见的过敏性皮肤病。分急性和慢性两种，任何部位、年龄、性别均可发生。急性湿疹主要特征是红斑、丘疹、水泡、渗出糜烂后结痂、脱屑等；慢性湿疹主要特征为皮肤颜色暗紫、干燥、苔藓化、脱屑性皮损等。

药方 1

药物　五倍子、蛇床子各 30 克，紫草、土槿皮、白鲜皮、石榴皮各 15 克，黄柏、赤石脂各 10 克，甘草 6 克。

用法　将上药放入纱布袋中，扎紧袋口，放入药锅中，加水 5 000 毫升煎煮至 3 000 毫升，取出纱布袋将药液倒入浴盆中，趁热洗浴患处。每次 30 分钟，每日早、晚各 1 次。

功效主治　凉血解毒、燥湿杀虫、祛风止痒。顽固性湿疹。

温馨提示　药液应充分接触皮损处，时间不宜太长，水温不宜太高。

药方 2

药物　大枫子、苦参各 50 克，蛇床子、浮萍各 15 克，苍耳子、百部、杠板归各 30 克。

用法　将上药放入药锅中，加水 2 000～3 000 毫升，煎煮 15～20 分钟，过滤去渣后倒入盆中，趁热先熏后洗患部。待药液变温时，再用与患部等大的纱布 10～15 层，浸透药液湿敷患部。每日 2～3 次，4 日为 1 个疗程，至痊愈为止。

功效主治　燥湿、杀虫、止痒。湿疹。

药方 3

药物　黄柏、大黄各 10 克，石菖蒲、白鲜皮、大枫子、地肤子各 15 克，苦参、金银花各 20 克，蝉蜕 7 个。

用法　将上药放入药锅中，加水 2 000 毫升煎煮，过滤去渣后倒入盆中，待药温适度时洗患部。每日 3 次，每次 10 分钟。

功效主治　清热燥湿、祛风止痒。湿疹。

药方 4

药物　雄黄、轻粉、明矾各 10 克，五倍子、蛇床子、苦参各 15 克，狼毒、黄柏各 10 克，土茯苓 20 克，川花椒 12 克。

用法　将上药放入药锅中，加水适量煎煮至 1 500～2 000 毫升，过滤去渣后倒入盆内，趁热先熏后洗再坐浴。每次 15～20 分钟，每日 1～2 次，每剂 2 日，5 剂为 1 个疗程。

功效主治　清热祛湿、解毒杀虫、祛风止痒。湿疹、瘙痒难忍。

药方 5

药物　黄芪、当归、防风、荆芥穗、地骨皮、木通各 10 克，明矾 5 克。

用法　将上药放入药锅中，加水适量，煎煮数沸，过滤去渣后倒入盆内，趁热先熏后洗患处。每次 15～30 分钟，每日 1～2 次，直至痊愈为止。

功效主治　益气养阴、祛风除湿。肌肤湿疹。

药方 6

药物　地榆、黄柏、野菊花、苦参、白鲜皮、蛇床子、地肤子、百部各 20 克。

用法　将上药放入药锅中，加水 2 000 毫升煎煮至1 250毫升，过滤去渣后倒入盆内，趁热先熏后洗患处。熏时上盖毛巾，防止热气外泄。每次 15 分钟，每日 3～5 次，每日 1 剂，直至痊愈为止。

功效主治　凉血解毒、燥湿杀虫、祛风止痒。头皮湿疹。

药方 7

药物　苍耳子、地肤子、土槿皮、蛇床子、苦参、百部各 15 克，明矾 6 克。

用法　将上药共研粗末，用布袋装好放入药锅中，加水3 000毫升煎煮沸后，继续煎煮 20 分钟后，过滤去渣后倒入盆内，待药温适度后浸泡或湿敷患处。每次 20～30 分钟，每日 1～2 次，直至痊愈为止。

功效主治　燥湿润肤、杀虫止痒。慢性湿疹、手足癣，以及其他肥厚性、角化性皮肤病等。

玫瑰糠疹

本病是指皮肤出现斑疹、脱屑如糠秕、四周淡红呈玫瑰色的急性皮肤病(相当于中医中的风热疮)。本病多发于青年人和中年人,以春、秋两季最多见。

药方 1

药物　大黄、黄芩、黄柏、苦参各等量。

用法　将上药放入药锅中,加水适量煎煮,过滤去渣后倒入盆中,趁热先熏后洗患处。每次 20 分钟,每日 2 次。

功效主治　清热燥湿。玫瑰糠疹。

温馨提示　熏洗时调整药温,防止烫伤。

药方 2

药物　苦参片、蛇床子各 30 克,川花椒、明矾各 12 克。

用法　将上药放入药锅中,加水适量煎煮,过滤去渣后倒入盆中,趁热先熏后洗患处。每日 2 次。

功效主治　燥湿止痒。玫瑰糠疹。

疥　疮

疥疮是一种由疥虫引起的慢性接触性传染性皮肤病。其病多发于皮肤细嫩和皱褶处,奇痒难忍,传染性极强,蔓延迅速,常为集体流行。中医有“疥疮”“虫疥”“脓疥”“湿疥”“脓窝疥”等名。其临床表现以初发为米粒大小红色丘疹、小疱为特征,脓疱长约 1 厘米,呈灰色或浅灰色弯曲线,顶端与丘疹或水疱有相连接的通道,日久因挠抓可继发化脓感染、湿疹样变或苔藓样化。在阴囊、阴茎、股外侧等部,可发生红褐色结节性损害,严重者可伴发急性肾炎。

药方 1

药物　苦参 250 克,猪胆(取药液)4～5 枚。

用法　将上药放入药锅中,加水 3 000 毫升煎煮,过滤去渣后倒入盆中,待药温适度时淋洗患处。3 日 1 剂,每日 3～5 次。

功效主治　杀虫止痒。疥疮。

温馨提示　药温不要太高，以免烫伤皮肤。

药方 2

药物　大黄、当归各 3 克，独活、柴胡、苍术、厚朴、土茯苓各 19 克，桂枝 1 克，忍冬藤 9 克，硫黄 20 克，紫苏叶、赤芍各 10 克。

用法　将上药放入药锅中，加水 3 000 毫升煎煮，过滤去渣后，留药液 1 500 毫升，待药温适度时淋洗患处，或加热水全身浸浴。每次 20 分钟，隔日 1 次，连洗 5 次。

功效主治　杀虫止痒。疥疮。

药方 3

药物　苦参、百部各 40 克，黄柏 30 克，花椒、乌梅各 20 克，明矾 15 克。

用法　将上药放入药锅中，加水 2 000 毫升煎煮沸后，继续煎煮 5 分钟，过滤去渣后倒入盆中，待药液温度降至 40℃左右，坐浴，将患部浸入药液中，用手轻捏结节。每日 1 次，每次坐浴 15～20 分钟，每剂可连用 3 日，浴前加温。夏天气候炎热，药易变质，宜每日 1 剂。6 日为 1 个疗程。

功效主治　杀虫止痒、软坚散结。结节型疥疮。

药方 4

药物　硫黄 50 克，雄黄、硼砂各 9 克，百部 30 克，苦参 15 克，川花椒 10 克。

用法　将上药放入药锅中，加水适量，煎煮 5～10 分钟，备用；另取 1 剂共研为细末，取上药液调匀成软膏状（或用麻油调制），贮瓶备用。使用时将上药液倒入盆内，加热先熏后洗患处，每日早、晚各 1 次，每次 30 分钟。熏洗后，将药液倒入药渣中，下次用时加适量水煎煮后再用，每剂可连续用 2～3 日。洗后取上药膏涂擦患处。

功效主治　解毒杀虫、祛湿止痒。疥疮。

药方 5

药物　黄柏、生大黄、地锦草、蛇床子、苦参、硫黄各 30 克，明矾、芒硝各 15 克，乌梅 10 克。

用法　将除明矾、硫黄、芒硝以外的药放入药锅中，加水2 000毫升，浸泡 15 分钟后，煎煮 30 分钟，过滤去渣后，再放入明矾、硫黄、芒硝搅拌均匀，待药温适度时外用。先湿敷，后洗浴，对于有较大脓疱者，先以消毒注射针头刺破脓疱，用棉球除尽脓液后再外洗。每次 15 分钟，每日 2～3 次，5 日为 1 个疗程。

功效主治　杀虫解毒、祛湿止痒。疥疮并发感染、湿疹样变者。

温馨提示　外洗时药温不宜过高，以免加重病情，用药过程中忌用肥皂洗澡。忌食辛辣、腥发之物。

脓疱疮

脓疱疮是一种常见的化脓性皮肤病，俗称“黄水疮”。本病为细菌感染所致，传染性极强，多侵犯儿童。初起皮肤上出现红斑，很快变为表浅的水疱，再逐渐变为脓疱，破后有黄色分泌物渗出。

药方 1

药物　蛇床子、苦参各 30 克，苍术、黄柏、川花椒各 15 克，轻粉 0.5 克。

用法　将上药研为细末，加水适量，煎煮 5 分钟，过滤去渣后倒入盆内，趁热先熏后洗患处。每日早、午、晚各 1 次，每次 10 分钟左右。

功效主治　清热燥湿、祛风止痒。脓疱疮。

温馨提示　患病后要及时治疗、防止传染。

药方 2

药物　川黄柏、地肤子、苦参、川花椒、薄荷叶、大枫子、蛇床子、千里光各等量。

用法　将上药放入药锅中，加水适量煎煮，过滤去渣后倒入盆内，趁热先熏后洗患处。每日 1～3 次。

功效主治　清热燥湿、祛风止痒。脓疱疮、疥癣、痒性皮炎。

药方 3

药物　生石灰 100 克，硫黄 250 克。

用法　将上药研为细末放入药锅中，加水 1 500 毫升，以小火煎煮 2 小时，如水不足可再加之，最后煎煮至 1 000 毫升，静置，取上清液洗患处。每次 10 分钟左右，每日 1～3 次。

功效主治　解毒燥湿。脓疱疮，症见多发小儿面部及四肢脓疮或脓痂，也有全身感染。

药方 4

药物　雄黄、防风各 15 克，荆芥、苦参各 9 克。

用法　将上药放入药锅中，加水 2 000 毫升煎煮，过滤去渣后倒入盆中，待药温适度时洗患处。每日 2～3 次。

功效主治　清热除湿、祛风止痒。脓疱疮初期，症见面部或躯干起脓疱，很快破溃流出黄脓汁、瘙痒明显、遍身传染。

药方 5

药物　甘草、薏苡仁各 12 克，苦参 15 克。

用法　将上药放入药锅中，加水 2 000 毫升煎煮沸后，继续煎煮至 1 500毫升，过滤去渣后倒入盆中，待温度适宜后冲洗患处，每日 3～4 次，每次 30 分钟。

功效主治　清热除湿、解毒敛疮。脓疱疮。

寻常疣

寻常疣俗称“刺瘊”，即乳头状瘤，是一种常见的病毒性赘生物，多发于儿童及青年人，成年人较少见。刺瘊多发于手背、手指、足缘及甲廓等处，为刺状突起的肿物，大小不等。也可见于头面部，为乳头状角质突起，呈暗褐色、灰褐色或正常皮肤颜色。

药方 1

药物　木贼草、薏苡仁各 100 克，香附 150 克，鸦胆子适量。

用法　将前 3 味药放入药锅中，加水浸泡 30 分钟，煎煮沸后，继续煎煮 1 小时，过滤去渣后取液备用，再将药渣加水 500 毫升煎煮，过滤去渣后取液，将 2 次药液混合备用。用温开水将患部洗净，待药液至 30℃左右时，外洗患部，并用力摩擦，至患处皮肤发红、疣破为度。每次 10 分钟，每日早、晚各 1 次，7 日为 1 个疗程。外洗液可用 3 日。然后将鸦胆子(去壳)捣烂，用纱布包好如球状，用力摩擦患处，每日1 次。

功效主治　消炎抑菌、理气去疣。寻常疣。

温馨提示　坚持治疗，直至疣破为度。

药方 2

药物　香附、木贼各 50 克。

用法　将上药放入药锅中，加水 1 000～2 000 毫升煎煮，过滤去渣后倒入盆中，趁热先熏后洗患处，每次 30 分钟左右。每日1～2 次，15 次为 1 个疗程。

功效主治　温经止痛、疏散风热。寻常疣。

药方 3

药物　马齿苋、大青叶、败酱草各 30 克，紫草 9 克。

用法　将上药放入药锅中，加水适量煎煮，过滤去渣后倒入盆中，趁热先熏后洗患处 30 分钟左右。每日 1～2 次，10 次为1 个疗程。

功效主治　凉血解毒、消疣。寻常疣、扁平疣、传染性软疣、掌跖疣等。

药方 4

药物　板蓝根 30 克，败酱草、牡蛎、马齿苋各 20 克，夏枯草 15 克，一扫光、露蜂房、赤芍、桃仁各 10 克，水杨酸 5 克，硼砂 10 克，樟脑、冰片各 3 克。

用法　将前 9 味药放入药锅中，加水 2 000 毫升煎煮至1 000毫升，过滤去渣后倒入盆中，然后加入余药，使其充分搅拌，趁热反复先熏后洗患处。擦洗至疣体周围皮肤变为淡红色为度。每日 1 剂，每剂3～5 次，用时加温，每次 15 分钟左右，7 日为 1 个疗程。

功效主治　清热解毒、活血通络。各类顽固性寻常疣。

温馨提示　本方有一定毒性及刺激性。用时注意勿溅入口、眼，如果皮肤用药后明显发红、有烧灼感，多不需特殊处理，只要减少用药次数或缩短用药时间，症状自可消失。

扁平疣

扁平疣是一种常见皮肤疾病，多发于颜面、手足、前臂、肩胛等处，多见于男女青年。其临床表现初期如米粒或黄豆粒大小不一、扁平隆起、颜色浅暗、数目多且零星分散，或簇状成群如串珠，相互融合。

药方 1

药物　薏苡仁、大青叶、牡蛎各 10 克，败酱草、夏枯草各 15 克，赤芍 10 克。

用法　将上药放入药锅中，加水 1 500 毫升煎煮，过滤去渣后取液备用，再于药渣中加水适量煎煮至 1 000 毫升，备用。头煎药液分早、晚服之；二煎药液倒入盆内，趁热先熏后洗患处。每日 2 次，每次 10～20 分钟。

功效主治　清热解毒、软坚散疣。扁平疣(疣疮)。

温馨提示　患者要及时治疗。治疗过程中先见疣赘与周围皮肤逐渐分离，可伴有灼痛，但不可停药，须继续浸泡或外洗，直至疣赘脱落。

药方 2

药物　鲜马齿苋 30 克(干者加倍)，苍术、露蜂房、白芷各 9 克，细辛 6 克，蛇床子 12 克，苦参、陈皮各 15 克。

用法　将上药放入药锅中，加水适量煎煮成浓液，过滤去渣后倒入盆中，待药温适度时擦洗患处。每次 30 分钟，每日 1～2 次。

功效主治　清热解毒去疣。扁平疣。

药方 3

药物　木贼草、薏苡仁、板蓝根、连翘各 30 克，香附 15 克。

用法　将上药放入药锅中，加水适量煎煮，过滤去渣后倒入盆内，趁热用纱布蘸药液洗擦患部，擦至发红为度。每日 3～5 次。

功效主治　解毒祛湿、理气消疣。扁平疣、传染性软疣、跖疣。

药方 4

药物　香附、乌梅、木贼各 30 克。

用法　将上药放入药锅中，加水适量煎煮 2 次，过滤去渣，混合 2 次药液约 300 毫升，待药温适度后浸泡或湿敷皮损处。每日2～3 次，每次 20～30 分钟，连续用 3～5 日。治疗过程中先见疣赘与周围皮肤逐渐分离，可伴有灼痛，但不可停药，须继续浸泡或外洗，直至疣赘脱落。

功效主治　疏肝理气、祛风清热。疣类皮肤病，包括寻常疣、扁平疣、跖疣、尖锐湿疣等。

药方 5

药物　一扫光、桃仁各 10 克，青蒿、透骨草、生薏苡仁各 30 克，雄黄、明矾、芒硝、炉甘石各 20 克。

用法　将前 6 味药放入锅中，加水适量煎煮 30 分钟，过滤去渣后倒入盆中，再放入后 3 味药充分搅匀。以纱布蘸药液擦洗患部至皮肤发红，每次 30 分钟。每日 2 次，5 日为 1 个疗程。

功效主治　活血化瘀、消毒除疣。各种顽固性、复发性扁平疣。

温馨提示　本方有一定毒性，不要将药液溅入口、眼内。雄黄、炉甘石难溶于水，擦洗时须搅动方能取效。

神经性皮炎

神经性皮炎是一种慢性皮肤病，属中医中的“顽癣”“干癣”“风癣”“湿癣”等病的范畴。本病多发于颈、肘、腘、骶部，常对称分布、剧烈瘙痒、抓后呈丘疹状、日久皮肤呈苔藓样变、常反复发作、迁延难愈。

药方 1

药物　苦参、蛇床子、地肤子、白鲜皮、黄柏、明矾各 30 克，川花椒、陈艾叶各 15 克，冰片 10 克(分次冲化)。

用法　将前 8 味药共研为粗末放入药锅中，加水适量浸泡 30 分钟，煎煮沸后加入冰片搅匀，过滤去渣后倒入盆内，趁热先熏后洗，再坐浴。每次 15～30 分钟，每日 1～2 次。

功效主治　清热燥湿、祛风止痒。神经性皮炎、日光性皮炎、急性银屑病、皮肤瘙痒症、手癣、足癣、荨麻疹、慢性湿疹。

药方 2

药物　百部、苦参各 120 克，蛇床子 60 克，雄黄 15 克，狼毒 75 克。

用法　将上药共研为粗末装入纱布袋内放入药锅中，加水2 500～3 000毫升煎煮 30 分钟，过滤去渣后倒入盆内，用软毛巾浸洗患处，或浸洗后再加热水浸浴。每次 15～30 分钟，每日1～2 次。

功效主治　祛风止痒、祛湿杀虫。神经性皮炎、皮肤瘙痒症、阴囊湿疹、荨麻疹。

药方 3

药物　透骨草、苦参各 30 克，红花、雄黄、明矾各 15 克。

用法　将上药放入药锅中，加水 3 000 毫升煎煮至 2 500 毫升，过滤去渣后倒入盆中，待药温适度后，用小毛巾反复洗患处。每日3～4次，每次 15 分钟。

功效主治　软坚、止痒。神经性皮炎（下肢顽癣）、皮肤淀粉样病变（皮损极厚）。

脂溢性皮炎

脂溢性皮炎是一种发生在皮脂溢出部位的慢性皮肤病，中医中的“赤屑风”“面游风”与本病相类似。本病多发于头皮、前额、眉弓、鼻翼两旁、眼睑、面颊、耳后、前胸后背、脐周、腋窝及臀部等处。其临床表现为片状红斑丘疹、疱疹、溃疡或有糠秕样灰白色鳞屑。鳞屑或薄或厚、瘙痒，或有糜烂渗液，或皮屑少、表面湿润。

药方 1

药物　苍耳子、王不留行各 30 克，苦参 15 克，明矾 9 克。

用法　将上药放入药锅中，加水半盆煎煮，过滤去渣后倒入盆中，用药液洗头。洗前先剪短头发，再用小毛巾蘸药液反复淋洗头皮，每次洗 15 分钟。每日 1 剂，每日用药液洗 2 次，隔 3 日再洗。

功效主治　收敛、祛风、止痒。头皮脂溢性皮炎。

药方 2

药物　陈艾叶、雄黄各 50 克，防风、花椒各 30 克。

用法　将上药放入药锅中，加水适量煎煮，过滤去渣后倒入盆内，待药液微温后外洗患处。每日 1～3 次。

功效主治　解毒杀虫、祛风止痒。脂溢性皮炎。

药方 3

药物　苦参、野菊花、白鲜皮各 30 克，硫黄 15 克。

用法　将上药放入药锅中，加水适量煎煮，过滤去渣后倒入盆中，待药温适度时洗患处。每日 1～2 次。

功效主治　疏风清热、解毒止痒。脂溢性皮炎。

药方 4

药物　黄连须、黄芩、黄柏、大黄各 9 克，龙胆草 6 克，明矾 12 克。

用法　将上药放入药锅中，加水 2 000 毫升煎煮，过滤去渣后倒入盆中，待药温适度时洗头。隔日 1 次。

功效主治　清热泻火、去油护发。头皮脂溢性皮炎和脂溢性脱发。

鱼鳞病

鱼鳞病又称蛇皮病，是以皮肤粗糙、干燥、表面覆盖鱼鳞样皮疹为主要症状的先天性疾病。此病多发生于四肢，尤以肘、膝关节为重，常在冬季加重，夏季减轻或消失，无性别差异。

药方 1

药物　蛇蜕、僵蚕各 50 克，蝉蜕、凤凰衣各 25 克。

用法　将药用 2 层纱布包好放入药锅中，加水适量煎煮 2 次，然后过滤去渣，合并 2 次煎煮液，全部倒进浴盆，浸泡全身 30 分钟。每日 1 次。

功效主治　清热止痒。鱼鳞病。

温馨提示　由于本病的顽固性，易长期坚持治疗。

药方 2

药物　侧柏叶、紫苏叶各 120 克，刺蒺藜 240 克。

用法　将上药共研成细末，装布袋内放入药锅中，加水2 500～3 000 毫升煎煮 30 分钟，过滤去渣后倒入盆中，用软毛巾蘸药液浸洗，或浸后加热水浸浴。每日 1～2 次。

功效主治　清热、润肤、止痒。鱼鳞病、牛皮癣及其他皮肤干燥脱屑类皮肤病。

硬皮病

硬皮病是以皮肤、皮下组织发炎、纤维组织增生、硬化、萎缩的结缔组织疾病。临床可分为弥漫性硬皮病、肢端硬皮病与界限性硬皮病。病症经过红肿、硬化、萎缩三个阶段，受损皮肤常与深层组织附着，不易移动，因此可造成外貌变形及相应器官功能障碍。

药方 1

药物　川乌、草乌、石菖蒲各 10 克，艾叶、红花、伸筋草各 15 克，透骨草12克。

用法　将上药放入药锅中，加水适量煎煮，过滤取液制成药浴液，趁热先熏后洗，并加适当按摩。每日2次，每次15～30分钟。

功效主治　温经活血、化瘀通络、软化皮肤。硬皮病所致的皮肤硬化、四肢逆冷，甚至青紫、关节痹痛、活动障碍。

药方2

药物　透骨草12克，石菖蒲、川乌、草乌、艾叶、红花、伸筋草、桂枝各10克。

用法　将上药放入药锅中，加水适量煎煮，过滤去渣后倒入盆中，趁热先熏患处，待药温适度时浸泡患处。每日2次，每次15～30分钟，10日为1个疗程。

功效主治　活血化瘀、舒筋。硬皮病、皮肤处于浮肿期。

药方3

药物　威灵仙60克，白芙40克，石菖蒲30克，艾叶、独活、千年健各20克，红花15克，食醋500克。

用法　将前7味药放入药锅中，加水2 500～3 000毫升浸泡15分钟，煎煮20分钟，过滤去渣后倒入盆中或桶内，将患部至于其上，外盖毛巾先熏。待药液稍烫手时，用毛巾蘸之擦洗患部15～20分钟。每日1～2次，每剂药可用6～8次，其间可适量加水及食醋，连续用药10次为1个疗程。

功效主治　活血化瘀、舒筋。局限性硬皮病及系统性硬皮病之皮肤损害。

温馨提示　在可耐受的情况下，药温尽量保持在50℃左右，熏洗后配合梅花针局部点刺出血以改善局部血液循环，则效果更佳。

药方4

药物　石菖蒲、羌活、独活、地骨皮各20克，艾叶、川乌各6克，急性子、麻黄各10克，桂枝、透骨草、七叶一枝花各30克，红花15克。

用法　将上药放入药锅中，加水3 000毫升煎煮至2 000毫升，过滤去渣后倒入木盆内，外以布袋套住，置患肢（手、足）于盆口，扎紧布袋，趁热熏约10分钟。待水温稍烫手时，将患处浸入药液中泡洗，并以干净纱布搓擦至皮肤发红。每日2～3次，7日为1个疗程。

功效主治　活血化瘀、除湿活络。各期局限性硬皮病。

温馨提示　如硬皮病早期，局部红肿较甚，炎症明显者，原方中去桂枝、麻黄，加生大黄、忍冬藤各 30 克同煎熏洗。皮损在上肢应配针刺曲池、合谷穴；皮损在下肢则配合针刺足三里穴、血海穴，并可对上述穴位采用艾灸疗法。

手足脱皮

手足脱皮，特别是手掌脱皮，为一种常见病；严重时妨碍生活，影响身体健康。

药方 1

药物　狗脊 30 克，苍耳子、金钱草、白芷、五倍子、苦参、当归各 15 克。

用法　将上药放入药锅中，加水 3 000 毫升煎煮至 2 000 毫升，过滤去渣后倒入盆内，待药液微温后将手足浸泡于药液中。每次 20 分钟，每日 2～3 次，每日 1 剂。

功效主治　清热祛湿、祛风活血、护肤止痒。手足脱皮。

药方 2

药物　桐油、侧柏叶、艾叶各适量。

用法　先用桐油涂擦患处，再将侧柏叶、艾叶放入药锅中，加水适量煎煮，过滤去渣后倒入盆中，趁热先熏后洗患处。每日 3 次。

功效主治　凉血、消炎、护肤。手足脱皮。

药方 3

药物　明矾、皂矾、侧柏叶、孩儿茶、生地黄各等量。

用法　将上药放入药锅中，加水适量煎煮，过滤去渣后倒入盆内，待药液微温后浸洗患部。每日早、晚各1 次。

功效主治　凉血、敛皮、润肤。手足脱皮。

斑秃、脱发

斑秃，也称“鬼剃头”或“油风”，是一种毛发骤然成片脱落的皮肤附属器官疾病。其特点是:起病迅猛,头发骤然发生面积大小不等、形状不一、圆形或不规则形的脱落,脱发处无炎症,亦无任何自觉症状。

药方 1

药物　白菊花 60 克,蔓荆子、干柏叶、川芎、桑白皮、白芷、细辛、墨旱莲各 30 克。

用法　取桑白皮去粗皮,细辛去苗,墨旱莲取根茎花叶俱全者。将上药粗筛,每用药 60 克放入药锅中,加水 2 000 毫升煎煮至1 500毫升,过滤去渣后倒入盆中,待药液微温时洗头发。

功效主治　清热祛风、养发生发。斑秃。

药方 2

药物　生地黄、何首乌各 30 克,黑芝麻梗、柳树枝各 50 克。

用法　将上药放入瓦钵中,加水适量煎煮,过滤去渣后倒入盆中,趁热先熏后洗头部。每日 1 次,每剂药液熏洗 3 次,熏洗后用干毛巾覆盖患部 30 分钟,避风。5 日为 1 个疗程。

功效主治　滋阴凉血、养血生发。脱发。

药方 3

药物　麻子仁 100 克,白桐叶 30 克。

用法　将上药放入药锅中,加适量淘米水,煎煮五六沸,过滤去渣后倒入盆中,待药温适度时洗患处。

功效主治　润肠通便、通经络。须发脱落不生。

白屑风

白屑风多发于头皮全部,也可延及颜面、颈项等处。青春期多发,一般男性多于女性。主要症状为头皮出现弥漫而均匀粉状的干燥白屑,堆叠稍隆起,搔抓时易于脱落,脱后又生,日久而使头发变脆,易于脱发。

药方 1

药物　鲜桑叶 150 克。

用法　将鲜桑叶装在布袋中,并放在大脸盆内,加水2 500～3 000 毫升,用手搓揉纱布袋,使桑叶流出汁液,直到盆中清水变为浓绿色时,取出布袋,绞尽桑叶汁,取药液备用。然后以毛巾蘸桑叶汁洗头部。每日早、晚各洗1次。

功效主治　祛风、散热、护肤。白屑风。

温馨提示　揉搓时用力均匀，以使桑叶汁大量流出。

药方2

药物　硫黄、生大黄各7.5克，石灰水100毫升。

用法　将硫黄、生大黄研极细末后，加入石灰水100毫升混合即成。然后用此药液擦洗患处。每日3～4次。

功效主治　祛风、散热。面部白屑风。

粉刺

粉刺也称痤疮，是一种多发于青年人面部、胸背部的毛囊、皮脂腺的慢性皮肤病。病发时常伴有皮脂溢出，其特点是面部发生分散的针头或米粒大小的粟疹，或见黑头，能挤出粉渣样物。

药方1

药物　大黄、黄柏、黄芩各10克。

用法　将上药切片或研末放入药锅中，加水1 000毫升煎煮，过滤去渣后倒入盆中，待药液微温后，淋洗患部。

功效主治　清热解毒。粉刺及一切急性皮肤病。

药方2

药物　野菊花240克，芒硝480克，花椒、明矾各120克。

用法　将药分作7份，每次1份放入药锅中，加水适量煎煮，过滤去渣后倒入容器内，一般可用搪瓷盆，趁热先熏患处，待药液微温后用毛巾蘸药液洗患处。每日1～2次，每次20分钟，7日为1个疗程。

功效主治　清热解毒、消炎除痤。粉刺。

药方3

药物　大黄、硫黄各30克。

用法　将上药混合共研为粗末放入药锅中，然后加水500毫升浸泡20分钟，煎煮10分钟，过滤去渣后取液，冷却后以干净纱布蘸取药液频洗患处。每次25分钟，每日3次，连用7日为1个疗程。

功效主治　清热解毒。各类粉刺。

药方 4

药物　白蔹、白及、白芷、白附子、藁本、铅粉、大黄各 15 克，白牵牛、天花粉、甘松、香附各 30 克，皂荚 500 克。

用法　将上药混合共研细末，过 120 目筛后入药锅中，加入蒸馏水 5 000毫升，煎煮 10 分钟后冷却备用。每用 500 毫升以纱布蘸药液擦洗患部 20 分钟，每日 2～3 次，7 日为 1 个疗程。每次洗面后保留药液 30 分钟，然后以清水冲洗干净。

功效主治　清热解毒、泻火敛肌。各型粉刺及面部色素性皮肤病。

汗斑

汗斑，又称“花斑癣”或“紫白癜风”，是一种浅表皮肤真菌病。该病传染性小，常因接触患者衣物所致。汗斑多生于面项。常见症状为斑点游走、蔓延成片、初无痛痒、久之微痒。

药方 1

药物　①外洗方为白鲜皮、赤芍、牛蒡子、赤茯苓、百部、胡麻仁、苦参、羌活、生地黄、花椒、金银花、连翘各 9 克，焦栀子、蝉蜕、刺蒺藜、地肤子各 6 克，白芷 15 克，何首乌 12 克，甘草、细辛各 3 克，老蒜汁 1 枚。②外涂方为雄黄、蛇床子各 12 克，硫黄、轻粉各 9 克，密陀僧6 克。

用法　先取外洗方药放入药锅中，加水适量煎煮，过滤去渣后取液，备用；再将外涂方药共研细末，用桐油或香油调和成膏状，储存备用。使用时，先把外洗方药液加温倒入盆中，待药温适度时擦洗患处，反复擦洗；然后再取外涂方涂抹患处。每日早、晚各1 次，每次2～3 小时后，用水洗去。

功效主治　清除湿热、杀虫止痒。汗斑（即浑身赤云片，痒时如有虱蚊咬吮，俗名烂癣。只退皮屑而不烂）。

药方 2

药物　密陀僧、硫黄各 10 克，雄黄、蛇床子、硼砂各 5 克，轻粉 0.5 克，食醋 50 毫升。

用法　将前 6 味药共研为细末（称为退斑散），以布袋包煎约 10 分钟，将药液置于木盆内，再加入食醋 50 毫升，搅拌均匀，以干净纱布蘸取药液频频擦洗患部至皮肤发红。每次 20～30 分钟，用药后以纱布擦干皮肤，再以食醋调退斑散至糨糊状，外涂患部皮肤。每日1～2次，5 日为 1 个疗程。

功效主治　清热泻火、止痒。汗斑及各类色素性皮肤病。

狐　臭

狐臭也叫腋臭，是一种以腋下汗出、带有臊臭味为特征的皮肤病。

药方 1

药物　甘松 10 克，白芷 12 克，佩兰 6 克。

用法　将上药放入药锅中，加水 1 000 毫升煎煮，过滤去渣后取液，待药液微温后频洗腋下。每日 1 次，10 日为 1 个疗程。

功效主治　芳香除臭。狐臭。

温馨提示　治疗前先清洗腋部。

药方 2

药物　石菖蒲 15 克，公丁香、母丁香各 3 克。

用法　将上药放入药锅中，加水 1 000 毫升煎煮，过滤去渣后取液，待药液微温后，蘸药液洗患处，每晚睡前洗。每日 1 次，7 日为 1 个疗程。

功效主治　芳香除臭。狐臭。

色素痣

色素痣是由于色素细胞增生引起的皮肤新生物。一般不影响健康，但如果脸上有很多色素痣，既影响美观，还容易发生恶变。

药　方

药物　胡荽 100 克。

用法　将胡荽放入药锅中，加水 2 000 毫升煎煮，过滤去渣后取液，待药液微温后洗面。每日 1～2 次。

功效主治　温阳散结。色素痣。

蝴蝶斑

蝴蝶斑，亦称“黄褐斑”，是一种以面生褐斑，形如蝴蝶为特征的皮肤病。本病多见于妇女，男性少见。临床上皮损多发于颧部、鼻部、额部及口唇周围，其色黄或深褐色。表面与肤面平，形状及大小不等，孤立散在，常融合成片、圆形或条状。本病日晒后加重，春夏季节斑色偏深。一般无自觉症状，只是影响面容。

药方 1

药物　桃花、杏花各 30 克。

用法　将上药放入药锅中，加水适量浸泡 7 日，过滤去渣后取液备用。早晚用此药液洗面，连用 3 周。

功效主治　通血脉、润肤燥、除斑点。蝴蝶斑。

药方 2

药物　当归 15 克，香附 30 克。

用法　将上药放入药锅中，加水 1 000 毫升煎煮，过滤去渣后取药液 500 毫升左右，趁热先熏后洗患处。每日 2～3 次。

功效主治　活血化瘀。蝴蝶斑。

酒渣鼻

酒渣鼻，又称酒渣性痤疮。本病多发于鼻尖，皮损表现为鼻部、两颊、前额及颏部弥漫性皮肤潮红，伴丘疹、脓疱及毛细血管扩张、皮脂溢出等。此病多发于青年人，男女均可发生，男性多于女性。

药方 1

药物　蛇床子 30 克，玄参、苦参、生大黄各 15 克，硫黄、明矾各 10 克。

用法　将上药放入药锅中，加水 500 毫升煎煮约 10 分钟，过滤去渣后取液，待药液微温后洗鼻。每日 1 剂，早、晚各 1 次。

功效主治　解毒、杀虫。酒渣鼻。

药方 2

药物　百部、苦参、蛇床子、土槿皮、黄柏、乌梅、野菊花、土茯苓各 15 克。

用法　将上药放入药锅中，加水 1 000 毫升煎煮，过滤去渣后取液，待药液变凉，洗面和鼻部，或做冷湿敷。每日 1 剂，早、晚各 1 次，每次 15～20 分钟。

功效主治　解毒除湿、杀虫止痒。酒渣鼻。

手足皲裂

手足皲裂是冬季易犯的皮肤病。常因寒冷、摩擦等所致，亦与压力、破伤、浸渍等有关。初起时手掌或足底部干燥、粗厚、皲裂，裂口严重时可有疼痛与出血。该病常并发于手癣、足癣。

药方 1

药物　明矾 10 克，白及 15 克，马勃 6 克。

用法　将上药放入药锅中，加水煎煮 3 次，每次加水 600 毫升，煎煮至 300 毫升，将 3 次药液合并，倒入小脸盆内储存备用。用前将药液加温，先洗净患处，再将患处放入药液中浸泡。每次约 20 分钟，每日早、晚各 1 次，每剂可连用 3 次，3 剂为 1 个疗程。同时另取本方 1 剂，研为细末，用凡士林调成含量 20%的软膏。先洗后涂此药膏，效果更佳。

功效主治　消炎润肤。手足皲裂。

药方 2

药物　乌桕子适量。

用法　将上药放入药锅中，加水适量煎煮，过滤去渣后倒入盆中，洗浴手足。每日 1 次。

功效主治　活血润肤。手足皲裂。

淋　病

淋病是由淋球菌感染引起的生殖器官疾病。本病主要是通过性交传染，多见于女性，特别是未成年的女孩。此外，新生儿可因分娩通过患淋病的产道被传染。因接触淋病分泌物污染的衣物、便盆、器械等而间接传染者少。临床表现以尿道内瘙痒烧灼感、尿道外口有少量浆性分泌物、尿道口明显红肿、排尿不适，进而出现尿频、尿痛、排尿困难，有的并发附件炎、前列腺炎。妇女阴道口有脓性分泌物、子宫颈充血并有黏液脓性分泌物流出，有的并发前庭大腺炎、子宫内膜炎、输卵管炎等为特征。

药方 1

药物　鱼腥草、马鞭草、紫花地丁各 30 克，野菊花 20 克。

用法　将上药放入药锅中，加水 2 000 毫升煎煮，过滤去渣后倒入盆内，待药温适度时洗患处。每日 2 次，每次 30 分钟。

功效主治　清热解毒。淋病。

温馨提示　注意休息、多饮水；忌烟、酒和刺激性食物；治愈前绝对禁止性生活；勤换内裤，保持局部清洁，内裤要单独洗，严防传染；夫妇双方要同时治疗。

药方 2

药物　雄黄、明矾、甘草各 30 克。

用法　将上药放入药锅中，加水 2 000 毫升煎煮，过滤去渣后倒入盆内，浸洗阴茎。每日 2 次，每次 30 分钟。

功效主治　燥湿、解毒。淋病。

药方 3

药物　生大黄 10 克，鱼腥草 60 克，黄柏 12 克，明矾 5 克，乌梅 3 个。

用法　将上药放入药锅中，加水适量煎煮，过滤去渣后倒入盆内，待药温适度时外洗生殖器。每日 2 次，每次 30 分钟。

功效主治　清热燥湿、解毒杀虫。淋病。

药方 4

药物　土茯苓、金银花各 50 克，白鲜皮、威灵仙各 15 克，苦参 20 克，生甘草 16 克。

用法　将上药放入药锅中，加水适量煎煮，过滤去渣后倒入盆中，冲洗阴道口、尿道口，每日 2 次。亦可用 0.25％氯霉素眼药水2～4毫升，冲洗阴道口、尿道口，另外配合中药汤剂口服治疗则效果更好。每日 1 剂，7 日为 1 个疗程。

功效主治　利湿解毒、止痒止痛、灭菌。淋病。

温馨提示　同药方1。

药方5

药物　苦参50克，蛇床子、地肤子、山豆根各30克，黄连20克，紫苏叶15克。

用法　将上药放入药锅中，加水适量煎煮，过滤去渣后倒入盆中，待药温适度后，反复多次浸洗阴茎及龟头。每日1剂，7日为1个疗程。

功效主治　清热燥湿、解毒止痒。淋病。

梅　毒

梅毒是性病的一种，以性接触为其主要传染途径。多生于男女生殖器，亦可见于口唇、乳房、眼睑等处。

药方1

药物　甘草60克。

用法　将甘草放入药锅中，加水500毫升，煎煮数沸，过滤去渣后倒入盆中，待药液稍烫时，外洗患处。每次15分钟，每日1～2次，7日为1个疗程。

功效主治　清热解毒。梅毒下疳，症见男女阴部溃疡，触之较硬，溃疡底部平滑有清稀渗液。

温馨提示　注意休息、多饮水；忌烟、酒和刺激性食物；治愈前绝对禁止性生活；勤换内裤，保持局部清洁，内裤要单独洗，严防传染；夫妇双方要同时治疗。

药方2

药物　石菖蒲、金银花各30克，荆芥、防风、羌活、独活、何首乌、甘草各10克，地骨皮20克。

用法　将上药放入药锅中，加水3 000毫升浸泡15分钟，煎煮20分钟，过滤去渣后倒入盆内，待药温稍烫时，外洗患处。每次15分钟，每日1～2次，7日为1个疗程。

功效主治　祛风、解毒、辟秽。梅毒Ⅲ期疹，症见四肢出现梅毒树胶肿、溃烂处有黏稠分泌物。

药方 3

药物　鲜橘刺、土牛膝各 60 克，红花、桃仁、乳香、没药各 10 克，酸枣皮、木瓜各 12 克，木鳖子、甘松各 6 克。

用法　将上药放入药锅中，加水适量煎煮，过滤去渣后倒入盆中，趁热先熏患处。熏时关节处覆被子等，以防止烫伤皮肤。待药温适度后，反复洗浴。每次 20 分钟，每日 2 次。

功效主治　活血通络。梅毒性关节炎及梅毒患者因汞剂治疗引起的关节病变，症见关节肿大、行走不便、肌肉萎缩。

药方 4

药物　苍术 30 克，川花椒 15 克。

用法　将上药放入药锅中，加水 3 000 毫升煎煮至2 000毫升，过滤去渣后倒入罐内；再将患处对准罐口以热气熏之；待稍烫时，淋洗患处。每日 2 次，10 日为 1 个疗程。

功效主治　燥湿、杀虫、解毒。梅毒树胶肿。

尖锐湿疣

尖锐湿疣又称肛门生殖器疣，是由于病毒引起的性传播疾病。本病多发于男性阴茎、冠状沟、包皮系带和肛门附近及女性的阴蒂、阴道口、会阴部和肛门附近等处。常见于卫生习惯较差、局部潮湿不洁、女子白带过多、男子包皮过长者。主要临床表现是生殖器的皮肤和黏膜交界处出现单个散在或集簇的灰白色或淡红色的乳头状、菜花状或鸡冠状疣瘤。其表面湿润、柔软，常有分泌物浸渍于其间而显得形色污秽。

药方 1

药物　马齿苋 60 克，木贼、生牡蛎、磁石各 30 克，白蔹、红花各 20 克，孩儿茶 10 克，白花蛇舌草 40 克。

用法　将上药放入药锅中，加水 3 000 毫升浓煎煮至1 000毫升，过滤去渣后倒入盆中，趁热先熏后洗患处。每日 2 次，每次 30 分钟，10 日为 1 个疗程。

功效主治　清热燥湿、解毒消疣。尖锐湿疣。

温馨提示　注意休息、多饮水；忌烟、酒和刺激性食物；治愈前绝对禁止性生活；勤换内裤，保持局部清洁，内裤要单独洗，严防传染；夫妇双方要同时治疗。

药方 2

药物　明矾、皂矾各 120 克，孩儿茶 15 克，侧柏叶 250 克，薏苡仁 50 克。

用法　将上药放入药锅中，加水 3 000 毫升浓煎煮至1 000毫升，过滤去渣后倒入盆中，趁热先熏患处，待药温适度时浸泡洗浴患处。每日 2 次，每次 30 分钟，10 日为 1 个疗程。

功效主治　解毒杀虫、燥湿消疣。尖锐湿疣。

药方 3

药物　板蓝根、木贼、蒲公英各 30 克，大青叶 15 克，连翘、百部各 12 克。

用法　将上药放入药锅中，加水 3 000 毫升，以小火煎煮约 20 分钟，过滤去渣后倒入盆中坐浴，并用纱布或软毛巾蘸药液填塞阴道内。每 2～3 分钟更换 1 次，连续 30 分钟，每日 1～2 次，每剂中药可连用 3～4 日。

功效主治　清热解毒、燥湿杀虫。尖锐湿疣。

药方 4

药物　马齿苋 30 克，败酱草、芒硝、板蓝根、萹蓄各 20 克。

用法　将上药放入药锅中，加水 1 000 毫升，浸泡 15 分钟后煎煮至 500 毫升，过滤去渣后倒入盆中，擦洗患处，然后再坐浴 10 分钟。早晚各 1 次，7 日为 1 个疗程。

功效主治　清热利湿。各类尖锐湿疣。

传染性软疣

传染性软疣，又称“鼠乳”，俗称“水猴子”，是由软疣病毒引起的性传播疾病。病者于下腹部、阴部发生半球形丘疹，丘疹中心有凹陷性脐窝，凹窝内有小白点，丘疹蜡黄色，有透明感。

药方 1

药物　金银花、马齿苋、薏苡仁各 30 克，大青叶、莪术各 15 克，赤芍、川芎各12克，紫草、王不留行各20克，露蜂房10克，升麻9克，甘草5克，明矾30克(二煎用)。

用法　将前12味药放入药锅中，加水适量煎煮，头煎取药液3 000毫升，备用。将药渣再加水适量煎煮至1 000毫升，再加入明矾溶化，备用。使用时，取头煎药液分早、晚口服；再将二煎药液倒入盆内，趁热先熏后洗患处。每日2次，每次30分钟，每日1剂。

功效主治　活血化瘀、解毒祛疣。传染性软疣。

温馨提示　要注意休息、多饮水；忌烟、酒和刺激性食物；治愈前绝对禁止性生活；勤换内裤，保持局部清洁，内裤要单独洗，严防传染；夫妇双方要同时治疗。

药方2

药物　板蓝根30克，紫草、香附各15克，桃仁9克。

用法　将上药放入药锅中，加水1 000毫升煎煮，过滤去渣后取药液，用纱布蘸药液擦洗疣体。每日3次，每剂可洗1～3日，7日为1个疗程。

功效主治　凉血解毒、理气活血。传染性软疣。

生殖器疱疹

生殖器疱疹，系由疱疹病毒引起的急性炎症性皮肤病。该病除发生于生殖器部位外，女性的乳房、乳头、乳晕等处亦可发生。有的同性恋者的肛门周围、臀部也有发生。本病初起于生殖器皮肤黏膜上发生小丘疹，很快变成小水疱，水疱基底有红斑，可成簇集状融合，有微痛感觉。7日内水疱可转为脓疱，常发生糜烂、渗液和表浅溃疡等，此时疼痛加剧。该病属中医中“热疮”“大燎疮”“阴疮”等范畴。

药方1

药物　苦参30克，黄柏、地榆、板蓝根各20克，青黛(布包)6克，红花10克，鱼腥草32克。

用法　将上药放入药锅中，加水适量煎煮，过滤去渣后取液，分3次内服；药渣水用于外洗。每日1剂，一般经治15～20日可愈。

功效主治　清热燥湿、解毒消疹。生殖器疱疹。

药方 2

药物　黄柏、黄芩各 30 克。

用法　将上药切碎放入药锅中，加水 2 500 毫升，煎煮 10 分钟，待药温适度时洗患处。每日 2 次，每次 20～30 分钟，10 次为1 个疗程。

功效主治　清热燥湿、解毒敛疮。阴部单纯疱疹，症见龟头部出现簇集水疱，很快破溃，有灼痛感。

药方 3

药物　明矾、芒硝各 10 克，五倍子、雄黄、胡黄连各 20 克，透骨草、地骨皮各 30 克，冰片 5 克。

用法　将地骨皮、胡黄连、透骨草、五倍子 4 味药放入药锅中，加水 500 毫升，煎煮至 300 毫升，去渣后过滤药液，置盆内，然后加入其余药，充分搅拌，待药液微温后外用。外用时宜将患部放在盆内浸泡，每次 15 分钟。每日 3～5 次，3 日为 1 个疗程。

功效主治　清热燥湿、解毒消疹。生殖器疱疹。

药方 4

药物　龙胆草、马齿苋、露蜂房、鱼腥草各 15 克，败酱草、贯众、鸦胆子各 20 克，薏苡仁 30 克，硼砂 15 克，冰片 3 克。

用法　将前 9 味药放入药锅中，加水适量浸泡 15 分钟煎煮，过滤去渣后倒入盆中，再放入硼砂、冰片搅匀，待药冷后浸泡外阴 15 分钟。每日 4 次，4 日为 1 个疗程。

功效主治　清热燥湿、解毒消疹。生殖器疱疹。

软下疳

软下疳系由杜克雷嗜血杆菌引起的一种性传播疾病，由性交传染，间接传染少见。患者以女性较多，男女之比 1∶2，但女性症状较轻或者无症状，潜伏期最短 1 日，长者可达 10 多日，一般 2～3 日。本病以生殖器部位发生疼痛性溃疡，并伴有腹股沟淋巴结肿大为特征。如男性的包皮、龟头、包皮系带或女性的大小阴唇、阴蒂、阴道、子宫颈等部位发生皮疹、丘疹和局部化脓性疼痛性溃疡等。相当于中医“疳疮”“妒精疮”。此病初起可见红色小丘疹，1～2 日变为脓疮，以致破裂形成圆形、椭圆形或不规则形表浅溃疡，直径1～2厘米，深2～3毫米，呈穿凿状，边缘不整齐，周围皮肤充血红晕，基底覆以灰黄色或污秽色脓性渗出物，触之柔软剧痛，容易出血，一般经10～60日愈合，遗留瘢痕等为特征。发生1～2周后，有10%～30%患者出现一侧急性腹股沟淋巴结炎和淋巴结周围炎。

药方1

药物　黑豆50克，甘草、赤皮葱各30克，槐条60克。

用法　将上药放入药锅中，加水适量煎煮，过滤去渣后倒入干净盆中，待药温适度后外洗患处。每次15分钟，每日2次，7日为1个疗程。

功效主治　解毒、消肿、敛疮。软下疳、硬性下疳，症见阴茎龟头、包皮内侧部位发生大小不等的溃疡，疼痛或不痛，可单发也可多发。

温馨提示　注意休息、多饮水；忌烟、酒和刺激性食物；治愈前绝对禁止性生活；勤换内裤，保持局部清洁，内裤要单独洗，严防传染；夫妇双方要同时治疗。

药方2

药物　绿豆60克，茶叶少许。

用法　将绿豆放入药锅中，加水适量煎煮极烂，倒于干净盆中，茶叶研为粗末也放入盆中，趁热先熏后洗患处，令出汗。每次15分钟，每日2次，7日为1个疗程。

功效主治　清热解毒。软下疳。

药方3

药物　鹤虱、贯众、百部、龙胆草各20克，鸦胆子仁、乌梅、蛇床子、川花椒、雄黄、狼毒各10克，生薏苡仁15克，冰片3克，樟脑2克。

用法　将上药放入药锅中，加水适量浸泡5分钟，煎煮20分钟，过滤去渣后倒入盆中，趁热先熏后洗患部30分钟。每日1剂，每剂煎2次，7日为1个疗程。洗后外涂30%黄连软膏(或糊)保护、润滑。

功效主治　清热解毒。各类软下疳。

药方4

药物　漏芦、生大黄、黄连、黄柏、炉甘石各20克，苦参、石菖蒲各15克，艾叶10克。

用法　将上药放入药锅中，加水1 500毫升煎煮至500毫升，过滤去渣、消毒、瓶装备用。使用时以干净纱布或棉球蘸取药液频洗溃疡处。每次10～20分钟，每日3次，7日为1个疗程。

功效主治　清热解毒。软下疳脓性分泌物多、炎症明显者。

温馨提示　对于分泌物较多者先以棉签拭去，或以消毒剪剪去部分坏死物质，再以本方外洗；洗后用干净纱布2～3层浸透药液敷盖溃疡，每日1换，可促使溃疡愈合。

阴虱病

阴虱病是由阴虱引起的性传播疾病，属虱病的一种，以阴部附近强烈的瘙痒刺激为特征。

药方1

药物　百部30克，大黄、苦参各25克，蛇床子、地榆各10克。

用法　将上药放入药锅中，加水适量煎煮，过滤去渣后倒入盆中，待药温适度时坐浴，每次30分钟。浴后局部涂20%复方硫黄软膏，每日2次，3日为1个疗程。

功效主治　清热燥湿、杀虫治虱。阴虱病。

温馨提示　注意休息、多饮水；忌烟、酒和刺激性食物；治愈前绝对禁止性生活；勤换内裤，保持局部清洁，内裤要单独洗，严防传染；夫妇双方要同时治疗。

药方2

药物　百部、蛇床子、防风、细辛各30克。

用法　将上药放入药锅中，加水适量煎煮，过滤去渣后倒入盆中，用纱布蘸药液洗患部。每日1次，连续用3日。

功效主治　清利湿浊、杀虫止痒。阴虱病。

药方3

药物　百部、苍术各30克，槟榔15克。

用法　将上药放入药锅中，加水1 500毫升煎煮，过滤去渣后倒入盆中，趁热先熏后洗患处，一般3～4次即愈。

功效主治　杀虫止痒。阴虱病。

体癣、股癣

癣是浅在真菌所引起的一种常见皮肤病。由于部位不同，有头癣、体癣、股癣和手脚癣等。生于躯干、四肢及生殖器官上的叫体癣。生于阴股部的称股癣。发病后患部出红斑或小水疱状丘疹，由中心渐向四周扩大，中央呈灰褐色，皮肤表面有粗厚的改变，周围是斑丘疹，水疱形成环状，伴有瘙痒。因皮损多呈圆形，所以中医又称圆癣。

药方 1

药物　苦参 50 克，玄参 30 克，明矾、芒硝各 10 克，花椒、大黄各 15 克。

用法　将上药放入药锅中，加水适量煎煮至 500 毫升，过滤去渣后倒入盆中，以纱布蘸药液外洗患处，每次 30 分钟。也可用纱布蘸药液浸湿外敷，每日 1 次，10 日为 1 个疗程。

功效主治　杀虫止痒。体癣、股癣。

药方 2

药物　白鲜皮、蛇床子、地肤子各 30 克，苦参、花椒、明矾、蒲公英、虎杖各 15 克。

用法　将上药放入药锅中，加水适量煎煮，过滤去渣后倒入盆中，于每晚临睡前取液洗患处。每次 20～30 分钟。每日 1 剂，3 日为 1 个疗程，一般 1～2 个疗程可愈。

功效主治　清热解毒、杀虫止痒。股癣。

口、眼、生殖器三联综合征

以口、眼、生殖器损害的征象为主，故名口、眼、生殖器三联综合征。属中医学“狐惑病”的范畴。

药方 1

药物　苦参 30 克。

用法　将苦参放入药锅中，加水适量煎煮，过滤去渣后倒入盆中，趁热先熏后洗患处。每晚 1 次。

功效主治　清热燥湿、解毒杀虫。口、眼、生殖器三联综合征。

温馨提示　注意休息、多饮水；忌烟、酒和刺激性食物；治愈前绝对禁止性生活；勤换内裤，保持局部清洁，内裤要单独洗，严防脓液传染；夫妇双方要同时治疗。

药方 2

药物　①黄柏、蛇床子、苦参、土大黄各 15 克；②锡类散；③黄连素软膏。

用法　口腔溃疡者、吹敷锡类散，吹敷前用 2%普鲁卡因6 毫升加入贝尔液 500 毫升中含漱。外阴溃疡用①方外洗，每剂水煎 2 次后过滤，倒入盆内熏洗患部，每日 1～2 次，并外涂黄连素软膏或喷锡类散。另外可辨证口服中药。属肝肾阴虚的患者，愈后再口服六味地黄丸，以巩固疗效。

功效主治　清热燥湿解毒。口、眼、生殖器三联综合征、口腔及外阴溃烂。

(十二)五官科

眼　痒

眼痒，多是各种眼病中的一个症状，但亦有单独出现者。

药方 1

药物　蝉蜕 10 克，菊花 6 克。

用法　将上药放入药锅中，加水 250 毫升煎煮，过滤去渣后取药液备用。临用时，将药液倒入瓷杯内，待药温适度时用纱布蘸药液洗患眼。反复洗之，每日洗 3 次。

功效主治　祛风清热。眼痒。

温馨提示　以上诸药不得煎煮过长时间，以免损伤药效。

药方 2

药物　蔓荆子 5 克，白菊花 15 克，荆芥、防风各 5 克，薄荷9 克。

用法　将上药放入药锅中，加水适量煎煮，过滤去渣后装入罐中备用。临用时，倒入碗内或杯内，趁热先熏后洗患眼。每日 3 次。

功效主治　疏风、散热、止痒。眼痒。

药方 3

药物　精盐 12 克，乌贼鱼骨（去甲）4 个（研细）。

用法　将上药放入药锅中，加水 1 000 毫升，煎煮数沸，过滤去渣后倒入碗内，待药温适度时洗患眼。每日早、晚各 1 次。

功效主治　消炎止痒。眼痒。

沙　眼

沙眼是一种慢性结膜炎症，具有传染性。因病变的结膜面有细胞浸润、乳头增生和滤泡形成而变粗糙。沙眼是致盲的主要眼病之一。初起时可无症状或有痒感、烧灼、干燥、异物感和视力模糊等。其病程长，易伴发急性结膜炎和角膜溃疡。属中医中"椒疮""粟疮"的范畴。

药方 1

药物　六月雪 100 克，夏枯草 60 克。

用法　将上药放入药锅中，加水适量煎煮，过滤去渣后装瓶备用。使用时取药液洗患眼。每日 2～3 次。

功效主治　祛风消肿、清热解毒。沙眼。

药方 2

药物　蚕沙 30 克。

用法　将蚕沙放入药锅中，加水适量煎煮，过滤去渣后取液，待药温适度时洗患眼。每次 5～10 分钟，每日 2～3 次。

功效主治　祛风除湿、活血止痛。沙眼。

药方 3

药物　木贼草、石决明各 30 克，青葙子、桑叶、菊花各 15 克，桔梗 10 克，薄荷 6 克。

用法　将上药放入药锅中，加水1 000毫升，煎煮 30 分钟，过滤去渣后取液，待药温适度时洗患眼。每日 2 次，每日 1 剂。

功效主治　清肝明目、散热退赤。沙眼。

药方 4

药物　明矾、芒硝、炉甘石各 6 克，龙胆草 9 克，杏仁 7 个，乌梅 5 个，明矾 3 克，菊花 60 克。

用法　将上药放入药锅中，加水适量，煎煮数沸，过滤去渣后倒入瓷碗内，待药温适度时洗患眼。每日 5～6 次。

功效主治　清热解毒、收敛止痒。沙眼。

角膜炎

本病属于中医聚星障、银星独见范畴。临床以怕光、流泪疼痛、角膜浑浊、视力障碍为特点。检查可见：睫状充血，角膜可见雾形或点、片状浑浊。

药方 1

药物　大青叶 250 克。

用法　将大青叶放入药锅中，加水 5 000 毫升煎煮，过滤去渣后取液，待药温适度时洗患眼。每日 3～4 次，每次 10～20 分钟。

功效主治　清热解毒、凉血消斑。肝经风热型角膜炎。

温馨提示　多数患者在浸眼 3 分钟左右后眼部刺痛，此时可闭目几秒钟。不痛后继续睁眼冲洗。

药方 2

药物　五倍子、苦参、白芷、川芎、荆芥、防风、羌活、升麻、薄荷、决明子各 6 克，柑子叶 3 克，葱 3 根。

用法　将前 11 味药混合共研为细末，分 10 日使用，每次 6 克。使用时将药末放入药锅中，加水适量煎煮，然后放葱3 根，过滤去渣后趁热先熏后洗患眼，每日 2 次。

功效主治　活血清热、止痒。热毒炽盛型疱疹性角膜炎。

温馨提示　患者熏洗后应避风静卧 30 分钟，以防毛孔张开，风寒乘虚而入。本法可连续使用，但不宜超过 30 日。

药方 3

药物　蒲公英、金银花、生地黄、菊花、玄参、夏枯草、决明子、玄明粉各 10 克，黄连 6 克，甘草 5 克。

用法　将上药放入药锅中，加水500～600毫升煎煮沸后，继续煎煮20分钟，过滤去渣后取液，待药液微凉后洗眼。每日3～4次。

功效主治　清热解毒、滋阴明目。肝经风热型角膜炎。

温馨提示　玄明粉应后放入。

药方4

药物　硼砂、荆芥、防风、黄连、苦参、五倍子各3克，铜绿1.5克。

用法　将上药放入罐中，加水适量煎煮至200毫升，过滤去渣后取液，将两眼靠近罐口熏，待药液冷却、沉淀后，将药液倒出外用洗患眼。

功效主治　清热止痒。外感风热型角膜炎。

角膜翳

角膜翳是由于角膜炎症或外伤遗留的瘢痕形成不同程度和不同范围的角膜浑浊。如为弥漫性、浅在性浑浊，称为角膜云翳；稍厚者为角膜斑翳；更深、更厚的白色瘢痕组织，称为角膜白斑。中医称本病为“冰瑕翳”“云翳”和“宿翳”等。临床以怕光、流泪、疼痛、角膜浑浊、视力障碍为特点。

药方1

药物　秦皮、黄柏、黄连、黄芩、决明子、葳蕤仁各18克，栀子9克，大枣5枚。

用法　将上药放入药锅中，加水适量，煎煮数沸，取药液备用。使用时患者仰卧，用药液洗患眼。每日1～2次，5日为1个疗程。

功效主治　清热燥湿、退翳明目。角膜翳。

药方2

药物　秦皮、升麻、黄连各30克。

用法　将上药放入药锅中，加水适量煎煮至浓液，用纱布过滤取液澄清备用。临用时，用消毒后的注射器吸取药液适量，冲洗患眼，每日5～6次。

功效主治　升清降浊、清热明目。角膜翳。

药方3

药物　川黄连、杏仁各3克，当归尾、赤芍、地肤子、石菖蒲各6克，羌活 1.5 克，明矾 1 克。

用法　将上药放入药锅中，加水 500 毫升煎煮，用纱布过滤后倒入碗内，稍凉即用纱布蘸药液洗患眼。每日 3 次。

功效主治　清热祛湿、化瘀通络。胬肉菌毒、角膜翳及一切眼疾。

角膜溃疡

角膜溃疡又称化脓性角膜炎，属中医中的“花翳白陷”“凝脂翳”等病范畴，是一种常见的外眼病。临床表现为初起羞明、流泪，或视物不清、眼睑肿胀，或伴头痛、结膜红赤、角膜有点状或片状灰白色浸润，逐渐形成溃疡，甚至溃疡穿孔、虹膜脱出等。

药方 1

药物　蒲公英、四季青、黄芩、野菊花各 30 克。

用法　将上药放入药锅中，加水适量煎煮，过滤去渣后取液，趁热先熏后洗患眼。每次 20 分钟，每日 3 次，3 日为 1 个疗程。

功效主治　清热解毒。角膜溃疡。

温馨提示　及时治疗，如治疗 2 个疗程无效，则需更换其他疗法。

药方 2

药物　野菊花、白蒺藜各 9 克，决明子 15 克。

用法　将上药放入药锅中，加水 1 500 毫升，煎煮 10 分钟，过滤去渣后倒入盆内，趁热先熏后洗患眼。每日早、午、晚各 1 次。

功效主治　清肝明目。角膜溃疡。

温馨提示　熏洗时，宜用头巾覆于头顶，勿使热气外溢。

药方 3

药物　桑叶、菊花、金银花、防风、当归、黄连、赤芍各适量。

用法　将上药放入药锅中，加水适量煎煮，过滤去渣后取液，趁热先熏后洗患眼。每日 2～3 次。

功效主治　清肝明目、凉血解毒。角膜溃疡。

睑缘炎

俗名“红眼边”。中医中称之为“睑弦赤烂”“沿眶赤烂”等病的描述与本病类似。本病在农村中较为常见，是一种眼睑边缘的常见慢性眼病。临床以局部皮肤发红、浸润、糜烂，伴有刺痒、异物感或烧灼感为特征。

药方 1

药物　苦参 12 克，五倍子、黄连、防风、荆芥穗、蕤蕤仁各9 克，铅丹 2.1 克。

用法　将上药放入药锅中，加水适量煎煮，用纱布过滤，取药液备用。治疗时，用药棉蘸取药液洗患眼。每日 3 次，每剂可洗3 日。

功效主治　清热渗湿、化腐生肌。睑缘炎。

温馨提示　忌烟、酒，忌辛辣、腥味及其他发物。注意眼部卫生，禁止揉眼。

药方 2

药物　苦参、当归、川芎各 12 克，五倍子、荆芥、防风、黄连各 10 克，铜绿 1.5 克，薄荷适量。

用法　将前 8 味药研细为末，以薄荷适量煎煮，以药液调药末制丸如弹子大，临用以热水化开，洗眼。每次 20 分钟，每日 3 次。

功效主治　燥湿祛风、清热化瘀。睑缘炎。

药方 3

药物　铜锈 1 克，防风、杏仁各 6 克。

用法　将上药研为细末，临用时用热水浸泡，洗患眼。每日 2～3 次。

功效主治　祛风退翳、祛腐敛疮。睑缘炎。

药方 4

药物　苦参 20 克，川黄连 6 克，黄柏 10 克。

用法　将上药放入药锅中，加水适量煎煮，过滤去渣后倒入盆中，洗眼睑患处。每日 3 次，每剂 3 次。

功效主治　清热泻火、解毒止痒。睑缘炎。

药方 5

药物　菊花、灯芯草、艾叶、黄柏各 15 克。

用法　将上药用绢布包好放入药锅中，加水适量煎煮，过滤去渣后，取药液淋洗患眼。每日 2～3 次。

功效主治　清热散风、利尿除湿。溃疡性睑缘炎、眦部睑缘炎等眼部疾患。

药方 6

药物　苦参、黄柏、野菊花、大黄各 30 克，黄连 20 克，防风、芒硝各 15 克。

用法　取上药（芒硝除外）放入药锅中，加水 1 000 毫升用小火煎煮沸后，继续煎煮 20 分钟，取出药液过滤备用。再加水 500 毫升煎煮沸后，继续煎煮 15 分钟，取药液过滤，混合 2 次药液约 450 毫升，连续煮沸后，继续煎煮，并投入芒硝溶化，过滤去渣后，置露天处一夜，再取药液贮瓶，备用。临用时用酒盅 1 只，加入药液 20 毫升，投入沸水中加温后，以消毒纱布蘸取药液洗患处。每日2～3 次，治愈为止。

功效主治　清热、解毒、祛湿。眼睑湿疹、睑缘炎（睑弦潮红赤烂）并有黏液黄水渗出者。

麦粒肿

麦粒肿又称睑腺炎，是眼睑腺组织的一种急性化脓性炎症，多见于儿童及脾胃虚弱者。临床上以眼睑缘皮肤局限性红肿胀痛，3～5 日后化脓溃破而肿痛渐消为特点。相当于中医的“针眼”。

药方 1

药物　野菊花、蒲公英、紫花地丁、肿节风各等量。

用法　将上药放入药锅中，加水适量煎煮，过滤去渣，先取药液 200 毫升，分 2 次内服。再将剩余药液倒入碗内，趁热先熏后洗患处。最后将毛巾浸透，热敷患处。每日 2～3 次。

功效主治　清热解毒、消肿止痛。麦粒肿。

温馨提示　患者熏洗后应避风静卧 30 分钟，以防毛孔张开，风寒乘虚而入。

药方 2

药物　桑叶、菊花、连翘、生地黄各 15 克，黄连 10 克。

用法　将上药放入药锅中，加水 1 000 毫升煎煮，过滤去渣后取液，趁热先熏后洗患处。每日 2 次，每日 1 剂。

功效主治　清热散风、消肿止痛。麦粒肿。

药方 3

药物　蒲公英 60 克，野菊花 15 克。

用法　将上药放入药锅中，加水适量煎煮，头煎内服；二煎取液先熏后洗患处。每日数次，每日 1 剂。

功效主治　清热解毒。麦粒肿。

药方 4

药物　蒲公英、金银花各 15 克，白芷、赤芍各 10 克。

用法　将上药放入药锅中，加水适量煎煮，趁热先熏患处，待药液稍凉后过滤去渣，取一半药液口服，另一半药液洗患处。每日 2 次。

功效主治　清热解毒、凉血消肿。麦粒肿。

泪囊炎

泪囊炎是指因沙眼、鼻窦炎、结核等原因引起鼻泪管阻塞、泪囊里泪液潴留并继发细菌感染所致，多发于中老年妇女。常见症状为经常流泪及视物模糊、眼部烧灼等。用手指压迫泪囊处，常有脓液或黏液由泪点流出，病程较长。急性泪囊炎的泪囊区皮肤红肿、疼痛，数日后化脓穿破，可遗留瘘管。本病属中医中的“眦露”“露睛”等病的范畴。

药方 1

药物　五倍子、五味子、胆矾各 6 克，精盐 1.5 克。

用法　将前 3 味药放入砂锅内，加水 2 碗，煎煮至 1 碗，用纱布过滤 3 次去渣后，再将精盐放入滤液中，再煎煮片刻即可。每日用药液洗患处 3～5 次。

功效主治　燥湿收敛。泪囊炎。

温馨提示　一般洗至眼道内无脓性分泌物为止。

药方 2

药物　桑叶、菊花、金银花、防风、当归尾、赤芍、黄连各等量。

用法　将上药放入药锅中，加水适量煎煮，过滤去渣后倒入盆内，趁热先熏后洗患处。每日 3～5 次。

功效主治　散风清热、凉血解毒。局部有红肿、羞明等症状的泪囊炎。

药方 3

药物　鲜板蓝根 20 克。

用法　将鲜板蓝根洗净去杂质放入药锅中，加水 500 毫升，用小火煎煮 40 分钟，待药温至 30℃，沉淀，用纱布过滤，即成 4%溶液，装入无菌瓶内，使用期 3 日。将配好的液体抽入注射器内 5 毫升，换 6 号无尖针头，冲洗泪道。每日 1 次，7 日为 1 个疗程。

功效主治　清热消毒。各型泪囊炎。

温馨提示　药物过期应重新配制，以防变质。患者治疗后静坐 5 分钟方可离开。

药方 4

药物　桑叶 15 克，芒硝、细辛各 3 克，干姜 5 克。

用法　将上药放入药锅中，加水 500 毫升煎煮，过滤去渣后取液，待药温适度时洗患处。每日 2～3 次。

功效主治　清火泻热。肝肾虚衰型泪囊炎。

巩膜炎

本病属中医火疮范畴，为变态反应性眼病，以成年女性发病较多，常反复发作。临床症状为眼涩难睁、流泪怕光、疼痛较剧、入夜尤甚，可见巩膜里层隆起紫红色结节，其形圆或椭圆、大小不均，结节周围布有紫红色血脉。

药　方

药物　生地黄、红花、龙胆草各 6 克。

用法　将上药放入药锅中，加水 200 毫升煎煮沸后，继续煎煮，过滤去渣后取液，趁热先熏后洗患处。每次 10～20 分钟，每日 2 次。

功效主治　活血化瘀。各种巩膜炎。

温馨提示　若并发虹膜睫状体炎，应用 1%阿托品眼药水或眼膏点眼扩瞳，以防虹膜后粘连。

结膜炎

结膜炎，是一种由细菌或病毒感染而引起的急性传染性眼病。其临床特点为睑和球结膜充血、水肿，黏液样分泌物增多，属中医中的“天行赤眼”“暴风客热”等范畴。

药方 1

药物　当归、明矾各 6 克，芒硝、菊花各 10 克，花椒 9 克，川大黄 15 克。

用法　将上药放入药锅中，加水煎煮 2 次，再将 2 次药液混合碗中，用毛巾将碗围之以保温，患者睁眼俯碗上，趁热先熏后洗患处。每次不少于 30 分钟，长则更好。药不热时可加温。每日 3 次。

功效主治　清热散风、消肿止痛。急、慢性结膜炎，各种红眼及眼睑炎。

温馨提示　洗眼时拨开上下眼睑，使药物进入球结膜。

药方 2

药物　金银花、菊花、蛇床子各 20 克，大青叶 40 克。

用法　将上药放入药锅中，加水适量煎煮，过滤去渣后取液备用。临用时，趁热先熏患处，稍温时用毛巾蘸药液洗患处，最后用毛巾浸药液温敷患处。每日 2 次，每次 20 分钟。

功效主治　清热解毒、消肿止痒。结膜炎。

药方 3

药物　野菊花、霜桑叶各 15 克。

用法　将上药放入药锅中，加水 2 500 毫升，煎煮 10 分钟，过滤去渣后倒入洗脸盆内，趁热熏患处，熏时头上宜覆头巾 1 块，以免热气散失。每日早、晚各 1 次，连用 2～3 日。

功效主治　散热、退赤、消肿。结膜炎。

药方 4

药物　甘菊、桑叶、生地黄、夏枯草各 9 克，薄荷 3 克，羚羊角尖 4.5 克。

用法　将上药放入药锅中，加水适量，煎煮 20 分钟，过滤去渣后取液，趁热先熏后洗患处。每日2次，每日1剂。

功效主治　疏风清肝、养阴明目。结膜炎。

鼻窦炎

本病是一种常见的鼻窦黏膜急性或慢性化脓性炎症。属于中医鼻渊、脑漏、头痛等病症范畴。各种年龄、性别均可发病。临床表现为鼻塞、流脓涕、嗅觉减退、中鼻甲肿大、中鼻道或嗅裂有脓性分泌物，X线鼻窦检查示窦腔黏膜增厚等症状。

药方1

药物　苍耳子、白芷、露蜂房、牛蒡子、薄荷、细辛、升麻、藿香、蛇床子、川乌各10克。

用法　将上药放入大砂锅中，加水适量煎煮，待煎煮沸后用小火再煎5～10分钟，然后用布连药带头罩住，尽量多用鼻呼吸，待药温稍凉后，可用纱布蘸取药液洗额头及鼻部。每日2次，每剂药可用4～6次。

功效主治　祛风祛湿、散寒止痛。对急性鼻窦炎、慢性鼻窦炎皆有效，而以急性发作的鼻窦炎效果更佳。

温馨提示　本方临床使用时，如见身热、恶寒、毒热较甚者，加黄芩、柴胡；如见鼻痒涕多、风热上扰者，加僵蚕、蝉蜕。

药方2

药物　玄参、川乌、草乌、白芷、金银花、柴胡、薄荷、钩藤各15克。

用法　将上药放入砂锅内，加水2 000毫升煎煮至1 000毫升左右，过滤去渣后倒入脸盆中熏（患者用鼻吸入热气，从口呼出，反复多次），待药温适度时，洗头部。早、晚各1次，每剂药可用2日，2剂为1个疗程。

功效主治　散寒止痛、清凉解表。各种急性鼻窦炎、慢性鼻窦炎。

温馨提示　为保证熏的效果，可用硬纸卷成喇叭筒状罩住盆沿，上口对鼻吸气。

唇　炎

唇炎，又称唇风。本病大多发生在下唇部初起色红肿胀发痒，继则有干巴及烧灼感，久之皲裂、起痂皮、脱屑，且常反复剥脱。

药方 1

药物　苦参、白鲜皮、土茯苓各 15 克，黄柏 12 克，明矾、甘草各 6 克。

用法　将上药共放入搪瓷杯中，然后加水适量（约高出药面 2 横指），用小火煎煮 20 分钟备用。用时，先趁热将口唇放茶缸口上熏之，待药温适度时，用干净纱布浸湿洗敷，或将口唇放入药液内浸泡。每日 3 次，每次 30～60 分钟。每剂可用 5 日，5 日为 1 个疗程。2 个疗程后停药 3 日。

功效主治　清热除湿、祛风止痒。唇炎。

药方 2

药物　白鲜皮 15 克，蛇床子、土槿皮各 10 克，地肤子、苦参各 30 克。

用法　将上药共放入搪瓷杯中，加水适量（约高出药面 2 横指），用小火煎 20 分钟（每次适当补加水煎沸即可）备用。用时先趁热熏患处，待药微温时将口唇浸泡于药液中。每次 15 分钟以上。每日1～2次。

功效主治　清热祛湿、祛风止痒。唇炎。

药方 3

药物　蟾酥丸、牛黄解毒丸或六应丸。

用法　以上 3 种丸药可任选一种，以温水调化。用调化的药水浸洗患处。每日 2～3 次。

功效主治　清热解毒、利湿消肿。慢性唇炎。

温馨提示　注意将药丸调散，使有效成分充分溶于药液中。

药方 4

药物　白鲜皮 15 克，蛇床子、土槿皮、孩儿茶各 10 克，地肤子、苦参各 30 克。

用法　将上药放入药锅中，加水 1 000 毫升煎煮至 500 毫升，过滤去渣后取液，用纱布浸洗口唇。每次 15 分钟，每日 1 次，10 日为 1 个疗程。

功效主治　凉血止血、除风胜湿。慢性唇炎之湿热内盛者。

温馨提示　本型患者多全身症状较明显，如配合中药清胃散（黄连 6 克，当归、牡丹皮各 12 克，生地黄、黄芩各 10 克，升麻 3 克）可达到及时控制症状、缩短病程的目的。

急性喉炎

急性喉炎是喉黏膜的急性炎症，男性发病率较高。临床以咽痛、声嘶、咳嗽有痰，间接喉镜检查下喉部黏膜弥漫性对称性充血、肿胀，声带呈淡红色等为主要特征。

药方 1

药物　黄连、黄柏、金银花、菊花、麦冬各 10 克。

用法　将上药放入暖水瓶中，倒入沸水，盖紧，30 分钟后可用药液含漱或水煎蒸汽吸入。每日 10 次以上。

功效主治　清热泻火、清凉解表。风热炽盛型喉炎。

药方 2

药物　玉蝴蝶 15 克，桔梗 12 克，胖大海 7 枚，甘草 9 克。

用法　将上药放入暖水瓶中，倒入沸水 700 毫升，盖紧。30 分钟后可用药液含漱或水煎蒸汽吸入。每日 10 次以上。

功效主治　开宣肺气、清热泻火。急性喉炎。

咽　炎

咽炎是咽黏膜、黏膜下组织和淋巴组织的炎症，属中医中风热喉痹范畴。此病是很常见的咽喉疾病，各种年龄、性别均可发生。临床以咽部干燥、灼热、疼痛，吞咽痛，咽部充血肿胀为特征。可分为急性咽炎和慢性咽炎。

药方 1

药物　金银花、菊花各 10 克，蒲公英 20 克。

用法　将上药放入药锅中，加水适量煎煮，过滤去渣后取液备用，或将鲜金银花、鲜菊花、鲜蒲公英捣汁。用药液漱口，每日数十次。

功效主治　清热泻火、消炎解毒。急性咽炎、急性扁桃体炎。

温馨提示　急性咽炎、急性扁桃体炎系咽喉常见急症，以青少年为多，单纯外治效果欠佳，且患者难以配合。故临床使用时要灵活掌握，应以内治为主，酌情配合外治，以免贻误病情。

药方 2

药物　金银花、野菊花各 30 克，土牛膝 12 克，薄荷 4.5 克。

用法　将上药放入药锅中，加水适量煎煮，过滤去渣后取液，用药液随意漱口，含漱。每日数十次。

功效主治　清除虚火、清凉解表。急性咽炎、急性扁桃体炎。

药方 3

药物　大青叶、芦根各 30 克。

用法　将上药放入药锅中，加水适量煎煮，过滤去渣后取液备用，或将鲜大青叶、鲜芦根捣汁。用药液漱口，每日数十次。

功效主治　清热解毒。急性咽炎、急性扁桃体炎，中医辨证属热毒炽盛型，症见咽喉肿痛、吞咽不利、口干舌燥、尿黄、便秘等。

药方 4

药物　生地黄、玄参、大青叶各 10 克。

用法　将上药放入药锅中，加水适量煎煮，过滤去渣后取液待凉，含上一口，停半分钟漱口吐出再含第二口，如此反复数次，可连续应用，直至病愈。

功效主治　滋阴泻火、解毒。慢性咽炎。

温馨提示　慢性咽炎不易治愈，应坚持治疗，并配合内服中药能增加疗效。

药方 5

药物　石斛、玄参各 10 克，生甘草 6 克。

用法　将上药放入药锅中，加水适量煎煮，过滤去渣后取液，用药液随意含漱，不拘时，直至病愈。

功效主治　清热、解毒、养阴。阴虚型慢性咽炎，症见咽干不适、唇舌干燥、大便干结、舌红、苔燥、脉细。

外耳湿疹

本病属中医中的旋耳疮、浸淫疮等病症范畴，多见于婴幼儿。临床症状为耳郭皮肤红赤，呈现多个小水疱，溃破、糜烂、渗液、瘙痒或皮肤粗糙、皲裂、脱屑等。现代医学认为本病多为耳郭、外耳道及耳周围皮肤受药物或脓液刺激所致，其他过敏因素亦可引起本病。

药方 1

药物　黄柏 30 克。

用法　将黄柏放入药锅中，加水 500 毫升煎煮沸后，用小火煎煮至 300 毫升，过滤去渣后取液备用，以药液清洗外耳道。每日 2 次，以痊愈为度。

功效主治　清热燥湿、泻火解毒。风热湿邪袭耳型外耳湿疹。

药方 2

药物　明矾 5 克，蒸馏水 1 000 毫升。

用法　用消毒过的蒸馏水 1 000 毫升配成 0.5%的明矾溶液，用药液冲洗耳郭、外耳道病变处。每日 1～2 次，至痊愈为止。

功效主治　解毒杀虫、燥湿止痒。各种外耳湿疹。

药方 3

药物　菊花、蒲公英各 60 克。

用法　将上药放入药锅中，加水适量煎煮沸后，继续煎煮 15 分钟左右，过滤去渣后取液，待药液微温时外用洗耳，每日2 次。

功效主治　清热解毒。风热血虚型外耳道湿疹。

药方 4

药物　生大黄 20 克，明矾、艾叶、透骨草、苍耳子、白芷、车前子各 15 克，穿山甲 10 克，蜈蚣 3 条，露蜂房 3 克。

用法　将上药放入药锅中，加水适量煎煮沸后，继续煎煮 15 分钟左右，过滤去渣后取液，待药液微温时外用洗耳，每日 3～5 次，每次 15～30 分钟。

功效主治　清热泻火、消炎解毒。湿热熏蒸型外耳道湿疹。使用本方可使耳根部黄水明显减少。

外耳炎

本病类似中医中耳疮、耳疖，是由细菌感染所致。多因挖耳恶习损伤耳道，也常见于嗜食辛辣之人。临床症状为外耳道皮肤弥漫性红肿、疼痛、糜烂、渗液或局限性红肿、溃烂、触痛明显等。

药方 1

药物　黄连 5 克，黄柏、当归、生地黄各 10 克，姜黄 6 克。

用法　将上药放入药锅中，加水适量煎煮沸后，再用小火煎煮 20 分钟，过滤去渣后取液，用消毒棉签蘸取药液涂抹外耳道红肿处。每日 4 次，至红肿消失。

功效主治　消炎解毒、养阴清热。各型外耳炎。

温馨提示　用药时用消毒棉签蘸药液，轻轻地揉擦患部，头向患侧倾斜，避免耳内进药液。

药方 2

药物　鲜野菊花 30 克。

用法　将上药放入药锅中，加水适量煎煮沸后，再用小火煎煮至浓液，过滤去渣后取液，用消毒棉签蘸取药液涂抹外耳道红肿处。每日 3～4 次，7～10 日为 1 个疗程。

功效主治　疏风清热。各型外耳炎。

温馨提示　同药方 1。

复发性口疮

复发性口疮又称复发性口腔溃疡。属于中医中口疮、口疡、口破、口疳等病症范畴。表现为口腔黏膜反复出现的单个或多个圆形或椭圆形浅表性溃疡，上覆黄色假膜，有明显的灼痛感。常具自限性，一般于 7～10 日可自行愈合。

药方 1

药物　黄连、薄荷、甘草各 1.5 克，五倍子 4.5 克。

用法　将上药放入药锅中，加水 300 毫升中浸泡 15 分钟左右，先用大火煎煮沸后，再用小火煎煮 20 分钟左右，过滤去渣后取药液约 150 毫升，用纱布擦洗患处。每日 3～4 次，5 日为 1 个疗程。

功效主治　清凉解表。实热型复发性口疮。

温馨提示　本药须频繁多次清洗患处，以使药至病所。如病势较剧，溃烂面扩大，甚至出现腮舌俱肿，大便秘结等症时，宜配合中药凉服散（大黄、栀子、竹叶、连翘各 10 克，芒硝、黄芩各 12 克，薄荷 6 克，甘草

3克)内服以及时控制症状,缩短病程。

药方2

药物　人中白、孩儿茶、青黛、黄连、黄柏各10克,冰片、硼砂各3克。

用法　将上7味药混合,共研为细末,用水约100毫升调匀,先用棉球蘸取药液清洗患处之假膜,使之见到红肿之黏膜,然后用消毒纱布浸湿敷于患处。每次5~10分钟,每日1次,7日为1个疗程。

功效主治　清热利湿、泻火。各种复发性口疮。

温馨提示　平时应注意身体锻炼,生活起居要有规律,避免过食辛辣、肥甘厚味之品,亦可配用野蔷薇根,茎煎煮后频频含漱,则疗效更佳。

药方3

药物　生硫黄10克。

用法　将上药溶于100毫升水中备用,1日后取其溶液涂擦两手心、足心,见效后即洗去,无效再用。3日为1个疗程。

功效主治　杀虫止痒。虚证复发性口疮。

温馨提示　本药有毒,不可溅入口、眼中。

药方4

药物　金银花、蒲公英各20克。

用法　将上药放入药锅中,加水适量煎煮至100毫升左右,过滤去渣后取液,用棉签蘸取药液涂洗口腔黏膜溃烂点。每日3~4次,3日为1个疗程。

功效主治　清热解毒。实热型复发性口疮。用本方治疗不易复发。

温馨提示　本型患者多全身症状明显,疼痛难忍,进食时加剧甚至夜不能寐,故多配合中药导赤散内服(木通、生地黄、竹叶各10克,生甘草5克)。

二 药 酒

在《汉书·食货志》中，称“酒为百药之长”。中医认为，酒本身就是药，也可以治病。酒为水谷之气，味辛、甘，性热，入心、肝经，具有畅通血脉、活血祛瘀、祛风散寒、消冷积、祛胃寒、养脾气、厚肠胃、促消化的作用。如果把药放入酒中，酒能引药上行，助药力，促进药效的发挥，成为一种有疗效和强身健体的药酒。药酒，在中医方剂中又称为酒剂。所谓药酒，一般是把药用植物的根、茎、叶、花、果或动物的全体或内脏以及某些矿物质成分按一定比例浸泡在低浓度白酒、黄酒、米酒或葡萄酒中，经过一定时间后，使药物的有效成分溶解于酒中，去除药渣而制成的。也有一些药酒是通过发酵等方法制成。酒与药材配伍，因为酒有它本身的作用，可以增强药力，是既能防病治病，又可用于辅助治疗的一种剂型。由于酒系谷类和曲酿制成的流质，其气剽悍、质清，具有强身治病的功效。而用于泡制药酒的中草药，一般系天然之品，其性味平和，毒副作用少。酒加中药配制成的药酒，介于药食之间，有病可以医病，无病可以防病强身，因此，饮用药酒只要适量就少有副作用。

药酒除了能防治疾病外，还有延年益寿之功效，这一点在历代的医疗实践中已得到证实。宋元时期，药酒发展的一个重要特点就是用于补益强身、延年益寿的保健药酒，有些药酒不但有治病养生的特点，而且口味纯正，成了宫廷御酒。到了清代的药酒，除了用于治病外，最大的特点就是养生保健药酒更为盛行，尤其宫廷补益药酒空前兴旺发达。例如，乾隆皇帝经常饮用之益寿药酒方“松龄太平春酒”，对老年人的诸虚百损、关节酸痛、纳食少味、夜寐不实等症均有治疗作用，又如，对老年人具有补益作用的寿星酒和补肾强阳、乌须黑发的回春酒等。李时珍在《本草纲目》中列举了69种不同功效的药酒，如五加皮酒可以“祛一切风湿痿痹，壮筋骨，填精髓”；当归酒“和血脉，壮筋骨，止诸痛，调经”；人参酒“补中益气，通治诸虚”；黄精酒“壮筋骨，益精髓”等。

药酒的作用，包含有“酒的作用和药物功效”双重作用。由于每种药酒都配入了不同的中药材，因此药酒的作用也随之而发生改变。就其总体而言，药酒的作用非常广泛，既有补益人体之阴、阳、气、血偏虚的补性药酒，也有祛邪治病的药性药酒。如以补虚强壮为主的养生保健美容药酒，主要作用有滋补气血、温肾壮阳、养胃生精、强心安神、抗老防衰、延年益寿；以治病为主的药性药酒，主要作用有祛风散寒、止咳平喘、清热解毒、养血活血、舒经通络等。

药酒是由酒与药物配制而成的。然而药物的配入，是有针对性和选择性的，都是按特定要求加入的，因此配入酒中的药物不同，其药酒的作用也不同。如药性药酒，是以防治疾病为主的药酒，在药物上都有严格细致的要求，是专为疾病而设的；补性药酒，虽然对某些疾病也有一定的防治作用，主要还是对人体起滋补增益作用，促进人体健康，精力充沛，预防病邪袭入，但也有一定要求，是专门为补虚纠偏、调整阴阳而设的。因此，每一种药酒的具体作用，都因药材的不同性质而不同。由此可见，药酒的作用是多种多样的。其另一主要作用是，酒入药中，可以缓和苦寒药物的药性，免除了平时服药的苦涩，人们很乐意接受。如有很多善于饮酒的人，用日常的食品配制药酒，既有医疗作用，又有滋补保健作用，乃一举两得之功，真可谓善饮也。

(一)药酒疗法的优点

在封建时代，制造药酒的技术仅被少数人掌握，制作的量少，制作周期长。所以药酒只有宫廷贵族和达官贵人才享用得起。现在，随着保健知识的日益普及，服用药酒的人群也在不断地扩大。药酒的长处越来越多地被人们认可。

1. 酒剂所含的有效成分多　酒是一种良好的有机溶剂，易于进入药材内部，可把中药里大部分水溶性成分，以及水不能溶解的、非极性溶剂才能溶解的有机物质溶解出来，最大限度地浸出药物中的有效成分。溶解在酒中的有效成分要比溶解在水中的多得多，故而在同样的疗效下，使用药酒对药材的消耗量要少一些，从而有利于节约药材，降低成本。

2. 酒助药力　某些药物经酒制之后，治疗作用显著增强。如王好古所云，药“有宜酒浸以助其乐”，“阻塞之气味，假酒力而行气血也”。像菟丝子、生地黄、淫羊藿、红花、莪术、白头翁等药物，俗称“得酒良”，其含义正在于此。

3. 酒剂起效迅速　中医认为酒是入血分的，酒一旦进入体内，可以直接通透消化道黏膜，进入血液，扩散到全身。而其他口服药如药片、药丸、药汤之类。都要经过消化道的消化吸收方能达到血液。所以酒剂起效较快，尤其适合于急需用药的人，服用后可借酒的宣行走窜之性，促进对药物中有效成分迅速地最大限度地吸收，在较短的时间内发挥治疗作用。

酒剂与其他剂型一样，用于治疗疾病的种类遍及内、外、妇、儿、五官各科，其中，尤以关节疼痛、腰腿疼痛、风湿痹痛、肢体麻木拘挛、中风缓弱不遂等病症用之为多。这与酒行药势，通行血脉，走窜经络的作用密切相关，它与祛风除湿、活血化瘀和蠲痹止痛之药相合有相得益彰之效。

4. 酒有引经作用　酒的引经作用，是指用酒引导诸药，选择性治疗某经病变的功能。如“大黄酒浸入太阳经，酒洗入阳明经”（《汤液本草》）、“香附子酒浸炒则引经络”（《本草纲目》），皆属此类。所以中医中药的引经理论，其实就是引导药物直达病所，使病灶的药力更加集中，也是一种选择性的治疗。

5. 酒剂防治并举　酒剂在中医临床方面的应用广泛。中药保健侧重于养生预防之用，此类药酒具有补益气血、补益脾胃、滋补肝肾、温肾壮阳、强筋壮骨、养心安神、补虚扶羸、健脑益智、延年益寿、强身健体、平补阴阳功能。如八珍酒、人参酒、仙灵固精酒、万寿药酒等。这些保健药酒，无病时服用可以养生，调理脏腑、气血、阴阳之偏，有病用之亦可祛疾，只要有针对性地选用，均可取得良好的养生保健作用。

祖国医学以预防促保健的思想在药酒中也得到了很好的体现。在我国历史上流传最广、使用时间最长的屠苏酒，即用桂心、防风、菝葜、川花椒、桔梗、大黄、乌头、赤小豆等酒制而成。大年初一至初三，阖家男女老幼依次饮服，拜贺，旨在辟疫疠（指各种传染病）及一切不正之气，以图全家人年中太平。在宋代，这一习俗曾是春节期间三大民俗活动之一。

此外,《本草纲目》中的椒柏酒(由川花椒和侧柏叶以酒制成)亦属辟疫防病之剂。

6. 酒可矫味杀毒　一些动物药,如白花蛇、乌梢蛇等,经酒制后可消除或掩盖其不良气味,并减缓其毒性。大黄酒制,则峻下之势锐减。因此,可根据酒的这些作用调剂药物,祛除药物的异味与毒性,缓和其峻烈之性,更好地发挥养生祛病的功能。

7. 酒可防腐,便于储存　药酒中含有乙醇,可延缓许多药物的水解,增强药剂的稳定性,并有不同程度的抑菌作用,故而酒剂可长期存放,不易腐败变质。这样,可以随时饮用,十分方便。对于花、叶质地松软的中药材来说,尤为适用。此外,酒里的微生物会抑制腐败微生物的生长,这样就延长了药物的保存期。旅游、出差、出国时带上药酒,就不会中断治疗了。

8. 药酒不用每日煎药　有了药酒就不用天天煎药,方便了工作或学习紧张的人,使之仍然能每日服药。慢性病、体质差需要长期服药的人,也适合服用药酒。

(二)药酒的选用

选用药酒要注意:一要熟悉药酒的种类和性质;二要针对病情,符合治疗疾病的需要;三要考虑自己的身体状况;四要了解药酒的使用方法。

具体如何选用药酒呢?一般可以请教医师,也可用自己所掌握的知识对症选用。现举例如下:

●气血双亏者可选用龙凤酒、山鸡大补酒、益寿补酒、八珍酒、十全大补酒等。

●脾气虚弱者可选用人参酒、当归北芪酒、长寿补酒、参桂营养酒等。

●肝肾阴虚者可选用当归酒、枸杞子酒、蛤蚁酒、枸圆酒等。

●肾阳亏损者可选用羊羔补酒、龟龄集酒、参茸酒、三鞭酒等。

●风寒湿痹、卒中后遗症等病症可选用驰名中外的史国公酒、冯了性药酒和其他药酒。

●风湿性、类风湿性关节炎或逢时所致的肌肉酸痛者可选用风湿药酒、追风药酒、风湿性骨痛酒、五加皮酒等。如果风湿症状较轻者可选用药性温和的木瓜酒、养血愈风酒等；如风湿多年，肢体麻木、半身不遂者则可选用药性较猛的蟒蛇药酒、三蛇酒、五蛇酒等。

- 骨骼损伤者可选用跌打损伤酒、跌打药酒等。
- 阳痿者可选用多鞭壮阳酒、助阳酒、淫羊藿酒、青松龄药酒、海狗肾酒等。
- 神经衰弱者可选用五味子酒、宁心酒、合欢皮酒等。
- 月经病者可选用五味子酒、当归酒等。

凡此种种，这里不一一列举。药酒所治疾病甚多，一般可参考本书所列病症之药酒方，随症选用。

在预防疾病上，民间也早有实践，如重阳节饮用菊花酒，可抗劳防衰；夏季饮用杨梅酒，可防中暑；常饮山楂酒，可防止高血脂的形成，减少动脉硬化的产生；长期服用五加皮酒、人参酒则可健骨强筋、补益气血、扶正防病等。

总之，选用药酒因人因病而异。如选用滋补药酒时要考虑到人的体质，如形体消瘦的人，多偏于阴虚血亏，容易生火、伤津，宜选用滋阴补血的药酒；形体肥胖的人，多偏于阳衰气虚，容易生痰、怕冷，宜选用补心安神的药酒。选用以治病为主的药酒，更要随症选用，最好在中医师的指导下选用为宜。要选用有针对性、适宜的药酒。药酒既可治病，又可强身，这并不是说每一种药酒都能包治百病，患者随意拿一种药酒饮用，就可见效。饮用者必须仔细挑选，认清自己的病症和身体状况，选用要有明确的目的，切不可人用亦用，见药酒就饮。

(三)药酒的制作方法

药酒服用简便，疗效显著，家庭中亦可自制，但要掌握正确的方法。

1. 选好药物　自制药酒应当选用适合家庭自制的安全可靠的药酒药物。有些药物并不适宜自制，如某些有毒性的中药，是必须炮制后才能用的，一般家庭无此条件。民间流传的一些单方、验方，如要配制药酒，应当先去请教医生，弄清楚药物性质和适用范围，以免不对症，甚至引起中毒。

2. 配料　按处方配料。处方的选择可根据医生的处方或参考有关书籍。将药物配齐后，去除杂质，有些药物还需先行炮制。具体方法均按当地炮制经验进行操作。

3. 药材处理　一般制备酒剂的药材都切成薄片或捣碎成粗颗粒。要按医生处方配齐所用药物的种类、剂量，将其洗净晒干。凡坚硬的皮、根、茎等药物，切成3毫米厚的药片子；草质茎根，切成3厘米长的段；种子类用棒捣碎。有些药物，还需经过一定的加工炮制处理。民间验方的中药，首先要弄清其品名、规格，要防因名异物或异名同物而搞错药材。

4. 酒的选择　以酒精度不低于60°的白酒较适合。对于不善饮酒者，亦可用低度白酒或黄酒，但浸出时间及次数宜适当增加。

生产酒剂用的白酒，应符合卫生部关于白酒卫生质量标准的规定。烊糖烊胶，可取适量白酒以热溶法或冷溶法充分溶解，加入浸出液或渗滤液中。如有胶料者，应用4倍量的水加热溶化，先加入糖酒，搅匀，然后加入浸出液或渗滤液中。浸出液或渗滤液加入糖酒（或糖胶酒）后，应密闭静置，充分澄清，方可滤过，分装。

5. 具体制作方法

(1)浸用法：

●冷浸法。系将药材碎成片或粗粉，置于带盖的陶、瓷罐或带塞玻璃瓶等容器中，加处方量白酒（如未规定酒的用量，则一般酒量为药材量的8～12倍，可根据药材性质，适当增减）密闭放置。每日振摇或搅拌1～2次，浸渍7日后，改为每周1次振摇搅拌，搅拌次数多一些，浸出效果更好。避光在常温下静置20日左右（冬季则放置时间更长一些）。然后倒出上清液，并压榨残渣。榨出液与上清液合并，静置澄清，纱布过滤即行。如连续浸制，残渣则不必压榨，可再添加新酒浸渍。调补之品如人参、黄芪、当归及陈皮等多系如此。若所制药酒需加糖、蜜矫味着色，可将糖用等量白酒温热溶解，过滤，将药液与糖液混合，搅匀，再过滤即成药酒。

●热浸法。药料和酒同煎一定时间，然后再放冷，储存。这种方法的优点是既能加速浸取速度，又能使药的成分容易浸出。制作方法基本上与冷浸法相同。先将药物粗粉置坛中，加一定量的酒，可采用隔水煮的间接加热方法，即把药材加酒先放在小锅、搪瓷罐等容器中，然后再放在另一盛水的大锅里炖煮，以有利药材成分的浸出，隔日1次。热浸时间不宜过长，否则酒易挥发散发。见到药酒表面出现泡沫时，立即端起离火，并马上趁热密封。静置15日左右，吸取上清液，压出残渣中的余酒，和上清液合并，静置澄清，滤过即得。

(2)酿用法：先将药物加水煎煮，过滤去渣，浓缩成药液（有些药物如桑葚、梨、杨梅等，可以直接压榨，取得药液）。再将糯米蒸煮成饭，然后把糯米饭、药液和酒曲拌匀，置于干净的容器内，加盖密封。尽量减少与空气的接触，保持一定的温度，放置4～6日即成。

(3)煎煮法：将药物碾成粗末后，全部放入砂锅。加水量高出药面10厘米，浸泡6小时，加热煮沸1～2小时，过滤取药液。加水再煎煮1次。2次煎出液合并后过滤，静置8小时，取上清液，加热浓缩成稠状膏（比例为生药5 000克煎成清膏2 000克）。待冷却后，加入与清膏等量的酒，和匀，放入坛内，密封7日，取上清液过滤即得。本法用酒量少，服用时酒味不重。古代医家认为，酒能使药力尽快抵达病所，迅速发挥治疗作用，因而对一些急性病变，多半采用此法。煎煮法可视为酒剂的一种速成法。易挥发的芳香物质受热后会加速挥发，因此芳香类药物不宜采用煎煮法。

(4)渗滤法：将切制后的中药材用白酒等润湿膨胀后，装入渗漉柱中，然后不断添加白酒，酒自上口流入，缓缓渗过药材，从下口渗流而出。集渗出液，并榨取药渣中汁液，与渗滤液合并静置沉淀，过滤即得。此法操作相应比较复杂，从自制药酒角度看，不如浸渍法简便易行。

(5)加药酿用法：这是古时常用的方法，近代应用不多。这种方法是以米、曲加药直接发酵成酒。依据处方备好适量的糯米或黄黏米、曲和药物，将药材、曲粉碎，米以水浸泡，令吸水膨胀，然后进行蒸煮，使内无白心或成粥状，使其糊化。将蒸煮好的米冷却至30℃或略高的温度，然后再加入事先已经加工好的药材、曲末，拌匀，置于缸内糖化发酵。已糊化的米，在酒曲中真菌分泌的淀粉酶作用下，转化成可发酵糖类，又在曲中酵母的作用下，进行酒精发酵，产生酒精和二氧化碳。发酵过程中，必须维持适当温度。如温度升高，应开耙搅拌，使温度降下来，并可排出二氧化碳，供给酵母氧气，促进繁殖。7～14日发酵即可完成，然后经压榨，过滤，取澄清酒液。酒液盛入存贮容器后，应隔水加热至75～80℃，以杀灭酵母菌及杂菌，保证质量和适于储存。古人采用该法时，有的先以水煎药取液，后冷渍曲，待发后再加入蒸好的饭发酵成酒。加药酿用法可制备低度药酒，在其用法、使用效果等方面有研究的价值。除了上述几种方法外，近年还有回流加热法等。

(四)药酒的适用范围与禁忌

1. 药酒的适用范围　因为药酒具有“药食同用”的特点，因此药酒使用范围日益广泛。概而言之，主要适用于：

●能治疗疾病。药酒能治疗之疾病甚多，凡内科、妇科、儿科、骨伤科、外科、皮肤科、眼科和耳鼻喉科各科190多种常见多发病和部分疑难病症均可治疗，无论急性疾病还是慢性疾病均适用，而且疗效显著。

●能预防疾病。由于药酒有补益健身之功，能增强人体的免疫能力和抗病能力，防止病邪对人体的侵害，故能预防疾病而免于发病。

●能美容润肤，保护人体的外在美观。

●能养生保健，益寿延年。坚持服用保健药酒，能保持人的旺盛精力，延长人的寿命，使之达到最高极限。对年老体弱者尤为适用。

●能做病后调养和辅助治疗，促进病体早日康复。

2. 药酒的饮用禁忌　药酒不是万能疗法，既有它的适用范围，也有它的禁忌一面。古谓：“水能载舟，亦能覆舟。”酒和药酒与健康的关系，正如古训这一哲理。适用的饮用之则受益，反之则受害；适量饮用者受益，过量饮用者则受害。

酒本身就是药，也可以治病，与药同用，药借酒势，酒助药力，其效尤著，而且使适用范围不断扩大。因而深受民众欢迎。我国目前饮酒者约1亿人，每年酿酒用粮食约125亿千克，可谓饮酒大国。但如果不宜饮用或饮用不当，也会适得其反。因此，有节制地饮酒和注意饮用酒和药酒的各种禁忌则尤为重要。

●饮用不宜过多，要少饮。凡服用药酒或饮用酒，要根据人的耐受力，要合理、适宜，不可多饮滥服，以免引起头晕、呕吐、心悸等不良反应。即使是补性药酒也不宜多服，如多服了含人参的补酒，可造成胸腹胀痛、不思饮食；多服了含鹿茸的补酒则可引起发热、烦躁，甚至鼻衄等症状。

●不宜饮酒的人，不能饮。凡是药酒和饮用酒，不是任何人都适用的，不适用的，就要禁饮。如孕妇、乳母和儿童等人就不宜饮用药酒，也不宜饮用酒。年老体弱者，因新陈代谢功能相对缓慢，饮用药酒也应当减量，不宜多饮。

●要根据病情选用药酒，不能乱饮。每一种药酒，都有适应范围，不能见药酒就饮。如遇有感冒、发热、呕吐、腹泻等病症的人，要选用适应的药酒，不宜饮用滋补类药酒。

●不宜饮用酒的病症，不能饮酒。对于慢性肾炎、慢性肾功能不全、慢性结肠炎和肝炎、肝硬化、消化系统溃疡、浸润性或空洞型肺结核、癫痫、心脏功能不全、高血压等患者来说，禁饮酒，即使药酒也是不适宜的，以免加重病情。不过，也不是绝对的，有的病症服用有针对性的低度药酒，不仅无碍，反而有益。但也应当慎用。此外，对酒过敏的人或某些皮肤病患者也要禁用或慎用药酒。

●外用药酒，不能内服。凡规定外用的药酒，则禁内服。如我国民间有端午节饮雄黄酒灭五毒和饮黄酒的习俗。其实，雄黄酒只宜外用杀虫，不宜内服。因为雄黄是一种有毒的结晶矿物质，主要成分为二硫化砷，遇热可分解成三氧化二砷，毒性更大。如果雄黄中混有朱砂（硫化汞）情况更糟。因为砷和汞都是致癌物质，并易为消化道吸收而引起肝脏损伤。饮用雄黄酒，轻则出现头昏、头痛、呕吐、腹泻等症状；重则引起中毒死亡。因此，端午节饮用雄黄酒的习俗是有害人体健康的，不宜再沿袭这一旧习俗了。

（五）药酒的饮用和储存方法

1. 药酒的饮用方法　药酒的用法，一般可分为内服和外用两种。药酒中，多数是内服或外用，但有的药酒，既可内服，也可外用。外用法，一般按要求使用即可，但内服法，尤须注意。

●服用量要适度。服用药酒要根据人的耐受力，一般每次可饮用 10～30 毫升，每日早晚各饮 1 次；或根据病情及所用药物的性质和浓度而调整。总之饮用不宜过多，要按要求而定。平时习惯饮酒的人服用药酒的量可以稍高于一般人，但也要掌握分寸，不能过度。不习惯饮酒的人服用药酒时则应从小剂量开始，逐步过渡到需要服用的量，也可以用冷开水稀释后服用。

●服用药酒要注意年龄和生理特点。对于女性来说，在妊娠期和哺乳期一般不宜饮用药酒；在行经期，如果月经正常也不宜服用活血功能较强的药酒。就年龄而言，年老体弱者因新陈代谢较为缓慢，服用药酒的量宜适当减少；而青壮年的新陈代谢相对旺盛，服用药酒的量可相对大一些；对于儿童来说，其大脑皮质生理功能尚不完善，身体各器官均处于生长发育过程中，容易受到酒精的伤害，而年龄越小的幼儿，酒精中毒的机会越多。酒精可对儿童组织器官产生损害，导致急性胃炎或溃疡病，还能引起肝损伤，导致肝硬化。酒精对脑组织的损害更为明显，使儿童记忆力减退，智力发育迟缓。因此，儿童一般不易服用药酒，如病情需要，也应注意适量，或尽量采用外用法。

●药酒服用时间。通常应在饭前或睡前服用，一般佐膳饮用，以使药性迅速吸收，较快地发挥治疗作用。同时药酒以温饮为佳，以便更好地发挥药性的温通补益作用，迅速发挥药效。

●要病愈即止。用于治疗的药酒，在饮用过程中，应病愈即止，不宜长久服用；补性药酒，也要根据自己的身体状况，适宜少饮，不宜过量。

●饮用药酒时，应避免不同治疗作用的药酒交叉使用，以免影响治疗效果。

2. 药酒的储存方法　凡从药房购进或自己配制的药酒，如果储存与保管不善，不但影响药酒的治疗效果，而且会造成药酒的变质或污染，因而不能再饮用。因此，对于服用药酒的人来说，掌握一定的储存和保管药酒的基本知识是十分必要的。一般来说，储存药酒的要求是：

●用来配制或分装药酒的容器均应清洗干净，然后再用开水煮烫消毒，方可盛酒储存。

●家庭配制的药酒，应及时装进细口长颈大肚子的玻璃瓶中，或者其他有盖的容器中，并将容器口密封好。

●药酒储存宜选择在温度变化不大的阴凉处，室温以 10～15℃为好。不能与汽油、煤油以及有刺激性气味的物品混放，以免药酒变质、变味。

●夏季存放药酒时要避免阳光的直接照射，以免药酒中的有效成分被破坏，使药酒的功效减低。

●家庭自制的药酒，要贴上标签，并写明药酒的名称、作用和配制时间、用量等内容，以免时间久了发生混乱，造成不必要的麻烦，或误用错饮而引起不良反应。

(六)服用药酒的注意事项

酒本身就是药,与药酒一样,在饮用时,除注意药酒禁忌外,还必须注意以下各点:

●服用某些西药时不宜饮用酒和药酒,饮了酒或药酒后就不要连着服用下列药物:①大量饮酒并服用苯巴比妥类中枢神经抑制药物会引起严重的中枢抑制。当饮用了中等量的酒并同时服用镇静剂量的巴比妥类药物时就引起明显的中枢抑制,使病人的反应能力低下,判断及分析能力下降,出现明显的镇静和催眠效果。如果加大用量可导致昏迷,出现意外。②精神安定剂氯丙嗪、异丙嗪、奋乃静、地西泮、氯氮草和抗过敏药物氯苯那敏、赛庚啶、苯海拉明等如与酒同用,对中枢神经亦有协同抑制作用。轻则使人昏昏欲睡,重则使人血压降低,产生昏迷,甚至出现呼吸抑制而死亡。③在服用单胺氧化酶抑制剂时,人体内多种酶的活性会因此而受到抑制。此时饮酒会因分解酒精的酶系统受抑制而使血液中的乙醛浓度增加,导致乙醛中毒,出现恶心、呕吐、头痛、血压下降等反应。酒精还有诱导增加药物分解酶的作用,可使抗凝血药的作用时间缩短。④酒精对凝血因子有抑制作用,会使末梢血管扩张,所以,酒与抗凝血药不宜同时服用。⑤酒精的药酶诱导作用可使利福平分解加快,从而降低药物的作用。⑥糖尿病人服药期间宜戒酒,因为少量的酒即可使药酶分泌增多,使降糖药物胰岛素、格列本脲等的疗效降低,以致达不到治疗效果。如果大量饮用酒会抑制肝脏中药酶的分泌,使降糖药的作用增强,导致严重的低血糖反应,甚至昏迷死亡。⑦心血管疾病患者服药时宜戒酒,以免出现严重的不良反应;服用硝酸甘油的患者,如果大量饮酒会引起肠胃不适、血压降低,甚至会发生昏厥。⑧高血压患者如果既饮酒又服用肼苯达嗪等降压药或呋塞米、依他尼酸、氯噻酮等利尿药,均会引起体位性低血压。服用帕吉林时则反应更为严重,会出现恶心、呕吐、胸闷、呼吸困难等,甚至会出现高血压危象。⑨酗酒会增加和诱发多种药物的毒副作用,酗酒者会发生酒精性肝炎,如服用甲氨蝶呤会干扰胆碱合成,加重肝损伤,使谷丙转氨酶升高,引起肝脏性脑病和呼吸抑制。⑩酒精和阿司匹林都能抑制胃黏膜分泌,增加上皮细胞脱落,并破坏胃黏膜对酸的屏障作用，阻断维生素 K 在肝脏的作用，阻止凝血酶原在肝脏中的形成，引起出血性胃炎，促使胃出血加剧或导致胃穿孔等严重后果。⑪酒与磺胺类药物同用会增强酒精的毒性。而灰黄霉素与酒同用则易出现情绪异常及神经症状。酒与地高辛等洋地黄制剂同用，可因酒精降低血钾浓度的作用，使机体对洋地黄的敏感性增强而导致中毒。

●要防止“闭门留寇”，在外邪未尽时，不要过早使用补酒，以免留邪为患。防止“虚不受补”，对于一般慢性虚证患者，只能缓缓调养，不宜骤补。或于补益药酒药物中，酌加运助之品，以免滋腻呆胃之弊。此外，还要防止“损阳耗津”，阳虚内寒者不宜清补，以免助阴损阳；阴津亏损者也不宜温补，以免助火伤阴。

●妊娠期间，应注意避免服用药酒，尤其是某些有滑胎、堕胎性质之药酒，防止造成流产的后果，孕妇饮酒还会对胎儿造成损害。女性在哺乳期亦不宜饮用药酒，以防对婴儿带来不良影响。儿童一般不宜口服酒剂，但可用于外治。

●酒的服用应考虑患者的酒量，切勿过多，以免引起头晕、呕吐、心悸等不良反应。对有低热盗汗、消瘦无力、颧红、手足心热的阴虚火旺患者，药酒也宜慎用，因为药酒大多辛温性燥，容易化火伤津。有些疾病，如肝炎、肝硬化、消化性溃疡、浸润性或空洞型肺结核、癫痫、心功能不全、慢性肾炎、慢性结肠炎等，均不宜服用药酒，以免加重病情。

●保健酒应以冬季饮用为宜，夏季炎热则以少用为佳。因为，有些药酒是由补气或补阳药组成，其药性温热，易助阳伤阴，引发阴虚阳亢之证，如五心烦热、口苦咽干、失眠多梦等。

●在使用药酒过程中，如遇感冒发热或罹患其他病时，应斟酌其宜，再决定是否继续使用药酒。若需停用治疗新病，可在治愈新病后再恢复饮用药酒。

●对酒精过敏者，不要使用中药药酒。对某些药酒的特殊注意事项（如禁房事等）亦应严加遵守，以确保药酒发挥养生祛病的医疗保健效果。

●饮用中药药酒时，通常应忌食生冷、油腻、腥膻等不易消化和有特殊刺激性的食物，还应注意忌口。在服药后因误食所忌饮食，常能使药物的疗效降低或引起不良反应，因此服药酒时也应注意饮食禁忌。如服人参制作的药酒后忌食茶叶，因为茶叶能解药性，会影响疗效。

选用药酒来防治疾病时，必须以中医学辨证施治的原则为指导，因时、因地、因人制宜，根据患者身体素质、年龄、性别、患病程度选用不同类的药酒。

（七）内　科

感　冒

感冒是因风邪侵袭人体，以头痛、鼻塞、流涕、发热、恶寒、脉浮为主要临床表现的疾病。根据其表现特点的不同，临床又分风寒虚热、夹暑、夹湿、夹燥、夹食等。

药方 1　葱姜盐酒

药物　葱白、生姜各 30 克，精盐 6 克，白酒 1 盅。

用法　将前 3 味药共捣成糊状，再加入白酒调匀，然后用纱布包之。外用，涂擦前胸、后背、手心、脚心、腋窝及肘窝等处，涂擦一遍后让患者安卧。

功效主治　发散风寒。感冒。

药方 2　荆芥豉酒

药物　淡豆豉 250 克，荆芥 10 克，黄酒 750 毫升。

用法　将上药放入药锅中煎煮 5～7 沸，去渣，收贮备用。随量温饮。

功效主治　疏风消肿。外感风寒所致的感冒、发热无汗。

药方 3　葱须豆豉酒

药物　淡豆豉 15 克，葱须 30 克，黄酒 50 毫升。

用法　先将淡豆豉放入药锅中，加水 1 小碗，煎煮 10 分钟，再加洗净的葱须，继续煎煮 5 分钟，最后加入黄酒，出锅。每日 2 次，趁热顿服。

功效主治　解表和中。风寒感冒。

药方 4　附子杜仲酒

药物　炙杜仲 50 克，淫羊藿 15 克，独活、牛膝各 25 克，炮附子 30

克，白酒1 000毫升。

用法　将前5味药研细末，用白酒浸泡，7日后即可饮用。每次10～20毫升，每日3次。

功效主治　补肝肾、强筋骨。感冒后身体虚弱、腰膝疼痛、行步困难。

药方5　姜蒜柠檬酒

药物　生姜100克，大蒜400克，柠檬3～4个，蜂蜜20克，白酒800毫升。

用法　将大蒜去皮蒸5分钟后切片，柠檬去皮切片，生姜切片，与蜂蜜共浸入白酒内，密封储存，3日后即成。每次1小盅，每日2次。

功效主治　辛温解表、宣肺散寒。风寒感冒。

药方6　桑菊连翘酒

药物　桑叶、菊花、连翘各30克，薄荷10克，芦根35克，杏仁10克，桔梗20克，甘草10克，糯米酒1 000毫升。

用法　将前8味药共研细末，浸入糯米酒内，密封储存，5日后过滤即可饮服。每次15毫升，早、晚各1次。

功效主治　清热解毒。风热感冒之发热不重、微恶风寒、咳嗽鼻塞、口微渴等。

药方7　蔓荆子酒

药物　蔓荆子200克，白酒500毫升。

用法　将蔓荆子制为粗末，浸入白酒内，密封7日，去渣即成。每次10～15毫升，每日3次。

功效主治　疏散风热、清利头目。外感风热所致的感冒、头昏头痛、偏头痛、目发暗或多泪症。

咳　嗽

咳嗽为临床常见病症。有因外感六淫，肺失宣降引起者；有因脾虚失运，酿湿生痰，上渍于肺，壅塞肺气，影响气机出入引起者；有因肝郁化火，木火刑金引起者；有因肾虚不能纳气引起者。根据其表现特点，临床又常分为风寒咳嗽、风热咳嗽、火热咳嗽、痰热咳嗽、痰湿咳嗽、阴虚咳嗽、阳虚咳嗽、气虚咳嗽、燥咳、木火刑金等。

药方 1　阿胶酒

药物　阿胶 400 克，黄酒 750 毫升。

用法　用黄酒在慢火上煎煮阿胶，令化尽，再煎煮至 500 毫升，取下待温。分作 4 服，空腹细细饮之，不拘时候，服尽不愈，再依前法另制。

功效主治　滋阴壮阳。阴虚咳嗽、眩晕心悸、虚劳咯血、吐血、崩漏。

药方 2　橘红酒

药物　橘红 30 克，白酒 500 毫升。

用法　先将橘红加工捣碎，与白酒一同置容器中浸泡，加盖密封。7 日后开封即成。每晚睡前服 10～15 毫升。不宜多饮，以免反助湿邪。

功效主治　理气散寒、化痰止嗽。脾肺不和、湿痰久蕴而引起的喘嗽咯痰等。

药方 3　寒凉咳嗽酒

药物　全紫苏 60 克，杏仁 5 克，栝楼皮、浙贝母、半夏、枳壳、桔梗、桑白皮、枇杷叶、茯苓各 15 克，陈皮、干姜各 30 克，细辛、白豆蔻仁、五味子各 7.5 克，甘草 1.5 克，白酒2 500毫升。

用法　将前 16 味药共捣碎，装入细纱袋中，扎紧口置容器中，倒入白酒浸泡，密封，隔日振摇 1 次，12 日后开封，弃渣过滤即成。每日早晚各服 1 次，每次 30～50 毫升。

功效主治　祛风散寒、止嗽平喘。寒凉咳嗽，症见咳嗽气喘、鼻塞流涕、喉痒声重、痰稀色白、头痛发热、恶寒或恶风等。

温馨提示　凡咳嗽属阴虚、久咳痰少、痰中带血丝、口燥咽干者忌服。

药方 4　百部根酒

药物　百部根 100 克，白酒1 000毫升。

用法　先将百部根切薄片，略炒后与白酒同置于容器中，密封浸泡 7 日即成。频频饮用，勿醉为度。

功效主治　润肺下气、止咳杀虫。久咳。

温馨提示　忌食辛辣、鱼虾等刺激性食物。

药方 5　鼠李仁酒

药物　鼠李仁 60 克，白酒 250 毫升。

用法　将鼠李仁洗净，用白酒浸泡5日即成。每日3次，每次10～20毫升。

功效主治　止咳祛痰。慢性支气管炎咳嗽、肺气肿。

药方6　芝麻核桃酒

药物　黑芝麻、核桃仁各25克，白酒500毫升。

用法　将前2味洗净，放入酒坛内，再倒入白酒，拌匀，密封，置阴凉处浸泡15日即成。每日2次，每次15毫升。

功效主治　补肾纳气平喘。肾虚喘咳、腰痛脚软、阳痿遗精、大便燥结等。

药方7　龙葵酒

药物　龙葵果150克，白酒250毫升。

用法　将成熟的龙葵果用白酒浸泡30日。每日3次，每次10～20毫升。

功效主治　清热解毒、利尿消肿。慢性支气管炎引起的咳嗽。

药方8　雪梨酒

药物　雪梨500克，白酒1 000毫升。

用法　将雪梨洗净去皮、核，切成小块，浸入白酒内，加盖密封，7日后即成。每取药酒适量饮服，每日2～3次。

功效主治　清热化痰、生津润燥。咳嗽、烦渴、痰热惊狂、噎嗝、便秘等。

药方9　天冬酒

药物　天冬500克，米酒1 500毫升。

用法　每遇冬月将天冬去心，洗净，晾干，然后放入瓶内，加入米酒，密闭浸泡5日，去渣，每次1～2小杯。常令酒气相接，但勿令大醉。

功效主治　清肺降火、滋阴润燥。阴虚咳嗽，症见干咳少痰、痰黏如胶、口咽干燥、咯血潮热、胸痛颧红、饮食减少、舌红而干、脉细数；本酒亦适用于吐浊沫的肺痿症，咳吐脓血的肺痈症。

温馨提示　忌食生冷食物。

药方10　双参麦冬酒

药物　西洋参36克，沙参、麦冬各24克，黄酒1 000毫升。

用法　将西洋参、沙参切片，麦冬捣碎，一同置于砂锅内，加入黄酒，用小火煎煮5～7沸，离火，冷却后放入洁净的玻璃瓶中密闭浸泡，7日后再加入200毫升凉开水调匀即成。每次30～50毫升，每日早、晚各1次。

功效主治　补气养阴、清热润肺、止咳。肺阴虚咳嗽、烦渴等。

温馨提示　服药期间忌食萝卜。

药方11　天冬紫菀酒

药物　天冬200克，紫菀、饴糖各60克，白酒1 000毫升。

用法　将前2味药切碎，与饴糖一同浸入白酒内，密封储存，7～10日即成。每次20毫升，每日2次。

功效主治　滋阴润肺、止咳。肺痿咳嗽、口吐涎沫、心中烦闷、咽燥但不渴等。

哮　喘

哮以突然发作、呼吸喘促、喉间哮鸣有声为特征；喘以气息急促为主要表现。哮必兼喘，故哮病又称为哮喘。喘可见于多种急、慢性过程中，当其成为这些疾病某一阶段的主证时，即称作喘证。哮喘有发作期和缓解期，一般在发作期较少用药酒治疗，以缓解期用之为多：在我国古代，较少用药酒治疗哮喘，在防治慢性气管炎、哮喘、冠心病的过程中，人们发现，药酒亦不失为治疗哮喘的一个有效手段，值得努力发掘。但应注意，对某些哮喘者或对酒过敏者，不宜用药酒治疗。

药方1　小叶杜鹃酒

药物　小叶杜鹃(干品)100克，白酒500毫升。

用法　将小叶杜鹃放入白酒中，浸泡7日后，去渣服用。每次10毫升，每日2次。

功效主治　清热驱火。慢性气管炎、哮喘。

药方2　猪胰酒

药物　猪胰(细切)3具，板栗30个，白酒1 500毫升。

用法　将前2味放入白酒中，密封，秋冬3日，夏季1日，春季2日，用纱布去渣。空腹温服。

功效主治　补肺益肾。上气喘急、坐卧不安。

药方3　蛤蚧定喘酒

药物　蛤蚧1对，白酒1 000毫升。

用法　先将蛤蚧去头、足、鳞，切成小块后浸于白酒中，密封，置阴凉处30日，经常振摇。每日2次，每次20毫升。

功效主治　补肺益肾、纳气定喘。久病体虚的慢性虚劳喘咳、动则气喘、咳嗽少气、阳痿、慢性支气管炎属肾阳虚证者。

温馨提示　风寒及实热性咳嗽者忌服。

药方4　栝楼薤白酒

药物　鲜薤白200克，栝楼25克，白酒500毫升。

用法　将前2味药洗净捣碎，置容器中，加入白酒，密封，浸泡14日后即成。每晚1次，每次20毫升。

功效主治　通阳散结、活血祛痰。喘息、咳喘、胸痹刺痛、心痛血滞等。

药方5　核桃酒

药物　核桃仁50克，白酒500毫升。

用法　先将核桃仁挑选干净，除去皮及杂质，捣碎，放入酒坛中，再将白酒倒入，拌匀，密封，隔日搅拌1次，浸泡15日后过滤即成。每日3次，每次15毫升。

功效主治　补肾养血、止喘纳气。肾虚喘咳、腰痛脚软、阳痿、遗精、大便燥结。

药方6　桑皮生姜吴萸酒

药物　桑白皮150克，生姜9克，吴茱萸15克，白酒1 000毫升。

用法　先将桑白皮切碎，与生姜、吴茱萸一同放入药锅中，加水500毫升和白酒，用小火煎煮至1 000毫升，去渣待用。每日2次，每次30毫升。

功效主治　泻肺平喘、理气化痰。咳喘胀满、呕吐痰饮等。

药方7　葶苈子酒

药物　葶苈子200克，米酒5 000毫升。

用法　先将葶苈子微火炒后研碎放入布袋，扎紧口，放入小坛中，注入米酒密封，7日后开封，去药袋即成。每日2次，每次20毫升。

功效主治　泻肺定喘、行水消肿。肺壅喘息、痰饮咳嗽、水肿胀满，或遍体气肿，或单面肿，或足肿等。

温馨提示　肺气不足、体质虚弱者忌服。

药方 8　红葵酒

药物　红花、龙葵果各 450 克，白酒 3 000 毫升。

用法　将前 2 味药分别用一半白酒浸泡 30 日，然后过滤取上清液，加入等量的 10%～15%的单糖浆即成。每日 3 次，每次10～20 毫升。

功效主治　祛痰止喘。支气管哮喘。

药方 9　桑白皮酒

药物　桑白皮 200 克，米酒 1 000 毫升。

用法　将桑白皮切碎，浸入米酒内，密封储存，7 日后即成。每次 20 毫升，每日 3 次。

功效主治　泻肺行水、清肺止咳。肺热咳喘，症见咳喘气粗、痰黄而稠、身热、口渴等。

药方 10　天竹黄酒

药物　天竹黄 30 克，白酒 500 毫升。

用法　将天竹黄浸入白酒内，加盖密封，5 日后即可饮用。每次 10 毫升，每日 2 次。

功效主治　化痰散寒。支气管哮喘、慢性支气管炎、咳嗽痰多等。

呃　逆

呃逆是一种常见的症状，有轻有重。轻者偶尔发作，常可自行消失；有时通过突然惊吓、快速饮水等方法，也可有效。若呃逆持续不断，则需要用食物和药物治疗。食疗时可将其分为虚、实两大类。实证者呃声响亮，两呃之间的时间较短，病人多体质强壮。虚证者呃声低弱，呃逆断断续续，病人多体质虚弱。呃逆长期不愈，又没有发现明确原因，需注意进行肺、膈及上腹部脏器的系统检查。

药方 1　状元红酒

药物　红曲 15 克，砂仁 5 克，陈皮、青皮、当归各 7.5 克，丁香、白豆蔻、厚朴、栀子、麦芽、枳壳各 3 克，藿香 4.5 克，木香 1.5 克，冰糖 500 克，白酒4 000毫升。

用法　将前13味药装入纱布袋内，与白酒一起置入容器中，密封，用小火隔水蒸2小时，去渣后加入冰糖溶解即成。每日2次，每次10～20毫升。

功效主治　理气健脾、化滞除胀。肝郁脾虚、呃逆嗳气、胸腹胀闷不适、食欲不振等。

药方2　吴萸香砂酒

药物　吴茱萸、炒砂仁各6克，木香3克，生姜2克，淡豆豉30克，黄酒120毫升。

用法　将前5味药置容器中，加入黄酒煎煮至60毫升，去渣即成。温服，每日1剂，每日3次服完。

功效主治　温中散寒、理气止痛。胃脘疼痛、恶心呕吐、呃逆、恶寒肢冷等。

药方3　佛手酒

药物　佛手30克，白酒1 000毫升。

用法　先将佛手洗净，用水泡软后切成小方块，晾干，放入酒坛内，加入白酒，密封浸泡5日后搅拌1次，10日后过滤去渣即成。每日2次，每次15～20毫升。

功效主治　疏肝理气、消食化痰。肝气郁结、脾胃气滞之情志抑郁、食欲不振、胸胁胀痛、恶心呕吐呃逆、咳嗽痰多等。

药方4　玫瑰露酒

药物　鲜玫瑰花350克，冰糖200克，白酒1 500毫升。

用法　先将鲜玫瑰花浸泡在白酒中，同时放入冰糖，浸泡30日以上，用瓷坛或玻璃瓶储存即成。每日2次，每次15～20毫升。

功效主治　疏肝理气、止痛和胃。肝胃不和所致胃脘胀痛或刺痛、连及两胁、嗳气频繁、呃逆、食欲不振等。

药方5　柠檬酒

药物　鲜柠檬3～5个，白酒适量。

用法　将鲜柠檬洗净，浸入白酒内，密封储存，3～5日即成。每遇打呃时嚼食酒浸柠檬(去皮)1～2个。

功效主治　降逆止呃、止渴除烦、和胃。呃逆、中暑、胎动不安等。

药方6　姜汁葡萄酒

药物　生姜60克，葡萄酒500毫升。

用法　将生姜洗净，捣烂，浸入葡萄酒中，密封储存，3日后滤取酒液即成。每日2次，每次50毫升。

功效主治　健胃祛湿、散寒止痛。嗳气呃逆、寒性腹痛等。

药方7　止呃酒

药物　紫苏子60克，黄酒500毫升。

用法　将紫苏子浸入黄酒中，密封储存，5～7日即成。每次15～20毫升，每日1～2次。

功效主治　下气开郁、祛痰定喘。呃逆、痰多咳嗽、便秘等。

药方8　半夏黄芩酒

药物　制半夏、黄芩各60克，人参、干姜、炙甘草各40克，黄连12克，大枣20克，白酒2 000毫升。

用法　将前7味药共制粗末，用纱布包好，浸入白酒中，密封储存，每日振摇1次，10日后即成。每次20毫升，每日2次。

功效主治　和胃降逆、开结散痞。胃气不和、寒热互结、心下痞硬、肠鸣不利、呃逆等。

头痛

头痛是临床上常见的自觉症状，可见于多种疾病中，如感冒、中风、头颅内的炎症和肿瘤等。这里介绍的疾病以头痛为主要症状，如血管性头痛、紧张性头痛等。治疗时一般将其分为外感和内伤两大类。外感头痛急性起病，常有感受风寒的病史。内伤头痛起病较缓，反复不愈，和情绪、饮食、体质等有关。

药方1　宁心酒

药物　桂圆250克，桂花60克，白酒2 500毫升，白糖120克。

用法　将前2味药置容器中，加入白糖和白酒，密封，浸泡30日即成。每日2次，每次20毫升。糖尿病患者忌服。

功效主治　安神定志、宁心悦颜。神经衰弱、心悸头痛等。

药方2 白菊花酒

药物 白菊花100克,白酒1 000毫升。

用法 将菊花放入布袋,置容器中,加入白酒,密封,浸泡7日即成。每日2次,每次15～20毫升。

功效主治 清肝明目,疏风解毒。头痛、视物昏花、头发脱落、心胸烦闷等。

药方3 当归酒

药物 当归30克,好酒1 000毫升。

用法 将当归放入药锅中,加好酒煎煮至600毫升即成。适量饮用。

功效主治 活血止痛、润肠通便。血虚夹瘀所致的头痛,其痛如细筋牵引或针刺、痛连眼角、午后尤甚、双目发涩、心悸怔忡、面色萎黄、眩晕等,舌质淡可有瘀点。

药方4 复方蔓荆子酒

药物 蔓荆子120克,菊花60克,川芎40克,防风、薄荷各60克,黄酒1 000毫升。

用法 将前5味药共捣碎,用黄酒浸于净瓶中,7日后开封,去渣备用。每次15毫升,渐加至20毫升,每日3次。

功效主治 祛风止痛。风热性头痛、偏头痛。

药方5 大豆蚕沙酒

药物 大豆250克,茯苓、蚕沙各126克,黄酒1 500毫升。

用法 先将茯苓、蚕沙研细,用黄酒浸于净器中,另炒大豆,令声断,急投入黄酒中,封口,7日后开封,去渣备用。每次1～2小杯,每日5～7次,微出汗则佳。

功效主治 清热止痛。头痛烦热、肌酸体重、身痒、背强口噤及女子产后中风。

药方6 黄连酒

药物 黄连30克,白酒180毫升。

用法 将黄连捣碎,与白酒一同放入砂锅内,用小火煎至60毫升,滤取酒液即成。每日1剂,每日2次。

功效主治 清热燥湿、泻火解毒。头痛日久不愈。

药方 7　杞菊归地酒

药物　白菊花 500 克，生地黄 300 克，枸杞子、当归各 100 克，糯米 3 000克，酒曲适量。

用法　将白菊花、生地黄、枸杞子、当归放入砂锅内，加水使之浸过药面 5 厘米，煎取浓液，备用。将糯米淘洗干净，煮成米饭，候冷，放入酒坛内，加入药液、酒曲，搅拌均匀，密封，置于温暖处储存，7 日后即成。每次 20～30 毫升，每日早、晚各 1 次。

功效主治　滋阴清热、养肝明目。肝肾不足所致的头痛、目眩、耳鸣等。

药方 8　菖蒲黄酒饮

药物　鲜石菖蒲 15 克，黄酒 1 小杯。

用法　将鲜石菖蒲洗净，捣烂取药液，对入黄酒饮服。每日1 剂。

功效主治　散风祛湿、止痛。偏头痛、耳聋、关节不利、咳嗽痰多、失眠健忘等。

药方 9　川芎酒

药物　川芎 200 克，白酒 2 500 毫升。

用法　将川芎制为粗末，用干净纱布包好，浸入白酒内，密封储存，每日振摇 1 次，15 日后即可饮用。每次 15～20 毫升，每日2 次。

功效主治　活血行气、散风止痛。偏正头痛、胸胁疼痛、关节痛、痛经等。

药方 10　大豆酒

药物　大豆 500 克，黄酒 1 500 毫升。

用法　将大豆洗净，炒至焦熟，趁热浸入黄酒内，密封储存，7～10 日即成。每次 10～15 毫升，每日 2 次。

功效主治　祛头风、止痛。头风疼痛，症见头痛经久不愈、时作时止。

便　秘

便秘即指排便不畅，分虚、实两大类。实证者一般由于肠道干燥所致，常见大便次数减少、粪质干燥坚硬、排出困难。虚证者多因肠道推动乏力所致，故大便并不干燥，且有便意，但排便困难。

药方 1　温脾酒

药物　干姜 30 克，甘草 30 克，大黄 30 克，人参 10 克，制附子 20 克，黄酒1 000毫升。

用法　将前 5 味药共捣碎，置于干净瓶中，倒入黄酒浸泡 5 日后开启，去渣备用。温饮，每日 2 次，每次 10～20 毫升。

功效主治　温中通便。脘腹冷痛、大便秘结或久痢等。

药方 2　麻子酒

药物　火麻仁 500 克，米酒 1 000 毫升。

用法　先将火麻仁研末，用米酒浸泡 7 日即成。每日 2 次，每次 30 毫升。

功效主治　润肠通便。老年或产后津伤血虚、大便干结。

药方 3　芝麻枸杞酒

药物　芝麻 300 克，枸杞子 500 克，生地黄 300 克，火麻仁 150 克，糯米1 500克，酒曲 120 克。

用法　先将酒曲研末备用；再把前 4 味药研末，置砂锅中，加水3 000毫升，煎煮至2 000毫升，取下待冷，糯米蒸熟，等冷后置容器中，加入上述药物和酒曲拌匀，密封，置保温处酿酒 14 日，启封压去糟渣即成。温饮，每日 3 次，适量勿醉为度。

功效主治　滋肝肾、补精髓、养血益气、调五脏。大便秘结、虚羸黄瘦、食欲不振、腰膝酸软、遗精、视物模糊、须发早白等。

药方 4　桃仁润肠酒

药物　桃仁 60 克，米酒 1 000 毫升。

用法　将桃仁浸入米酒内，密封储存，10 日后即成。每次 30 毫升，每日 2 次。

功效主治　破血行瘀、润肠通便。产后血虚便秘。

药方 5　韭菜汁酒

药物　韭菜汁 1 杯，白酒半杯，开水半杯。

用法　将韭菜汁、白酒、开水混匀，每日 3 次。

功效主治　散结、滑肠通便。习惯性便秘。

药方 6　芝麻酒

药物　黑芝麻 150 克，黄酒 500 毫升。

用法　将黑芝麻微炒，研成细末，浸入黄酒内，密封储存，每日振摇 1 次，3 日后即成。每次 20～30 毫升，每日 2 次。

功效主治　补肝益肾、润燥滑肠。肠燥便秘、须发早白、腰膝酸软、眩晕等。

药方 7　猪油酒

药物　猪油适量(如半个鸡蛋大)切碎，黄酒 250 毫升。

用法　将黄酒煎煮沸，投入猪油，再煎煮 3～5 沸即成。每日1 剂，分 2 次饭前温服。

功效主治　通利二便。大小便不通。

药方 8　松仁酒

药物　松子仁 60 克，黄酒 500 毫升。

用法　将松子仁炒香捣烂，与黄酒共入砂锅内煎煮沸，候冷，装入瓶内，密封储存，3 日后用纱布滤取酒液即成。每次 20～30 毫升，每日 3 次。

功效主治　补气血、润五脏、止渴、滑肠。病后体虚、肠燥便秘、眩晕、皮肤干燥、盗汗等。

温馨提示　大便溏泄、滑精者忌服。

盗　汗

盗汗是指夜间睡眠时出现的汗液外泄，不能自控的病症。

药方　益气补虚酒

药物　党参 35 克，黄芪 35 克，白酒 600 毫升。

用法　将前 2 味药置容器中，加入白酒，密封，浸泡 15 日即成。每日 2 次，每次 15 毫升。

功效主治　补中益气。盗汗。

高血压

平静状态下多次测量血压，发现舒张压超过 12 千帕(90 毫米汞柱)，收缩压超过 18.7 千帕(140 毫米汞柱)即可认为是高血压。高血压病人应将每日摄入的精盐量控制在 6 克左右，适当进行体育锻炼，减轻体重，同时经常食用一些有利于血压下降的食物。

药方 1　杜仲酒

药物　杜仲 30 克，白酒 500 毫升。

用法　将杜仲研碎，放入白酒中浸泡 7 日即成。每日 2～3 次，每次 10～20 毫升。

功效主治　补肝肾、强腰膝、降血压。高血压、肾虚腰痛等。

药方 2　灵芝丹参酒

药物　灵芝 30 克，丹参 5 克，三七 5 克，白酒 500 毫升。

用法　将前 3 味药洗净切片，置容器中，加入白酒密封，每日振摇数下，浸泡 15 日，滤过即成。每日 2 次，每次 20～30 毫升。

功效主治　补肝肾、活血降压。冠心病、神经衰弱、高血压等。

药方 3　嫩竹酒

药物　嫩竹 120 克，白酒 1 000 毫升。

用法　将嫩竹洗净，切碎，浸入白酒内，密封储存，每日振摇 1 次，15 日后即成。每次 20 毫升，每日 2 次。

功效主治　清热利窍。原发性高血压、便秘等。

药方 4　双地菊花酒

药物　地骨皮、生地黄、甘菊花各 50 克，糯米 1 500 克，酒曲适量。

用法　将地骨皮、生地黄、甘菊花放入砂锅内，加水漫过药面 10 厘米，煎煮取浓液，再与淘洗干净的糯米煮成米饭，候冷，加入酒曲，拌匀，置于洁净容器内，密封，保温发酵 4～6 日，滤取酒液，装瓶即成。每次 10～20 毫升，每日 3 次。

功效主治　滋阴养血、补肾延年。高血压眩晕、中老年体弱、目暗多泪、视物模糊等。

药方 5　香柠蜂蜜酒

药物　干香菇 50 克，柠檬 3 枚，蜂蜜 250 克，白酒 1 800 毫升。

用法　将柠檬洗净，带皮切片；干香菇去杂洗净，放入酒坛内。加入蜂蜜、白酒，密封，置于阴凉处储存，每日振摇 1 次，30 日即成。每次 15～20 毫升，每日 2 次。

功效主治　降血压、降血脂、增进食欲。高血压、高脂血症等。

中　暑

盛夏季节，天气炎热，体质虚弱或过度劳累者容易发生中暑。轻者汗出不畅、头晕头痛、恶心呕吐；重者可见神昏抽搐。

药方 1　杨梅酒

药物　鲜杨梅 500 克，白糖 80 克。

用法　将杨梅洗净，加白糖共装入瓷罐中捣烂，加盖（不密封，稍留空隙），放 7～10 日，自然发酵成酒。再用纱布绞汁，即成约 12°的杨梅露酒，然后倒入锅内煮沸，待冷装瓶，密封保存，时间越久越佳。夏季饮用最宜。

功效主治　清热解暑。中暑。

药方 2　杨梅烧酒

药物　杨梅 300 克，白酒 500 毫升。

用法　将杨梅洗净，同白酒共放入密封的容器中，浸泡 1 个月后取出即可。吃杨梅，每次 2～3 颗。

功效主治　清热解暑。中暑。

药方 3　苹果酒

药物　苹果 250 克，白酒 500 毫升。

用法　将苹果去皮核，切碎，置容器中，加入白酒，密封，每日振摇 1 次，浸泡 7 日即成。不拘时，随量。

功效主治　生津润肺、除烦解暑。脾虚火盛、中焦诸气不足、烦热中暑、醉酒等。

肺炎

肺炎是由于细菌、病毒等微生物侵犯肺脏所引起的肺部炎症，主要表现为咳嗽、咳痰、胸痛等。

药方 1　薏苡仁糯米酒

药物　薏苡仁 2 500 克，糯米、酒曲各适量。

用法　将薏苡仁磨成粉，加入蒸熟的糯米，与酒曲同置容器中，密封，置保温处酿酒即得。每日 3 次，每次 100 毫升。

功效主治　健脾清热、利水渗湿。腹胀、小便不利、脚气足肿、四肢麻木、肺痈咳嗽等。

药方 2　薏苡仁芡实酒

药物　薏苡仁 25 克，芡实 25 克，白酒 500 毫升。

用法　将前 2 味药去杂质，淘洗干净，置容器中，加入白酒，密封，经常振摇几次，浸泡 15 日后即成。每日 2 次，每次 10～15 毫升。

功效主治　健脾利湿、缓急。脾虚腹泻、肌肉酸重、关节疼痛、水肿、白带、肺痈、肠痈等。

药方 3　陈皮酒

药物　陈皮 60 克，白酒 400 毫升。

用法　将陈皮制为粗末，浸入白酒内，密闭3 日即成。每次 1 小杯，每日 3 次。

功效主治　健脾理气、燥湿化痰、止咳。肺炎之咳嗽、气急、痰多色白等。

药方 4　映山红酒

药物　映山红 15 克，白酒 500 毫升。

用法　夏季采摘映山红，阴干后切碎，浸入白酒内，密封储存，5 日后即成。每次 20 毫升，每日 2 次。

功效主治　祛痰止咳。肺炎之痰浊咳嗽、喘息等。

药方 5　橘红酒

药物　橘红 30 克，白酒 500 毫升。

用法　将橘红浸入白酒内，密封储存，7 日后即成。每晚睡前饮服 1

小杯。

功效主治　理气散寒、化痰止嗽。寒湿偏盛所致的慢性肺炎、哮喘，每逢感寒即复发不愈者。

温馨提示　每次不可多饮，以免反助湿邪。

药方 6　紫苏叶陈皮酒

药物　陈皮 15 克，紫苏叶 20 克，黄酒 200 毫升。

用法　将陈皮制为粗末，与紫苏叶一同浸入黄酒内，密闭 3 日即成。每次 1 小杯，每日 3 次。

功效主治　健脾理气、燥湿化痰、止咳。肺炎之咳嗽、气急、痰多色白等。

下痢、泄泻

下痢是以大便次数增多、腹部疼痛、里急后重、下赤白脓血便为特征的疾病。泄泻是以大便次数增多，粪质溏薄或完谷不化，甚至泻出如水样为特征的疾病。

根据临床表现的特点，下痢又分为寒湿痢、湿热痢、疫毒痢、噤口痢、休息痢、阴虚痢、虚寒痢、劳痢等类型；泄泻又分为寒湿泄泻、湿热泄泻、伤食泄泻、肾虚泻等类型。药酒用于这两种疾病，以偏寒者用之为多。

药方 1　姜附酒

药物　干姜 60 克，制附子 40 克，吴茱萸 30 克，白酒 400 毫升。

用法　将前 3 味药捣碎，置容器中，加入白酒，密封，浸泡5～7 日后，过滤去渣即成。或隔水煮沸，浸泡一夜即可。每次食前温服 10～20 毫升，每日 3 次。

功效主治　清热、利湿、止痢。赤白痢、久痢。

药方 2　楂糖酒

药物　山楂、红糖各 60 克，白酒 30 毫升。

用法　将山楂捣碎，用小火炒至略焦，离火，加入白酒搅拌，再加水 200 毫升，煎煮 15 分钟，过滤去渣，加红糖，拌匀即可。每日 1 剂，分 2 次温服。

功效主治　消滞、散寒、止痢。痢疾。

药方3　白药酒

药物　白茯苓、白术、天花粉、山药、芡实、牛膝各15克，白豆蔻9克，白酒5 000毫升。

用法　将前7味药研碎放入布袋，置容器中，加入白酒，密封，隔日振摇1次，浸泡14日后去渣即成。每日2次，每次15～20毫升。

功效主治　健脾燥湿。脾虚食少、食后腹满、小便不利、大便溏者等。

药方4　丁香煮酒

药物　丁香3粒，黄酒50毫升。

用法　先将丁香洗净，倒入瓷杯中，加入黄酒，再把瓷杯放在有水的蒸锅中，加热蒸10分钟即成。1次饮之。

功效主治　温中、暖肾、降逆。感寒性腹痛、腹胀、吐泻反胃、疝气、痃癖。

药方5　荔枝酒

药物　鲜荔枝肉(连核)500克，陈米酒1 000毫升。

用法　将鲜荔枝肉置容器中，加入陈米酒，放于阴凉处，浸泡7日即成。每日2次，每次20～30毫升。忌多饮，小儿禁用。

功效主治　益气健脾、养血益肾。脾虚中气不足所致泄泻、食欲不振、妇女子宫脱垂等。

药方6　生姜酒

药物　生姜120克，黄酒200毫升。

用法　将生姜捣碎，加入黄酒，煎煮沸1分钟，待温即成。温服，1次服完。

功效主治　温经通脉。泄泻、腹痛等。

药方7　青龙衣酒

药物　青龙衣(核桃未成熟的青皮)300克，60°白酒500毫升，白糖200克。

用法　将青龙衣破碎，置容器中，加入白酒，密封，浸泡30日后，去渣，加入白糖，混匀即成。每日2次，每次15毫升。

功效主治　和肠胃、止痛。胃脘疼痛、泻痢不止等。

药方 8　党参酒

药物　党参 1 条，白酒 500 克。

用法　将党参拍裂，置容器中，加入白酒，密封，浸泡 7 日后，去渣即成。不拘时，随量。

功效主治　补中益气、健脾止泻。脾虚泄泻、四肢无力、食欲不佳、脾虚气喘、血虚萎黄、头晕心慌等。

药方 9　白术酒

药物　白术 200 克，白酒 700 毫升。

用法　将白术研碎，置砂锅中，加水 600 毫升煎煮至 300 毫升，过滤去渣，取药液置容器中，加入白酒，密封，浸泡 7 日后过滤即成。每日 3 次，随量。

功效主治　健脾益气。食欲不振、胸腹胀满、大便泄泻等。

药方 10　苓术酒

药物　白术 500 克，白茯苓 250 克，黄酒 2 500 毫升。

用法　将前 2 味药用黄酒浸泡 10 余日，去渣备用。每日 3 次，每次 30 毫升。

功效主治　健脾和中、养胃燥湿、宁心安神。泄泻、食少腹胀、消化不良、痰饮咳嗽、水肿、小便不利。

药方 11　丁香山楂酒

药物　丁香 2 粒，山楂 6 克，黄酒 50 毫升。

用法　先将黄酒放在瓷杯中，放入丁香、山楂，把瓷杯放入锅内，隔水蒸 10 分钟即成。趁热 1 次饮服。

功效主治　温中止痛。感寒腹痛、腹胀、吐泻等。

药方 12　地瓜藤酒

药物　地瓜藤(根)500 克，烧酒 1 000 毫升。

用法　将地瓜藤捣碎，置容器中，加烧酒浸泡 7 日后去渣即成。适量饮服。

功效主治　行气清热、除湿、活血。腹泻、痢疾、消化不良、黄疸、白带、痔疮等。

药方 13　附子酒

药物　制附子 30 克，白酒 500 毫升。

用法　先将制附子捣碎如黄豆大，置于干净瓶中，倒入白酒浸泡3～5日后即成。每日2次，每次15～20毫升。

功效主治　温中散寒、止痛。四肢不温、冷汗淋漓、面色苍白、呕吐冷泻、畏寒怕冷、腹中冷痛、关节痛等。

药方14　鸡冠花酒

药物　鸡冠花(赤痢用红花，白痢用白花)20克，白酒1小杯。

用法　将鸡冠花洗净，与白酒一同放入砂锅内，加水3杯，煎煮沸3～5分钟，取药液饮用。

功效主治　凉血、止血、止痢。赤白下痢、痔漏下血、崩中、赤白带下等。

药方15　生姜芍药酒

药物　生姜30克，炒芍药15克，黄酒70毫升。

用法　将生姜洗净捣烂，与炒芍药同置砂锅内，加入黄酒，煎煮沸1分钟，去渣，1次服下。每日1剂。

功效主治　温通气血。下痢不止、腹痛转筋难忍等。

冠心病

冠状动脉粥样硬化性心脏病简称冠心病，是中老年人群中发病率比较高的一种疾病。平时除了适量运动，少进高脂、高糖、高盐的食物外，常用一些食疗菜谱，有减少冠心病发作的作用。食疗以通利为好。宜多食蔬菜、水果等疏导食物，少吃肥厚、油腻、黏滞食品。控制食量，忌暴饮暴食。保持大便通畅，以免便秘，加重病情。

荤食可选用鱼、蛋、乳类等，但量不宜多。少吃畜禽肉，不吃高脂食品。不饮酒、浓茶、咖啡等饮料，宜饮淡茶。食用油脂应选用植物油，如玉米油，尽量不要用动物油。

药方1　活血养心酒

药物　丹参60克，白酒1000毫升。

用法　将丹参洗净切片，晾干，放入布袋，置容器中，加入白酒，密封，浸泡15日即成。每日2次，每次15～20毫升。

功效主治　调经顺脉。妇女月经不调、血栓性脉管炎、心绞痛等。

药方 2　灵芝丹参酒

药物　灵芝 30 克，丹参、三七各 5 克，白酒 500 毫升。

用法　将前 3 味药洗净切片，与白酒一同置入干净瓶内，密封浸泡，每日振摇 1 次，15 日后即成。每次 20～30 毫升，每日 2 次。

功效主治　治虚弱、益精神。冠心病、神经衰弱等。

贫　血

贫血的主要症状有脸色苍白、头晕眼花、疲倦乏力等。临床上一般以单位容积血浆内的血红蛋白数量作为诊断标准，成年男性低于 120 克/升，成年女性低于 110 克/升，即可认为是贫血。食疗时将贫血分为心脾血虚和肝血虚两种。心脾血虚表现为面色不华、心慌多梦；肝血虚表现为面色不华、头晕目眩、肢体麻木、筋脉拘急等。

药方 1　桑葚杞圆酒

药物　桑葚、大枣、枸杞子、桂圆肉各 15 克，白酒 500 毫升。

用法　将前 4 味药研碎，置容器中，加入白酒，密封，每日振摇 1 次，浸泡 14 日后过滤即成。每日 2 次，每次 20 毫升。

功效主治　滋阴补血。贫血、头晕目眩、心悸气短、四肢乏力、腰膝酸软、神经衰弱等。

药方 2　桂圆补血酒

药物　桂圆肉、何首乌、鸡血藤各 125 克，白酒 1 500 毫升。

用法　先将鸡血藤和何首乌切成小块，与桂圆肉、白酒一同置容器中，密封，浸泡 10 日，过滤即成。每日 2 次，每次 20 毫升。

功效主治　补髓填精、养心宁神。贫血、须发早白、神经衰弱等。

药方 3　金桃娘酒

药物　金桃娘 250 克，白酒 500 毫升。

用法　将金桃娘置容器中，加入白酒，密封，每日振摇 1 次，浸泡 10 日即成。每日 3 次，每次 30 毫升。发热和便秘者忌服。

功效主治　补血固精。身体羸弱、贫血、遗精、早泄等。

药方 4　枸杞人参酒

药物　枸杞子 35 克，人参 2 克，熟地黄 10 克，冰糖 40 克，白酒 500

毫升。

用法　将人参、熟地黄捣碎，与枸杞子一同用纱布包好，浸入白酒内储存，每日振摇 1 次，15 日后拣去药袋，加入冰糖搅匀即成。每次 10～15 毫升，每日 2 次。

功效主治　滋阴补血、乌须发、壮腰膝、清热生津、强身益寿。体虚贫血、营养不良、神经衰弱、头晕目眩、失眠、盗汗等。

药方 5　桂圆大枣酒

药物　桂圆肉 250 克，大枣、熟地黄、生地黄各 50 克，黄酒 1 000 毫升。

用法　将桂圆肉、大枣、熟地黄、生地黄洗净，放入砂锅内，加水漫过药面 10 厘米，煎煮沸 3～5 分钟，离火，冷却后倒入酒坛，再加入黄酒，密封储存，30 日后即成。每于饭后饮服 20 毫升，每日 3 次。

功效主治　滋阴养血。贫血、低血压、血虚、头晕等。

药方 6　参归白芍酒

药物　人参 100 克，当归、白芍、生地黄各 60 克，白酒 2 500 毫升。

用法　将前 4 味药共制粗末，浸入白酒内，密封储存，每日振摇 1 次，15 日后即成。每次 15～20 毫升，每日 2 次。

功效主治　补血、补气。贫血。

药方 8　山药葡萄酒

药物　山药 500 克，葡萄干 250 克，白酒 3 000 毫升。

用法　将山药、葡萄干洗净晾干，浸入白酒内，密封储存，每日摇荡 1 次，30 日后即成。每次 10～20 毫升，每日 2 次。

功效主治　补中益气、强筋补血。贫血。

失　眠

失眠的原因很多，情绪变化、劳逸失度、久病体虚、饮食不节等均可引起。药酒辨证以虚证为主，用滋补心脾的药物治疗有较好的效果，且副作用小。除了用药酒治疗外，还须注意精神因素的调整，要消除烦恼，解除思想顾虑，避免情绪激动，睡前不吸烟、不喝酒和浓茶，每日参加适当的体力劳动，加强体育锻炼，这样才能取得较好的效果。

药方 1　桂圆酒

药物　桂圆肉 250 克，白酒 1 500 毫升。

用法　将桂圆肉置容器中，加入白酒，密封，每日振摇数下，浸泡 30 日即成。每日 2 次，每次 25 毫升。

功效主治　益心脾、补气血、安心神。食欲不振、虚劳羸弱、惊悸失眠、怔忡健忘、脾胃虚弱等。

药方 2　桑葚桂圆酒

药物　桑葚、桂圆肉各 20 克，白酒 500 毫升。

用法　将前 2 味药置容器中，加入白酒，密封，浸泡 7 日即成。每日 3 次，每次 20 克。凡大便稀溏者忌服。

功效主治　滋阴养血。心悸失眠、体弱少力、耳聋目眩等。

药方 3　养心安神酒

药物　枸杞子 45 克，酸枣仁 30 克，五味子 25 克，香橼 20 克，何首乌 18 克，大枣 15 枚，白酒1 000毫升。

用法　将前 6 味药共捣粗末，放入布袋，置容器中，加入白酒，密封，浸泡 7 日后去药袋，过滤即成。每晚睡前口服 1 次，每次 20～30 毫升。

功效主治　养心和血、养肝安神。失眠多梦、头晕目眩等。

药方 4　补骨脂酒

药物　补骨脂 60 克，白酒适量。

用法　将补骨脂研为细末，备用。每次取药末 6 克用白酒调服，每日 1 次。

功效主治　滋阴养血安神。肝肾不足、失眠、虚劳羸瘦、腰膝酸软等。

药方 5　黄精酒

药物　黄精 20 克，白酒 500 毫升。

用法　黄精切片，放入布袋，置容器中，加入白酒，浸泡 30 日即成。每日 3 次，每次 10 毫升。

功效主治　益脾祛湿、乌发、润血燥。发枯变白、肌肤干燥瘙痒、急躁少眠等。

药方 6　补心酒

药物　麦冬 30 克，生地黄 22 克，柏子仁、桂圆肉、当归、白茯苓各 15

克，白酒 2 500 毫升。

用法　将前 6 味药切碎，放入布袋，置容器中，加入白酒，密封，浸泡 7 日后去药袋，滤过即成。每日 2 次，每次 10～15 毫升。

功效主治　滋阴安神。心悸失眠、精神疲倦等。

药方 7　百益长寿酒

药物　党参、生地黄、茯苓各 4.5 克，白芍、白术、红曲、当归各 3 克，川芎 1.5 克，木樨花 25 克，桂圆肉 12 克，白酒 750 毫升，冰糖 75 克。

用法　将前 10 味药研碎，放入布袋，置容器中，加入白酒。密封，浸泡 5 日后滤过，加入冰糖即成。口服，不拘时，随量。

功效主治　益气健脾、养心补血。心脾两虚、气血不足之乏力少气、食少脘满、失眠、面色不华等。

药方 8　合欢皮酒

药物　合欢皮 100 克，黄酒 500 毫升。

用法　将合欢皮研碎，置容器中，加入黄酒，密封，每日振摇1 次，14 日后开封，滤过即成。每日 2 次，每次 20 毫升。

功效主治　安神健脑、止肿消痛。神经衰弱、失眠头痛、跌打损伤、伤口痛等。

药方 9　双花酒

药物　白梅花 5 克，合欢花 10 克，黄酒 50 毫升。

用法　将上药放入碗内，隔水炖沸，候温，晚饭后 1 小时饮用。每日 1 剂。

功效主治　疏肝开郁、理气安神。失眠、健忘、梅核气、头晕等。

药方 10　百合花酒

药物　百合花 20 克，黄酒 50 毫升。

用法　将百合花放入黄酒中，隔水炖沸，候温 1 次服下。每晚 1 剂。

功效主治　润肺、清火、安神。失眠、咳嗽、眩晕等。

消化不良

消化不良是指对食入的食物不能正常地消化吸收，可表现为食量不小，但人消瘦、大便溏薄，甚至大便中可见食物的原形。

药方1　菖蒲木瓜酒

药物　鲜石菖蒲、鲜木瓜、九月菊各20克，桑寄生30克，小茴香10克，烧酒1 500毫升。

用法　将前5味药放入布袋，置于干净容器中，以烧酒浸之，7日后即成。每日早晨温饮10毫升。

功效主治　清心、柔肝、补肾。阳虚恶风、消化不良、眩晕乏力等。

药方2　刺梨酒

药物　刺梨500克，糯米酒1 000毫升。

用法　先将刺梨洗净晾干，捣烂后装入洁净的纱布中绞汁，再将刺梨汁放入容器中，冲入糯米酒，搅匀即成。每日2次，每次20毫升。

功效主治　健胃消食、滋补身体。消化不良、食积饱胀及病后体虚等。

药方3　山楂桂圆酒

药物　山楂、桂圆肉各250克，大枣、红糖各30克，米酒1 000毫升。

用法　先将山楂、桂圆肉、大枣洗净去核沥干，然后加工粗碎，置容器中，加入红糖和米酒，搅匀，密封浸泡10日后开封，过滤，澄清即成。

功效主治　益脾胃、助消化。肉食积滞、脾胃不和、脘腹胀满、消化不良、面色萎黄等。

药方4　红茅药酒

药物　公丁香、白豆蔻各6克，砂仁10克，高良姜、零陵香、红豆蔻各6克，白芷10克，当归30克，木香2克，肉豆蔻6克，陈皮20克，枸杞子10克，檀香2克，草豆蔻6克，佛手10克，桂枝6克，沉香4克，肉桂20克，山药6克，红曲162克，白酒5 200毫升，蜂蜜560毫升，冰糖416克。

用法　将前20味药放入布袋，浸于白酒中，加热，煎煮数沸后再对入蜂蜜和冰糖搅匀即成。烫热饮用，每次服适量。

功效主治　理脾和胃、温中散寒。寒湿中阻、脾胃气滞的脘满痞塞、腹胀腹痛、不思饮食、消化不良等。

药方5　黄芪酒

药物　黄芪60克，米酒500毫升。

用法　将黄芪研碎，置容器中，加入米酒，密封，浸泡7日，每日振摇数次即成。每日 2 次,每次 20 毫升。

功效主治　补气健脾、固表止汗。脾胃虚弱、消化不良、心悸气短、四肢无力、体虚多汗、气虚脱肛等。

药方 6　葡萄酒

药物　干葡萄末 250 克,红曲 1.25 千克,糯米 1.25 千克。

用法　将上药放入瓮中至熟,根据个人酒量饮用,不拘时候。

功效主治　滋补胃阴。胃阴不足、消化不良、肌肤粗糙、容颜无华。

药方 7　杨梅酒

药物　杨梅 250 克,白酒 1 000 毫升。

用法　将杨梅洗净,晾干,浸入白酒内,密封储存 7～10 日即成。每次 1 小杯,每日 2～3 次。

功效主治　和胃消食、止呕止痢。消化不良、呕吐等。

药方 8　山楝果酒

药物　山楝果 2 500 克,白酒 1 000 毫升。

用法　将山楝果洗净捣烂,绞取药液,倒入白酒内,调匀即成。每次温服 30 毫升,每日 3 次。

功效主治　健脾开胃。消化不良等。

药方 9　枸杞麻仁酒

药物　枸杞子、火麻仁各 150 克,生地黄 90 克,黄酒2 500毫升。

用法　将火麻仁蒸熟,晾凉,与枸杞子、生地黄混匀,分别装入 4 个纱布袋中,放入酒坛内,倒入黄酒,密封浸泡,每日振摇 1 次。夏季 7 日,冬季 14 日,春秋季 10 日,即可饮服。每次 30 毫升,每日2 次。午饭前及晚上睡前温服。

功效主治　健脾补肾、益气养血。虚羸黄瘦、消化不良等。

药方 10　神曲酒

药物　神曲 90 克,米酒 1 000 毫升。

用法　将神曲研碎,用绢布包好,浸入米酒内,密封储存,7 日后即成。每次 30 毫升,每日 2 次。

功效主治　健脾和胃、消食化积。消化不良、食积腹胀。

药方 11　陈皮山楂酒

药物　陈皮 25 克,山楂酒 500 毫升,白酒 250 毫升。

用法　将陈皮浸入白酒内，密封储存，10 日后滤取酒液，与山楂酒混合即成。每次 30～40 毫升，每日 2 次。

功效主治　健脾理气、燥湿化痰、降逆止呕、开胃。消化不良、食少纳呆、脘腹胀痛等。

胃　痛

胃痛是以胃部疼痛为主要症状的一种病症。多因忧思郁怒、肝气犯胃、饮食不节、脾胃虚弱等造成。临床表现有实有虚，实证以寒凝气滞、饮食积滞、肝郁气滞、瘀血阻络为多，虚证以脾胃虚寒为多。对于寒凝气滞、脾胃虚寒者，药酒用之尤宜，常用者如温脾酒；对于肝胃不和者，常用佛手、玫瑰花等行气药配制，借酒以行其药势，如佛手酒、玫瑰露酒等；血瘀者，亦可用活血药制成药酒服用。

药方 1　玫瑰露酒

药物　鲜玫瑰花 3 500 克，白酒 15 000 毫升，冰糖 2 000 克。

用法　将鲜玫瑰花浸入白酒中，同时放入冰糖，浸月余，要用瓷坛或玻璃瓶储存，不可加热。

功效主治　滋补胃阴。肝胃不和所致胃脘胀痛或刺痛、连及两胁、嗳气频繁、食欲不振等。

药方 2　温脾酒

药物　干姜、甘草、大黄各 30 克，人参、制附子各 20 克，黄酒 500 毫升。

用法　将前 5 味药共捣细末，用黄酒浸于净瓶中，5 日后开封，去渣备用。每次温饮 10～20 毫升，每日早、晚各 1 次。

功效主治　温脾健胃。胃腹冷痛、大便秘结或久痢。

药方 3　核桃仁酒

药物　青核桃 3 千克，白酒 5 升。

用法　将青核桃捣碎，用白酒浸泡 20～30 日服用。每次10～15 毫升。每日 3 次。

功效主治　健胃补脾。治各种胃痛。

药方4　核刺酒

药物　鲜核桃250克，刺梨根130克，白酒1 000毫升。

用法　先将鲜核桃捣碎，刺梨根切碎，用白酒浸泡20日后即成。每日3次，每次10毫升。

功效主治　消炎止痛。慢性胃肠炎。

药方5　胃痛药酒

药物　地榆、青木香各64克，白酒1 000毫升。

用法　将前2味药切碎，加白酒浸泡30日即成。每日2次，每次10毫升。

功效主治　行气消胀缓痛。慢性胃炎。

药方6　桂花酒

药物　桂花60克，白酒500毫升。

用法　将桂花浸入白酒内，密闭储存，常振摇之，7日后即成。胃痛发作时，炖热温服，每次10毫升。

功效主治　散寒止痛。胃寒疼痛。

药方7　佛手酒

药物　佛手30克，白酒500毫升。

用法　将佛手洗净，用水润透后切片，晾干，浸入白酒内，密封储存，每日振摇2～3次，7～10日后即成。每次30～50毫升，每日1次。

功效主治　疏肝解郁、调和气血。肝气抑郁、气血不调所致的肝胃胀痛、精神抑郁等。

温馨提示　胃痛吐血及胃火重者不宜饮用。

药方8　干姜酒

药物　干姜末3克，白酒15毫升。

用法　将白酒隔水加热，趁温送服干姜末。胃痛剧烈时，分次服下。

功效主治　温中散寒、活血止痛。寒凝气滞血瘀所致的胃脘剧痛。

药方9　丁香酒

药物　丁香3～5粒，黄酒1盅。

用法　将丁香、黄酒共置碗内，隔水炖热，趁温饮用。每日1～2剂。

功效主治　温中散寒、呃逆、降逆止呕。胃痛、少腹拘急。

药方 10　肉桂酒

药物　肉桂 20 克，白酒 1 000 毫升。

用法　将肉桂制为粗末，浸入白酒内，密闭储存，15 日即成。每次 10～20 毫升，每日 2 次。

功效主治　温经通脉、散寒止痛。虚寒性胃病、腹痛、妇女痛经等。

药方 11　半夏人参酒

药物　半夏 30 克，人参 20 克，黄芩 30 克，干姜 20 克，黄连6 克，大枣 10 克，炙甘草 20 克，白酒 750 毫升。

用法　将前 7 味药共捣碎，用干净纱布包好，浸入白酒中，密封储存，5 日后加入冷开水 500 毫升，调匀，滤取药液即成。每次 20 毫升，每日早、晚各 1 次。

功效主治　降逆和胃、开结散痞。胃气不和、寒热互结、心下痞硬、呕恶上逆、肠鸣不利、不思饮食、体倦乏力等。

风湿和类风湿

人们常说的关节炎一般属于风湿和类风湿范畴。临床上以关节疼痛、酸楚、麻木、重着、活动障碍等为本类病的主要症状。常因气候的变化，寒冷刺激，劳累过度等为诱因而发作。发作时患部疼痛剧烈，有灼热感或自觉烧灼而扪之不热。本病迁延日久可导致关节变形僵直，渐至不能行走，日常生活不能自理，严重者可累及心脏，形成风湿性心脏病。类风湿病被人们称之为不死的癌症。

药方 1　二根双花酒

药物　勒党根、小棵蔷盛根各 25 克，山花椒根 24 克，三花酒（50°白酒）500 毫升。

用法　将前 3 味药切碎，置容器中，加入三花酒、密封，浸泡 15 日后，过滤去渣即成。首次服 100 毫升，以后为每次 200 毫升，每日 2 次。同时取适量药酒外擦患处，每日 3 次。也可每晚临睡时服 100 毫升，或每次 50 毫升，每日 1 次。20 日为 1 个疗程。

功效主治　散风祛湿、活血止痛。急性扭挫伤及风湿性关节炎、腰肌劳损。

药方 2　风湿酒

药物　乌头、草乌、金银花、乌梅、甘草、大青盐各 6 克，白酒 500 毫升。

用法　将前 6 味药放入白酒中，密封，浸泡 2 日后去渣，即可饮用。每次 5 毫升，每日 3 次。

功效主治　散寒除湿。风湿性关节炎、类风湿关节炎等。

温馨提示　高血压、心脏病、风湿热、严重溃疡病患者忌用。

药方 3　排风酒

药物　防风、升麻、肉桂、独活、制附子、羌活各 30 克，白酒1 500 毫升。

用法　将前 6 味药捣碎，装入纱布袋扎好，放入白酒中，密封，浸泡 5 日后取出药袋，即可饮用。每次 20 毫升，每日 2 次。

功效主治　散风祛湿、解痉止痛。风寒湿痹、关节疼痛、言语错乱、心膈烦闷、四肢拘急、手足酸痛等。

药方 4　腰痛酒

药物　杜仲 15 克，补骨脂、苍术、鹿角霜各 9 克，白酒 500 毫升。

用法　将前 4 味药研成粗粉，放入白酒中，密封，浸泡 7 日后去渣，即可饮用。每日早、晚各 20～40 毫升，连服 7 日。

功效主治　温肾散寒、除风利湿。风湿腰痛、老年腰痛等。

药方 5　关节炎酒

药物　枸杞子、杜仲、乌梢蛇、牛膝各 9 克，芡实、红花、火焰子、当归、木瓜、党参各 6 克，白酒(60°)500 毫升。

用法　将前 10 味药放入 60°白酒中，密封，浸泡 7 日后即可饮用。每次 10 毫升，每日 2 次。

功效主治　活血祛风、强壮筋骨。风湿性关节炎等。

药方 6　巴戟羌活酒

药物　巴戟天(去心)、羌活(去芦)、牛膝、当归(切焙)、石斛(去根)各 12 克，川花椒(炒)3 克，生姜 20 克，白酒 500 毫升。

用法　将前 7 味药加工粉碎，装入纱布袋扎好，放入白酒中，隔水煮 2～4 小时取出，稍冷后即可饮用。每次温饮 20 毫升，可常服，不醉为度。

功效主治　祛风除湿。风冷或寒湿所伤腰脚冷痹或疼痛、强直不得屈伸等。

药方 7　姜黄木瓜酒

药物　木瓜 200 克，姜黄、羌活各 100 克，白酒 500 毫升。

用法　将前 3 味药加工粉碎，放入白酒中，密封，浸泡 10 日后去渣，即可饮用。每次 10 毫升，每日 3 次。

功效主治　缓痉止痛。肌肉风湿挛痛等。

药方 8　黑芝麻生姜酒

药物　黑芝麻(炒)50 克，薏苡仁(炒)25 克，生姜、生地黄各3 克，白酒1 000毫升。

用法　将前 4 味药加工粉碎，拌匀，装入纱布袋扎好，放入白酒中，密封，春夏季浸泡 5 日，秋冬季浸泡 7 日，即可饮用。每次 20 毫升，每日 1 次，临睡时空腹温饮。

功效主治　祛风除湿。风湿痹痛、脚膝乏力、痉挛急痛等。

药方 9　大蚂蚁酒

药物　大蚂蚁 60 克，白酒 500 毫升。

用法　将大蚂蚁放入白酒中，密封，浸泡 15 日后即可饮用。每次 15～30 毫升，每日 2 次。

功效主治　祛风止痛、通经活络、强筋壮骨。风湿痹痛、手足麻木、全身窜痛、末梢神经炎、周围神经炎等。

药方 10　胡蜂酒

药物　新鲜胡蜂 100 克，白酒1 000毫升。

用法　将新鲜胡蜂放入白酒中，密封，浸泡 1 个月后即可饮用。每次 15～25 毫升，每日 2 次，服后偶有皮肤瘙痒，翌日可自行消失。

功效主治　祛风除湿。急性风湿病、风湿性关节炎等。

药方 11　鹿筋酒

药物　鹿筋 45 克，白酒 500 毫升。

用法　将鹿筋洗净切碎放入药锅中，加水适量煎煮沸，再煎煮约 1 小时后停火，稍冷后，加入白酒，密封，浸泡 5 日后去渣，即可饮用。每次 10～20 毫升，每日 2 次。

功效主治　补肾温阳。腰膝冷痛、风湿关节痛、筋骨萎软等。

药方 12　蓖麻酒

药物　蓖麻子油 50 克，白酒 500 毫升。

用法　将蓖麻子油放入白酒中，用铜器盛，密封，浸泡 1 日，再煎煮熟，即可饮用。每次 10～20 毫升，每日 2 次，空腹饮。

功效主治　祛湿通络、消肿拔毒。风寒腿、肢体不收、失音不语等。

温馨提示　孕妇及脾胃虚弱、大便溏薄者忌用。

药方 13　木瓜竹叶酒

药物　淡竹叶、木瓜各 30 克，白酒 500 毫升。

用法　将淡竹叶洗净，每个叶片剪成 2～3 片，与木瓜一起装入纱布袋扎好，放入白酒中，密封，浸泡 3 日，即可饮用。每次 20 毫升，每日 2 次。

功效主治　祛风热、畅心神。风湿热痹、关节热痛、心烦、尿黄赤等。

药方 14　爬山虎叶酒

药物　鲜爬山虎叶 100 克，活雄螃蟹 2 只，活土鳖虫 4 只，白酒 500 毫升。

用法　将鲜爬山虎叶洗净切碎，与活雄螃蟹、活土鳖虫一起放入白酒中，密封，浸泡 7 日后，即可饮用。每日早、晚各饮 10～20 毫升。

功效主治　破瘀血、续筋骨、活血祛湿。风寒入络、湿热痹阻而致风湿性关节炎等。

温馨提示　孕妇忌服。

药方 15　寻骨风酒

药物　寻骨风 200 克，白酒 750 毫升。

用法　将寻骨风加工粗碎，放入白酒中，密封，每日振摇1 次，浸泡 7 日后去渣，即可饮用。每次 10～15 毫升，每日 3 次，空腹温饮。

功效主治　祛风通络。风寒入络，湿热痹阻而致风湿痹痛、肢体麻木、筋脉拘挛等。

药方 16　红花威灵仙酒

药物　威灵仙 200 克，红花适量，白酒 600 毫升。

用法　将威灵仙捣碎，与红花一起放入白酒中，密封，浸泡1 个月后去渣，即可饮用。每次 15 毫升，每日 2 次。

功效主治　祛风湿、通经络、止痹痛。慢性风湿性关节炎等。

药方 17　穿山龙酒

药物　穿山龙 200～300 克，白酒 500 毫升。

用法　将穿山龙洗净切碎，放入白酒中，密封，浸泡 15 日后去渣，即可饮用。每次 10～20 毫升，每日 2 次。

功效主治　舒筋活血、消肿止痛。跌打损伤、扭腰岔气、风湿症等。

药方 18　杜仲萆薢酒

药物　萆薢、杜仲各 20 克，枸杞根皮 25 克，白酒 500 毫升。

用法　将萆薢、杜仲（去粗皮，炙）、枸杞根皮（洗净）加工粉碎，放入白酒中，密封，隔水用小火煮 2 小时许，稍冷后即可饮用。不拘时，温热饮，常至微醉即可。

功效主治　补肾除湿。风湿腰痛。

药方 19　樱桃酒

药物　鲜樱桃若干，白酒适量。

用法　将鲜樱桃用凉开水洗净，放入瓶中，加入白酒，至浸没樱桃为度，密封，埋于背阴土中约 0.5 米深处，候冬季冷冻时取出，过滤取酒，并留渣备用。每次 30～50 毫升，每日 2 次。外用，遇一、二级冻伤，以酒液涂抹患处，每日数次；遇三级冻伤，有溃疡面或坏死组织可将酒渣中之樱桃去蒂去核，捣烂，敷于患处，至愈为止。

功效主治　益脾养胃、祛风湿。风湿性关节疼痛、风湿性瘫痪、冻疮等。

药方 20　急性子酒

药物　急性子 120 克，白酒 500 毫升。

用法　将急性子晒干，放入白酒中，密封，浸泡 1 个月后即可饮用。随量饮用。

功效主治　祛风活血、消肿止痛。风寒湿邪痹阻络脉而致风痛、游走性疼痛。

药方 21　三石酒

药物　磁石 50 克，白石英 60 克，阳起石 35 克，白酒1 000毫升。

用法　将磁石、白石英、阳起石共同捣碎，用水淘洗干净，再装入纱布袋扎好，放入白酒中，密封，每日振摇数次，浸泡 7 日后取出药袋，即可饮用。每次 20 毫升，每日 2 次。

功效主治　祛湿、舒筋通络。关节疼痛、风湿性关节炎等。

(八)妇　科

痛　经

痛经又称“经行腹痛”，是月经前后或行经时，以下腹及腰部疼痛为主的一种病症。导致本病的原因可有气滞、血瘀、寒凝、气虚等不同。经前下腹痛，痛连胁肋，或兼见乳胀者，多因气滞所致。经前或月经刚来时，少腹刺痛拒按，经色紫暗，或有瘀块者，多因血瘀所致。下腹冷痛或绞痛，热熨则痛减。经行不畅，色暗滞者，多因寒凝所致。行经过后腹部及腰部绵痛，喜按，月经量少，色淡而稀等，多因气虚所致。治疗原则以行气、活血、温经、益气为主。

药方 1　当归红胡酒

药物　当归、延胡索、制没药、红花各 15 克，白酒 100 毫升。

用法　将前 4 味药共捣碎，布包，用白酒浸泡于干净容器中，7 日后即可饮用。每日早、晚各空腹温饮 1 杯。

功效主治　活血止痛。月经欲来、腹中胀痛。

药方 2　山楂酒

药物　干山楂片 500 克，60°白酒 300 毫升。

用法　把干山楂片洗净、去核，放入 500 克装的细口瓶内约半，再添加白酒至瓶满，密封瓶口，每日振摇 1 次，7 日后可饮用。每次 10～20 毫升，边用边添加白酒(约 200 毫升)。

功效主治　活血、舒筋。劳动过力身痛疲倦和妇女痛经等。

药方 3　红花酒

药物　红花 60 克，白酒 1 000 毫升，红糖适量。

用法　将红花洗净，晾干表面水分，与红糖一同装入洁净的纱布袋内，封好袋口，放入酒坛中，加入白酒，密封，浸泡 7 日即成。每日1～2 次，每次 20～30 毫升。

功效主治　养血活血、散瘀止痛、通经。妇女血瘀性痛经等。

药方 4　毛鸡药酒

药物　干毛鸡 160 克(或鲜毛鸡 320 克,均除去毛和内脏),当归、川芎、白芷、红花各 160 克,赤芍、桃仁各 15 克,千年健 160 克,茯苓 20 克,白酒 17 升。

用法　将干毛鸡用蒸汽蒸 15 分钟,放冷,用白酒适量浸泡 25 日后与当归、川芎、白芷、红花、赤芍、桃仁、千年健、茯苓同置容器中,加白酒密封浸泡 30 日,滤过即成,每日 3 次,每次 15～30 毫升。

功效主治　温经祛风、活血化瘀。产后眩晕、痛经、四肢酸痛无力等。

药方 5　地血香酒

药物　地血香根 100 克,十八症 50 克,胡椒 3 克,白酒 500 毫升。

用法　将前 3 味药洗净切碎,放入布袋,置容器中,加入白酒,密封,浸泡 7 日后去药袋即成。每日 3 次,每次 10 毫升。

功效主治　行气活血、散瘀止痛。痛经。

药方 6　香附子酒

药物　香附 30 克,白酒 500 毫升。

用法　将香附置容器中,加入白酒,密封,隔日振摇 1 次,浸泡 10 日即成。每日 3 次,每次 20 毫升。

功效主治　疏肝理气、调经止痛、宽中和胃。肝郁胁痛、经期腹痛、脘腹胀痛等。

药方 7　凤仙酒

药物　白凤仙花 120 克,黑豆 60 克,白酒 500 毫升。

用法　将前 2 味药置容器中,加入白酒,密封,浸泡 7 日后即成。月经来潮前 7 日,每日早、晚各 20 毫升。

功效主治　和血调经。痛经、月经不调等。

药方 8　调经酒

药物　当归、吴茱萸、川芎各 24 克,炒白芍、白茯苓、陈皮、延胡索、牡丹皮各 18 克,香附(醋炒)、熟地黄各 36 克,小茴香(盐炒)、砂仁各 12 克,白酒2 500毫升。

用法　将前 12 味药捣碎,装入绢布袋里,与白酒同置入容器中,密封后放进锅内隔水煮 2 小时，静置 24 小时便可服用。早、晚各 1 次，每次 20 毫升。

功效主治　活血调经、开郁行气。月经不调、腹内疼痛或小腹内有结块，伴有胀、满、痛等。

药方 9　玫瑰山楂酒

药物　玫瑰花 15 克，山楂 60 克，黄酒 500 毫升，红糖 20 克，冰糖 10 克。

用法　将山楂切片，同玫瑰花、红糖、冰糖共放入黄酒中，加盖密封，浸泡 7 日后即成。行经前 3 日起，每晚临睡前服 15 毫升。

功效主治　疏肝理气。肝郁气滞型痛经。

药方 10　鸭蛋姜片酒

药物　青壳鸭蛋 3 个，生姜 25 克，黄酒 250 毫升，白糖 30 克。

用法　将生姜洗净切片，放入锅内，加黄酒煮沸，打入鸭蛋搅匀，加入白糖即成。每日 1 剂，每日 2 次。

功效主治　温中散寒、调经止痛。经期胃痛、小腹疼痛、腰酸、不思饮食等。

药方 11　三草双花酒

药物　金钱草、益母草、月季花、红花、紫苏梗、水菖蒲各 24 克，茜草 12 克，白酒2 000毫升。

用法　将前 7 味药制为粗末，用纱布包好，浸入白酒内，密封，每日振摇 1 次，30 日后即成。每次 10～15 毫升，每日 2 次。于月经来潮前 5～7 日开始服用，一直服至本次月经结束。连服 3 个月经周期。

功效主治　活血调经、止痛。气血瘀滞所致的痛经、月经不调等。

药方 12　当归红糖酒

药物　当归、红糖各 15 克，米酒 20 毫升。

用法　先将当归水煎去渣，再入红糖、米酒稍煮二三沸即成。每日 1 剂，每日 2 次。

功效主治　补血调经、活血止痛。气血虚弱型痛经，症见经期或经后、小腹隐痛、按之则减、面色苍白、语音低微、身倦乏力、心跳气短、食欲减退、月经量少、色淡质稀、舌淡、苔薄白、脉细弱。

药方 13　四味当归酒

药物　当归、红花、延胡索、制没药各 45 克，白酒2 000毫升。

用法　将前 4 味药共制粗末，用纱布包好，浸入白酒内，密封储存，每日振摇 1 次，7 日后即成。每次 15～30 毫升，每日 2 次，空腹温饮。

功效主治　活血行瘀。月经欲来、腹中胀痛。

药方 14　没药酒

药物　没药 150 克，黄酒 1 000 毫升。

用法　将没药研为细末，与黄酒共入砂锅内，小火煎煮至 500 毫升，滤取酒液即成。每次 20～30 毫升，每日 3 次。

功效主治　活血行瘀、调经止痛。痛经、产后血晕、风湿痹痛、跌打伤痛及脘腹疼痛等。

产后体虚

孕妇产后体力消耗过多，则表现为气血亏虚的症状，如神疲乏力、少气懒言、语声低微、面色淡白等，即为产后体虚。一般产后应多用一些补益气血的食物。值得注意的是，产后进补时宜少量多餐，否则反而容易损伤脾胃，出现“虚不受补”的现象。

药方 1　灵芝桂圆酒

药物　灵芝 100 克，桂圆肉 50 克，黄精(制)100 克，党参、枸杞子、黄芪(蜜炙)各 50 克，制何首乌 100 克，山药 25 克，当归、熟地黄各 50 克，茯苓、陈皮、大枣各 25 克，白酒7 000毫升，冰糖 70 克。

用法　将前 13 味药粉碎成细粉，用白酒作溶剂，进行渗滤，收集滤液，加入冰糖 70 克使溶解，再加白酒调整总量至7 000毫升，静置，滤过即成。每日 2 次，每次 15～25 毫升。

功效主治　滋补强壮、温补气血、健脾益肺、保肝保肾。身体虚弱、产后虚弱、贫血、须发早白等。

温馨提示　凡感冒发热、喉痛、眼赤、阴虚火旺者忌服。邪实体壮者慎用。此药酒有成品出售。

药方 2　糯米甜酒

药物　糯米 4 000 克，冰糖 500 克，米酒 2 000 毫升，甜酒粉适量。

用法　先将糯米淘洗干净后，置盆中加水适量，在锅中蒸饭，刚熟时取出摊开降温。当降至手触糯米饭感到温手时即可均匀地撒上甜酒粉，然后装入容器中，密封，保温24～48小时，加入米酒和冰糖，再次密封，翌日便成。每日1次，每次50～100毫升。

功效主治　温中益气、补气养颜。产后虚弱不华、自汗，或平素体质虚弱、头晕目眩、面色萎黄、少气乏力、中虚胃痛、便溏等。

药方3　五加皮酒

药物　五加皮、枸杞子各200克，干地黄、丹参各60克，杜仲500克，干姜90克，天冬120克，蛇床子100克，白酒4 500毫升。

用法　将前8味药捣碎，放入布袋，置容器中，加入白酒，密封，浸泡5～7日后，过滤去渣即成。每次50毫升，渐加至100毫升，每日2次。不善饮酒者可对冷开水冲服。

功效主治　益肾壮腰、祛风除湿、舒筋活络、温经散寒。产后体虚、阴道口冷。

药方4　莲藕酒

药物　莲藕60～100克，白酒500～1 000毫升。

用法　将莲藕切碎，放入布袋，置容器中，加入白酒，密封，浸泡10日后，过滤去渣即成。每次10毫升，每日2次。

功效主治　润肺滋肾、舒筋活络。妇女产后血虚及跌打损伤、腰腿痛。

药方5　杜仲酒

药物　杜仲(炙微黄)60克，肉桂、丹参、当归、川芎、牛膝、桑寄生、制附子、熟地黄各30克，川花椒15克，白酒1 500毫升。

用法　将前10味药捣碎，放入布袋，置容器中，加入白酒，密封，浸泡7日后，过滤去渣即成。每次空腹温服10毫升，每日2～3次。

功效主治　益肾壮腰、活血通络。产后体虚、腰部疼痛、肢节不利。

闭经

闭经中医习惯称为“经闭”。凡年过18岁仍未行经者，称为“原发性闭经”；在月经初潮之后至正常绝经之前的任何时间内(除外妊娠及哺乳期)，出现月经闭止，并超过3个月者，称为继发性闭经。中医将以上情况也称为“不月”。对妇女身无他病而月经又不按月来潮者，如2个月来1次月经，称“并月”；3个月来1次者，称“居经”或“季经”；1年才来1次者，称“避年”；甚者有终身不行经，或每月届期仅有腰酸感觉而能受孕者，称为“暗经”。以上均不能与经闭同样对待。闭经的主要原因为血虚和血滞。以下介绍治疗经闭的8种药酒，临证宜分清虚实而用之。

药方1　牛膝参归酒

药物　牛膝、党参各60克，当归、香附各30克，红花、肉桂各18克，白酒1 000毫升。

用法　将前6味药切碎，置容器中，加入白酒，密封，浸泡7日即成。每日2次，每次10毫升。

功效主治　疏肝理气、温经活血。妇女闭经，出现小腹胀痛或冷痛、面色暗、腰酸痛等。

温馨提示　凡心脏病患者及白带过多者慎用。

药方2　女贞根酒

药物　女贞子250克，女儿茶根、红藤各120克，白酒500毫升。

用法　将前3味药置容器中，加入白酒，密封，浸泡20日即成。每日2次，每次10毫升。

功效主治　理气止痛。妇女闭经、咳嗽等。

药方3　五龙根酒

药物　五龙根250克，白酒500毫升。

用法　将五龙根置容器中，加入白酒，密封，浸泡20日后去渣即成。每日1次，每次10毫升。

功效主治　祛风湿、壮筋骨、祛瘀消肿。风湿痹痛、跌打损伤、妇人经闭、带下、乳少等。

药方4　当归桃仁酒

药物　当归、桃仁各100克，黄酒1 000毫升。

用法　先将当归切碎，桃仁去皮捣烂，同置容器中，密封，蒸15分钟，倒出晒干。再把当归、桃仁入布袋，置黄酒中浸泡7日即成。每日2次，每次30毫升。

功效主治　活血化瘀。经闭癥瘕、瘀血肿痛、血燥便秘、跌打损伤等。

药方5　牡丹月季花酒

药物　牡丹花、月季花各30克，白酒250毫升。

用法　将牡丹花、月季花洗净，晒干，放入白酒中，密闭浸泡，7日后即成。每次5～10毫升，每日2次。

功效主治　活血调经。闭经、痛经。

药方6　蚕沙酒

药物　蚕沙60克，米酒1 000毫升。

用法　将蚕沙浸入米酒内，30分钟后加热煎煮沸3～5分钟，候冷，滤取酒液，装瓶备用。每次15～25毫升，每日1次。

功效主治　行气活血、祛风化瘀。闭经，伴见烦躁易怒、胸胁胀满、小腹刺痛或胀痛、腹部拒按等。

药方7　双木黄酒饮

药物　黑木耳、苏木各50克，黄酒250毫升。

用法　将黑木耳、苏木去杂洗净，放入砂锅内，加入黄酒及水适量，煎煮30分钟，去渣取药液饮服。每日1剂，每日2次。

功效主治　行血祛瘀、消肿止痛。月经刚来即回、过后腰痛而胀、腹胀、身倦等。

药方8　参茸补血酒

药物　丹参30克，生地黄、当归、石菖蒲、白术、莲子肉、远志各15克，茯神、甘草、川芎、何首乌各12克，五味子、枸杞子、肉豆蔻各9克，鹿茸6克，白砂糖250克，白酒250毫升。

用法　将前15味药用纱布包好，放入酒坛内，加入白砂糖、白酒，隔水煮沸3小时，候冷，密封储存，埋入地下土中，以祛火毒，5日后即可饮用。每次15～30毫升，每日3次。

功效主治　补血益精。气滞血亏所致的闭经、月经不调、崩漏、赤白带下、腰腿酸痛等。

月经过多

经量超过正常，或经来日子延长，超过7日以上而经血过多，但仍不失1月1次的周期性，概称“月经过多”。本症主要是因血热、冲任受损或气虚不摄血等因素所致。经血深红，质稠浓或有秽臭者，多因血热；月经绵延不断，经色暗淡而质稀薄者，为冲任受损所致；经色淡，量多而伴有气弱懒言、面色淡白者，为气虚所致。

药方1　地榆酒

药物　地榆62克，甜酒适量。

用法　将地榆研成细末，用甜酒煎服。每日2次，每次10～30毫升。

功效主治　清热凉血。月经过多，或过期不止、经色深红、质稠有块、腰腹胀痛、心烦口渴等。

药方2　十全大补酒

药物　党参、白术(炒)、茯苓各80克，甘草(蜜炙)40克，当归120克，川芎40克，白芍(炒)80克，熟地黄120克，黄芪(蜜炙)80克，肉桂20克，白酒1 720毫升，蔗糖172克。

用法　将前10味药粉碎成粗粉，用白酒浸渍48小时后，以每分钟1～3毫升的速度缓缓渗漉，加入蔗糖，搅匀，静置，滤过即成。每日2次，每次15～30毫升。

功效主治　温补气血。气血两虚、面色苍白、气短心悸、头晕自汗、体倦乏力、四肢不温、月经量多等。

温馨提示　凡外感风寒、风热、阴虚阳亢者不宜服用。此药酒有成品出售。

药方3　皮冻红糖酒

药物　猪皮1 000克，红糖250克，黄酒250毫升。

用法　将猪皮去毛，洗净，切成小块，加水炖至肉皮烂透，待汤汁稠黏时，加入黄酒、红糖，调匀后即可离火，倒入盆中，候冷，冷藏备用。随意食用。

功效主治　滋阴清热、养血止血。血热型月经量多，症见经血过多、色深红或紫红、质稠有小血块、尿黄便秘等。

药方4　双地白芍酒

药物　生地黄、熟地黄各40克，白芍20克，菟丝子32克，艾叶炭、党参、阿胶珠各16克，升麻、甘草各8克，当归身12克，白术20克，煅龙骨 40 克，黄酒2 500毫升。

用法　将前 12 味药共制粗末，用纱布包好，扎口悬于酒坛内，倒入黄酒隔水煮沸，候冷，密封坛口，每日振摇 1 次，20 日后即成。每次 15～20 毫升，每日 1 次。

功效主治　滋阴养血、平抑肝阳。月经量多。

赤白带下

赤白带下是指从妇女阴道流出赤白夹杂的黏液、连绵不断的病症。多因肝郁犯脾，湿热下注冲任、带脉所致。以下收载治疗本病的药酒药物，主要是治妇人血伤兼赤白带下，故入酒药物以益气养血为主。

药方 1　龟胶酒

药物　龟板胶 10 克，黄酒 50 毫升。

用法　将龟板胶放入药锅中，加黄酒煮化即成。每日早晨空腹服 1 剂，连服 5～17 日为 1 个疗程。

功效主治　滋阴补血、止血止带。妇女赤白带下、淋漓不止等。

温馨提示　凡脾胃虚寒、腹胀便溏者忌服。

药方 2　芍药黄芪酒

药物　白芍、黄芪、生地黄各 100 克，艾叶 30 克，白酒1 000毫升。

用法　将前 4 味药共捣粗末，放入布袋，置容器中，加入白酒1 000毫升密闭浸泡，7 日后即成。每日饭前随意饮服。

功效主治　调经止带。赤白带下、月经过多等。

药方 3　地骨皮杜仲酒

药物　地骨皮 90 克，萆薢(炙)、杜仲(炙)各 50 克，白酒1 000毫升。

用法　将前 3 味药捣细末，置容器中，加入白酒，密封，隔水煮 1 小时，取出候冷即成。不拘时饮用，常令微醉。

功效主治　利湿祛风、补肝益肾。妇女带下、风湿腰痛、小便频数浑浊等。

药方 4　冬瓜子酒

药物　冬瓜子 200 克，黄酒 500 毫升。

用法　冬瓜子炒黄压碎，放入黄酒中，浸泡 10 日即成。每日 2 次，每次 15～20 毫升。

功效主治　祛湿利尿、解毒消炎、滋阴补肾。妇女白带、肾虚尿浊。

药方 5　鳖甲酒

药物　鳖甲 9 克，黄酒 30 毫升。

用法　将鳖甲焙黄后研为细末，以黄酒送服。每日 2 剂。

功效主治　补肾养阴。肾虚带下，因早婚或分娩次数过多而损伤肾气之带下量多、淋漓不断、腰胀等。

药方 6　木槿皮酒

药物　木槿皮 120 克，白酒 1 500 毫升。

用法　将木槿皮洗净，晾干，切碎，浸入白酒内，隔水炖沸 30 分钟，候冷，密封储存，每日振摇 1 次，5 日后滤取酒液即成。每次 10 毫升，每日 2 次。

功效主治　清热利湿止带。赤白带下。

药方 7　扶桑花酒

药物　扶桑花 100 克，白酒 500 毫升。

用法　做米饭时，将扶桑花放在饭上蒸熟，取出晒干，放入白酒中密闭浸泡，7 日后即成。每次 10 毫升，每日 2 次，温开水调服。

功效主治　清肺化痰、凉血解毒。赤白带下。

药方 8　水陆二仙酒

药物　金樱子、芡实各 120 克，米酒 2 500 毫升。

用法　将金樱子、芡实洗净，晒干，捣碎，用纱布袋包好，放入酒坛内，加入米酒，密封坛口，隔水炖沸 1 小时，候冷，置阴凉处储存，每日振摇 1 次，7 日后即成。每次 50 毫升，每日 2 次。

功效主治　益气补元。白浊带下。

温馨提示　阴虚火旺、湿热内蕴者忌服。

药方 9　刺梨根酒

药物　刺梨根 250 克，狗脊 120 克，白酒1 000毫升。

用法　将前 2 味药洗净晾干，制为粗末，浸入白酒内，密封，每日振摇 1 次，7～10 日即成。每次 20～25 毫升，每日 2 次。

功效主治　健脾补肾、涩精止带。赤白带下。

产后缺乳

产后缺乳是指产妇产后乳汁缺少或无乳汁而言。中医认为，主要是由于产后母体气血虚弱或气结乳络不畅等原因所致气血虚弱者。药酒治疗本病可以行气活血、通络消胀，是中医治疗本病的又一种独特方法。

药方 1　涌泉酒

药物　王不留行、天花粉各 10 克，当归 7 克，穿山甲(炙)5 克，甘草 10 克，黄酒适量。

用法　将前 5 味药共研细末，备用。每次取药末 7 克，用黄酒 2 小杯煎成 1 小杯，温服，每日 2 次。

功效主治　和血通经。产后乳汁不下。

药方 2　海虾酒

药物　海虾米、菟丝子各 6 克，核桃仁、棉籽仁、杜仲、巴戟天、朱砂、骨碎补、枸杞子、川续断、牛膝各 3 克，白酒 500 毫升。

用法　先将朱砂研末，除白酒外的其他药研碎，同入布袋，置容器中，加入白酒，密封，浸泡 15 日后去药袋即成。每日 2 次，每次 10～15 毫升。

功效主治　补肾壮阳。阳痿、腰酸、产后缺乳等。

药方 3　花生红糖酒

药物　花生 60 克，红糖 30 克，黄酒 30 毫升。

用法　先将花生洗净放入锅中，加水适量，并煎煮至水色发白，再加入红糖、黄酒，稍煮即可饮服。每日 1 剂。

功效主治　益气通乳。产后缺乳。

药方 4　鲤鱼头酒

药物　鲤鱼头 500 克，黄酒 500 毫升。

用法　将鲤鱼头洗净，放在瓦上烧成灰，研为细末，与黄酒同煮数沸，滤取酒液即成。每次 20～30 毫升，每日 3 次。

功效主治　通乳。产后乳汁不下。

药方 5　栝楼酒

药物　栝楼 60 克，黄酒 100 毫升。

用法　将栝楼洗净切片，与黄酒同入砂锅内，小火煎沸5～7分钟，1次服下。每日1剂。

功效主治　通乳。产后乳汁不下。

药方6　猪蹄酒

药物　猪蹄、黑芝麻各30克，黄酒500毫升。

用法　将猪蹄洗净切碎放入锅中，加黄酒煎煮至300毫升，去渣，加入黑芝麻（炒香，研细），搅拌均匀即成。每次30～50毫升，每日2次。

功效主治　滋养生乳。产后乳汁不下。

药方7　催乳酒

药物　猪蹄（熟炙切细）2只，通草（洗净切碎）30克，米酒500毫升。

用法　将猪蹄、通草浸入米酒内，密封3～5日即成。每次30～50毫升，每日2～3次，喝酒吃猪蹄。

功效主治　催乳。产后无乳。

月经不调

月经周期出现异常称为月经不调，根据时间的不同，可分为月经先期、月经后期和月经不定期。月经先期者以热证为多，月经后期者以寒证为主，月经不定期者以肾虚和肝郁为主，故治疗时分别给予清热、温经、调补肝肾的治疗。月经不调病人，平时应注意生活调养和经期卫生，如保持心情舒畅，注意调节寒暖，适当休息，忌食生冷及辛辣食物等。

药方1　茅莓酒

药物　茅莓根400克，红泽兰、刘寄奴根各120克，白酒1 000毫升。

用法　将前3味药切碎，放入布袋，置容器中，加入白酒，密封，浸泡15日后去药袋即成。每日2次，每次10毫升。

功效主治　清热解毒、活血调经。月经不调。

药方2　黄屈花酒

药物　黄屈花3～6克，白酒60毫升。

用法　将黄屈花置容器中，加入白酒，密封，浸泡10日即成，每日2次，每次10～15毫升。

功效主治　活血调经。月经不调。

药方 3　大巢菜酒

药物　大巢菜种子 15 克，小血藤 15 克，白酒 500 毫升。

用法　将前 2 味药置容器中，加入白酒，密封，浸泡 20 日即成。每日 2 次，每次 10 毫升。

功效主治　清热利湿、和血祛瘀。月经不调。

药方 4　大血藤酒

药物　大血藤 60 克，白酒 500 毫升。

用法　将大血藤洗净，置容器中，加入白酒，密封，浸泡 20～30 日即成。每日 2 次，每次 10 毫升。

功效主治　活血通络、败毒消痈、祛风杀虫、强筋壮骨、健腰膝、壮阳。月经不调、风湿痹痛、跌打损伤、血瘀肿痛等。

药方 5　巴茅果酒

药物　巴茅果 15～30 克，白酒 250 毫升。

用法　将巴茅果置容器中，加入白酒，密封，浸泡 15 日后去渣即成。每日 2 次，每次 15 毫升。

功效主治　顺气除瘀。月经不调。

药方 6　小茅香酒

药物　小茅香 90 克，白酒 500 毫升。

用法　将小茅香切片，置容器中，加入白酒，密封，浸泡 10 日后去渣即成。每日 2 次，每次 10 毫升。

功效主治　祛风散寒、活血舒筋、清热解毒。风寒感冒、咳嗽、哮喘、风湿麻痹、月经不调。

药方 7　小叶爱楠酒

药物　小叶爱楠 30～60 克，白酒 500 毫升。

用法　将小叶爱楠洗净切碎，置容器中，加入白酒，密封，浸泡 10 日后去渣即成。每日 2 次，每次 10 毫升。

功效主治　活血散瘀、祛风利湿。月经不调、风湿腰痛、腰膝痹痛等。

药方 8　茴香青皮酒

药物　小茴香、青皮各 30 克，黄酒 500 毫升。

用法　将前2味药浸入黄酒内，密封，每日振摇1次，3～5日即成。每次15～30毫升，每日2次。

功效主治　疏肝理气、调经。肝郁所致的月经先后不定期，症见经色正常、无块、行而不畅、乳房及小腹胀痛、连及两胁、胸闷、喜叹息、舌苔薄、脉弦。

药方9　核桃月季酒

药物　核桃仁100克，鲜月季花60克（干品30克），红糖160克，甜酒240毫升。

用法　将核桃仁捣碎，鲜月季花洗净，共入砂锅内，加水适量煎煮2次取药液混匀，再将药液放入砂锅内，加入红糖搅匀，煮至红糖溶化，离火，对入甜酒即成。每日1剂，每日2次，于月经来潮前连服3日。

功效主治　补肝肾、调经血。肝肾不足所致的月经先后不定期，症见经血量少色淡、头眩耳鸣、腰背酸痛、舌质淡、脉沉缓。

药方10　月季蒲黄酒

药物　月季花30克（鲜品60克），蒲黄12克。米酒300毫升。

用法　将月季花、蒲黄、米酒放入砂锅内，加入水250毫升，用小火煎煮30分钟，滤取药液即成。每日1剂，每日2次，于月经来潮前连服3日。

功效主治　疏肝解郁、芳香醒脾、调经。肝郁，或肝气犯脾，以致脾运失常所致的月经先后不定期。

药方11　党参红花酒

药物　党参30克，红花50克，红糖20克，白酒500毫升。

用法　将党参捣碎，与红花一同用纱布包好，浸入白酒内，加入红糖，密封储存，每日振摇1次，30日后酒呈紫红色，滤取酒液即成。每日清晨10毫升，晚上15毫升，温服。连服10日为1个疗程。

功效主治　益气通经、活血化瘀。因气虚无力推动血行，瘀血内阻引起的月经后期、血瘀经闭等。

药方12　茴香桂枝酒

药物　小茴香60克，桂枝30克，白酒600毫升。

用法　将前2味药浸入白酒内，密封，每日振摇1次，7日后即成。每次15～20毫升，每日2次。

功效主治　温经散寒。月经后期、色暗红、量少、小腹冷痛、得热稍减等。

药方 13　归地黄芪酒

药物　当归、熟地黄、黄芪各 30 克，赤芍、川芎各 18 克，香附、党参各 25 克，肉桂 8 克，黄酒2 500毫升。

用法　将前 8 味药制为粗末，用纱布袋包好，放入酒坛内，倒入黄酒，隔水煮沸，候凉，密封坛口，每日振摇 1 次，15 日后即成。每次 15～20 毫升，每日 2 次。

功效主治　活血行气、养血滋阴、调经益气。月经后期。

胎动不安

胎动不安是指妊娠期不时胎动下坠、腰酸腹痛，或兼见阴道少量出血的病症。多由于气虚、血虚、肾虚、血热、跌打损伤等因素，致使冲任不固、二脉空虚不能固摄胎儿所致。

药方 1　白术酒

药物　白术 6 克，黄酒 50 毫升。

用法　将白术捣为细末，每次 6 克放入药锅中，加入黄酒 50 毫升，同煎煮数沸，候温顿服。每日早、午、晚各 1 次。

功效主治　活血安胎健脾。妊娠脾虚气弱、胎动不安。

药方 2　阿胶艾叶酒

药物　当归、生地黄各 30 克，艾叶、川芎、芍药、甘草各 20 克，阿胶 30 克，黄酒 250 毫升。

用法　将前 6 味药切碎，放入砂锅，加水和黄酒各 250 毫升，煮取酒汁 250 毫升，去渣，加入捣烂的阿胶略煮片刻，待阿胶烊化即成。每日 1 剂，1 次服完。

功效主治　安胎。胎动不安。

药方 3　黄酒煮蛋黄

药物　黄酒(以陈酿为佳)500 毫升，鸡蛋黄 14 个。

用法　将黄酒、鸡蛋黄共放入砂锅内，小火炖至黏稠时离火，待冷后储存备用。每次 15～20 克，每日 2 次，以开水冲服。

功效主治　滋阴润燥、养血安胎。胎动不安、胎漏下血。

药方 4　蛋黄阿胶酒

药物　鸡蛋黄 4 个，阿胶 20 克，精盐少许，米酒 500 毫升。

用法　将米酒放入砂锅内，煎煮沸后加入阿胶，搅拌均匀，烊化后再放入鸡蛋黄和精盐，拌匀，再煮 5～7 沸，离火，候冷，装瓶即成。每次 30～50 毫升，每日 2 次。

功效主治　补虚养血、滋阴润燥、止血熄风。体虚乏力、血虚萎黄、虚劳咳嗽、胎动不安、胎漏下血、崩漏、子宫出血等。

药方 5　归胶参芎酒

药物　当归、阿胶、人参、川芎各 15 克，大枣 6 枚，艾叶 6 克，白酒 250 毫升。

用法　将阿胶捣碎，备用。其余药物与白酒一同放入砂锅内，加水 250 毫升，用小火煎煮至 1 半，去渣，加入烊化后的阿胶，搅拌均匀即成。每次 20～40 毫升，每日 3 次。

功效主治　益气活血安胎。妊娠中期，因惊吓或劳累所致的胎动不安，伴见阴道出血、小腹疼痛、小便疼痛等。

不孕症

不孕症是指女子婚后与丈夫同居 1 年以上，其丈夫生殖功能正常，未避孕而不受孕者。中医称此病为“无子”“全不产”或“断绪”。药酒治疗本病也有独到之处，如种玉酒主要是用于治疗妇女经血不调、气血不足所致的不孕症。方中用当归、远志补血安神定志，酒浸温饮，借酒气以温通气血，妙在每晚服之，以促其受孕。

药方 1　茅莓酒

药物　茅莓 30 克，白酒 500 毫升。

用法　将茅莓洗净切碎，置容器中，加入白酒，密封，浸泡 10 日后去渣即成。每日 2 次，每次 10 毫升。

功效主治　活血调经、止痛止血。不孕症、月经不调、跌打损伤、骨折等。

药方 2　宜男酒

药物　全当归、茯神、枸杞子、川牛膝、杜仲、桂圆肉、核桃肉、葡萄干各 30 克，白酒2 500毫升。

用法　将前 8 味药捣碎，置容器中，加入白酒，密封，隔水加热 30 分钟后，取出埋入地下 7 日后取出，过滤去渣即成。每次 10 毫升，每日 2 次。

功效主治　补肝肾、益精血。肝肾亏虚、精血不足的月经不调、婚后不孕症。

药方 3　排卵酒

药物　柴胡 6 克，赤芍、白芍、鸡血藤、益母草、泽兰、苏木、刘寄奴、怀牛膝、生蒲黄、女贞子、覆盆子、菟丝子、枸杞子各 10 克，黄酒1 000毫升。

用法　将前 14 味药捣碎，放入布袋，置容器中，加入黄酒，密封，经常振摇，浸泡 14 日后，过滤去渣即成。每次 30 毫升，每日2 次。

功效主治　补益肝肾、活血调经、促排卵。肝肾失养、气滞血瘀引起的卵巢功能不足、不孕症。

药方 4　淫苁酒

药物　淫羊藿、肉苁蓉各 100 克，白酒 1 500 毫升。

用法　将前 2 味药切碎，置容器中，加入白酒，密封，浸泡10～14 日后，过滤去渣即成。每次空腹服 10 毫升，每日 3 次。

功效主治　补肾壮阳、滋阴润燥。肾阳亏虚所致的阳痿精冷、宫寒不孕、腰膝酸痛、畏寒肢冷等。

药方 5　淫羊藿益母酒

药物　淫羊藿 100 克，益母草、肉苁蓉、当归、川芎、赤芍各 30 克，白酒 500 毫升，甜酒 500 毫升。

用法　将前 6 味药捣碎，放入布袋，置容器中，加入甜酒和白酒，密封，浸泡 5 日后去渣即成。每日 2 次，每次 25 毫升。

功效主治　益肾补元。肾亏所致的不孕症等。

药方 6　二根茴香酒

药物　茶树根、凌霄花根、小茴香各 15 克，老母鸡 1 只，黄酒、米酒、红糖、精盐各适量。

用法　于月经来时，将茶树根和凌霄花根与黄酒适量隔水同炖2～3小时，去渣加红糖服用；于月经净后第2日，将小茴香与老母鸡同炖，加少许米酒和精盐服用。每月1次，连服3个月。

功效主治　健脾补肾、温经散寒、调经助孕。痛经、不孕症等。

药方7　延寿获嗣酒

药物　生地黄45克，覆盆子15克，炒山药15克，炒芡实15克，茯神15克，柏子仁15克，沙苑子15克，山茱萸15克，肉苁蓉15克，麦冬15克，牛膝15克，鹿茸25克，桂圆肉10克，白酒3 000毫升。

用法　将前13味药加工成小片，置容器中，加入白酒，密封，隔水煮7小时，然后埋入土中3日，取出即成。每晚睡前服1次，每次15～50毫升。

功效主治　补精填髓、健身益寿。身体虚弱、不耐风寒劳役，或思虑过度致气血两亏，或半身不遂、手足萎痹，或精血虚冷、久而不孕，或经常流产等。

药方8　种玉酒

药物　全当归、远志肉各80克，白酒2 000毫升。

用法　将前2味药研碎，装入细纱布袋内，扎紧口，放入小坛内，倒入白酒浸泡，7日后去掉药袋即成。每晚临睡前随量温饮。

功效主治　和气血、调经水。妇女经血不调、气血不和所致之不孕症，或妇女一般血虚气弱病症。

药方9　淫羊藿地黄酒

药物　淫羊藿250克，熟地黄150克，黄酒1 250毫升。

用法　将淫羊藿、熟地黄制为粗末，用纱布包好，浸入黄酒内，密封储存，每日振摇1次，春夏3日，秋冬5日，即可饮用。每日不拘时，常令酒力相接，但勿大醉。若酒尽，再依法炮制。

功效主治　补肾壮阳、祛风湿、强筋骨。肾虚阳痿、宫冷不孕、腰膝无力、筋骨酸痛等。

药方10　益肾补元酒

药物　淫羊藿200克，肉苁蓉、当归、赤芍、川芎、乌药、益母草各60克，白酒、甜酒各100毫升。

用法　将前7味药共捣碎，用纱布包好，放入坛内，放入白酒、甜酒，密封储存,7 日后即成。每次 25 毫升,每日 2 次。

功效主治　益肾补元。肾亏所致的不孕症。

药方 11　种子药酒

药物　茯苓 100 克,大枣 50 克,核桃仁 40 克,黄芪(蜜炙)、人参、当归、炒白芍、生地黄、熟地黄、小茴香、枸杞子、覆盆子、陈皮、沉香、肉桂、砂仁、甘草各 5 克,五味子、乳香、没药各 3 克,蜂蜜 600 克,糯米酒1 000 毫升,白酒2 000毫升。

用法　先将蜂蜜放入锅中煮沸,加入乳香、没药,搅匀煮沸,候冷,倾入酒坛内。加入捣碎的余药及糯米酒、白酒,密封,隔水煮沸 40 分钟,候冷,埋入土中,3～5 日即成。每次 30 毫升,每日 3 次。

功效主治　补元调经、补精填髓、壮筋骨、明耳目、悦颜色。气血不足所致的头晕耳鸣、视物昏花、腰膝酸软、面色无华、精少不育以及女人月经不调、不孕症等。

药方 12　五花酒

药物　韭菜花、桃花、梅花、玫瑰花、蔷薇花、沉香各 15 克,核桃肉 120 克,米酒、白酒各1 250毫升。

用法　将前 7 味药用纱布包好,浸入米酒、白酒内,密封储存,30 日后即成。每次 30～50 毫升,每日 2～3 次,勿令大醉。

功效主治　补任固冲、调经益气。气血不足所致的身体虚弱、小便淋漓、女子阴虚不孕等。久服可见神效。

流　产

堕胎,小产 3 次或 3 次以上者称为习惯性流产。月经量少、经色暗淡,伴有头晕耳鸣、腰膝酸软、夜尿频多者多为脾肾两虚型;月经量少、面色苍白、神疲心悸者多为气血亏虚型;月经色鲜、质黏稠,伴手足心热、口干咽燥、烦躁不安者多为阴虚血热型。习惯性流产病人饮食应清淡,营养丰富,易消化吸收,且不可过量。忌烟、酒,忌辛辣之品。平时注意保持心情愉快。

药方 1　竹茹酒

药物　竹茹(碎断)60 克,阿胶 20 克,黄酒 400 毫升。

用法　将竹茹、阿胶放入药锅中，加黄酒煮沸，待阿胶烊化，过滤去渣，候冷，备用。每日1剂，每日早、中、晚各服1次。

功效主治　解痛、舒经、止血、安胎。妊娠失坠、胎损腹痛、下血等。

药方2　蒲黄酒

药物　炒蒲黄、槐子各10克，黄酒80毫升。

用法　将前2味药捣碎放入药锅中，加黄酒煎至60毫升。去渣，候温，备用。每日1剂。每日2次温服。未下更服。

功效主治　活血祛瘀。妊娠堕胎。

药方3　当归酒

药物　炙当归、芍药各60克，生地黄100克，白酒适量。

用法　将前2味药共研为细末，备用。每取药末9克，以白酒20毫升，生地黄10克，于银器内，慢火煎煮至七分，去渣。温服，以恶血下为度。每日1剂。

功效主治　清热凉血、活血止血。妊娠堕胎后出血不止。

药方4　翻白草根酒

药物　翻白草根15～30克，白酒500毫升。

用法　将翻白草根洗净切碎，置容器中，加入白酒，密封，浸泡10日即成。每日2次，每次10毫升。

功效主治　清热解毒、止血消肿。流产、下血、崩漏、产后脚软等。

产后恶露不尽

产后20日内，恶露应尽，如果逾期不断，一般称为“恶露不尽”。也有恶露已尽，因气虚不能摄血而淋漓不止。其特征为色淡、无腥气、腰酸痛、少腹下坠、精神倦怠、目眩眼花、舌质淡、脉细弱。久延不止可以致成“血崩”。

药方1　山桂酒

药物　山楂、桂圆肉各250克，红糖、大枣各30克，米酒1 000毫升。

用法　将前2味药捣碎，与红糖、大枣一同置容器中，加入米酒，密封，浸泡10～15日后，过滤去渣即成。每次10～15毫升，每日2次，温服。

功效主治　健脾消食、活血散瘀。肉食积滞、脘腹痞胀、产后恶露不尽、小腹疼痛等。

药方2　延胡索酒

药物　延胡索、黄酒各适量。

用法　将延胡索研细末，备用；每次随量取黄酒若干烫热，然后热酒冲调药末5克服之，每日2～3次。

功效主治　活血散瘀、理气止痛。产后恶露不尽、腹内疼痛等。

药方3　丹参益胡酒

药物　丹参、益母草各30克，延胡索60克，白酒400毫升。

用法　将前3味药捣碎，置容器中，加入白酒，密封，浸泡7日后，过滤去渣即成。每次10～15毫升，每日2～3次，温服。

功效主治　活血散瘀、理气止痛。产后恶露不尽、腹痛。

药方4　地黄赤胡酒

药物　生地黄50克，赤芍、延胡索各10克，黄酒300毫升。

用法　将前3味药捣碎，用黄酒煎至减半，去渣，备用。每日1剂，每日2次。

功效主治　清热凉血、理气散瘀、止痛。产后恶露不绝（血热型）。

崩　漏

崩漏是妇女不在行经期间阴道出血的总称。临床以阴道出血为其主要症状。若出血多而来势凶猛者称“血崩”。本病多发生在青春期及更年期。中医认为，本病的发生主要与肝、脾、肾三脏有关。临床上分为肝瘀血热、脾不统血、湿热内蕴、肝肾阴虚等四型。

药方1　蚕茧酒

药物　蚕茧60克，黄酒适量。

用法　将蚕茧研为细末，每次3克，以20～30毫升热黄酒调服。每日2～3次。

功效主治　活血散瘀。血瘀崩漏，多见因瘀血内阻、冲任失调所致的小腹疼痛、拒按、淋漓涩滞不止、有血块等。

药方 2　滋阴养血酒

药物　鲜生地黄 10 000 克，米酒 1 500 毫升。

用法　将鲜生地黄洗净晾干，捣烂取药液，与米酒和匀，放入瓷器中，隔水炖沸 2～3 分钟，候冷，贮瓶备用。每次 20～30 毫升，每日2 次，温饮。

功效主治　养阴生津、清热凉血。妇女崩漏、阴虚低热、心慌不安，以及吐血、便血、衄血等。

药方 3　槐花酒

药物　槐花 120 克，黄酒适量。

用法　将槐花焙焦，研为细末，每次 15 克，以黄酒 30 毫升送服，每日 1 次。

功效主治　清热凉血、止血调经。崩漏下血不止，因愤怒过度，或阴虚内热所致的出血量多，色深红色或紫红色。

药方 4　地黄归尾酒

药物　熟地黄、当归尾各 120 克，黄酒 1 200 毫升。

用法　将前 2 味药洗净、晾干、捣烂，与黄酒共置瓷器中，隔水煮沸 5～7分钟，候冷，滤取酒液装瓶即成。每次 20 毫升，每日3 次，温饮。

功效主治　补血、止血。产后血崩。

药方 5　川芎红花酒

药物　川芎 50 克，红花 15 克，白酒 500 毫升。

用法　将川芎制为粗末，与红花一同浸入白酒内，密封，每日振摇 1 次，7 日后即成。每次 30～50 毫升，每日 3 次。

功效主治　活血化瘀止崩。血瘀型崩漏，症见月经周期紊乱、量多或少、淋漓不断、色紫暗、有血块、小腹疼痛拒按、血块排出后痛减、舌质紫暗或有瘀斑、脉弦或涩。

产后腹痛

产妇分娩后出现的下腹部疼痛或脘腹疼痛，称之为产后腹痛。一般情况下，经产妇症状较初产妇为重，3～4 日后疼痛可逐渐消失。如果疼痛严重，则需治疗。本病患者腹部疼痛剧烈、拒按、有结块等。根据中医不通则痛的原则，可以认为本病的原因在于气血运行不畅。治疗原则以调畅气血为主，虚者益气补血，实者活血散寒。

药方 1　鱼腥草酒

药物　鱼腥草 20 克，黄酒 100 毫升。

用法　将鱼腥草、黄酒共放入砂锅内，用小火炖沸 5 分钟，去渣，1 次服下。每日 2 剂。

功效主治　祛瘀血、散热毒。产后血瘀所致的小腹刺痛、按之则恶露极少、面色紫暗等。

药方 2　芹菜籽酒

药物　芹菜籽 100 克，黄酒 1 000 毫升。

用法　将芹菜籽用纱布包好，浸入黄酒内，密封，每日振摇1 次，7～10 日即成。每次 20 毫升，每日 2 次，温服。

功效主治　固肾止血、健脾暖胃。产后脘腹寒痛等。

药方 3　红花酒

药物　红花 20 克，白酒 200 毫升。

用法　将红花、白酒共放入砂锅内，隔水煮 5～7 分钟，去渣，候温饮服。每次 50 毫升，不愈再服。

功效主治　行血、消肿、止痛。因风寒所致的腹中疼痛。

药方 4　蟹壳酒

药物　生蟹壳、白酒各适量。

用法　将生蟹壳烧存性，研为细末，每次 6 克，以热白酒 30 毫升冲服，每日 2 次。

功效主治　散血结、消积聚。产后败血不散、结聚成块、产后子宫复旧不全、血崩腹痛、乳中生硬块等。

药方 5　黑豆寄生酒

药物　黑豆 250 克，桑寄生 200 克，白酒 1 500 毫升。

用法　将桑寄生捣碎，黑豆炒香，候凉，一同浸入白酒内，密封储存，每日振摇 1 次，10 日后即成。每次 10～30 毫升，每日 3 次，温服。

功效主治　解痉镇痛。产后痛风、腰背疼痛、口噤等。

产后痛风

妇女产褥期间出现肢体、腰膝、关节疼痛、酸楚重着者，称为产后痛风。中医认为，本病的病因为产后多虚多瘀，如因血瘀，筋脉失养，或气虚卫阳不固，外邪侵入经络，或瘀血阻滞经络，或产时耗伤肾气等均可导致本病的发生。

药方 1　黑豆红枣酒

药物　黑豆 250 克，大枣 30 克，黄酒 600 毫升。

用法　将黑豆炒熟，捣碎研末；大枣洗净后晾干，同浸入黄酒内，密封储存，7～10 日即成。每次 25 毫升，每日 2 次。

功效主治　益气养血止痛。气血虚弱所致的产后痛风。

药方 2　双活人参酒

药物　独活 45 克，羌活 30 克，人参 20 克，白鲜皮 15 克，黄酒适量。

用法　将羌活去芦头，与独活、人参、白鲜皮研细末，每取 10 克放入砂锅内，加入黄酒 120 毫升，清水 300 毫升，小火煎煮 15～20 分钟，去渣即成。每日 2 次，温服。

功效主治　祛风解痉、补虚清热。产后痛风、体热头痛、困乏多汗等。

(九)儿　科

水　痘

水痘是一种儿童常见病，以全身出现透明饱满的水疱疹为主要特征，可以伴有发热。一般认为该病是由于疱疹病毒感染所致。大多能自愈。食疗有助于水痘的早日痊愈，应早期使用。食物应选用性凉者，如赤豆、绿豆、瘦鸭肉、鲤鱼等，忌食辛辣肥厚的食物。多喝水，保持大便通畅。患儿应多卧床休息，保持皮肤和手指的清洁，避免因搔抓引起感染。

药方　荸荠米酒

药物　鲜荸荠10个，酒酿100克。

用法　先将鲜荸荠洗净去皮，切片，与酒酿一同入锅，加水适量，煮熟即可食用。顿服，每日1～2剂。

功效主治　清热解毒。小儿风热感冒、水痘、麻疹等。

麻　疹

麻疹是小儿常见的传染病，主要表现为发热和全身皮肤的红色斑丘疹。该病自然病程10日左右。早期食疗，可使病程缩短。有些患儿出疹后迟迟不退称为麻疹透发不畅，用食疗可促其透发。麻疹患儿应进食易消化的流质和半流质食物，忌食辛辣、油腻之品。气温变化时应注意保暖，避免感受风寒，应勤翻身和擦洗皮肤，保持口眼的清洁。

药方1　柑树叶酒

药物　柑树叶30克，米酒适量。

用法　柑树叶炒焦，用米酒调匀。调敷于肚脐上。

功效主治　平喘。麻疹后喘气。

药方2　麻疹糯米酒

药物　糯米酒100毫升。

用法　糯米酒隔水炖温。趁热温服，吃后盖卧，汗出疹透。

功效主治　透疹。小儿麻疹初起等。

小儿痫症

《千金要方》说："小儿之痫有三种，有风痫、有惊痫、有食痫。"风痫多由于将养失度，血气不和，或罩衣汗出，腠理开舒，风邪因入所致，其岗在肝，可见面红、目青、发搐；惊痫即泛指小儿惊风、痫症一类的病症，多起于惊吓恐怖而发作，可表现为身热面赤、睡眠不安、惊惕上窜，甚或上视身强、手足握拳、发搐、口吐白沫；食痫多因伤食而发病，其症见初起面黄、腹泻、呕吐、下痢酸臭、时时抽搐。

药方1　独活酒

药物　独活、甘草、木防己各1.2克，干姜、细辛各1.5克，鸱头1枚，肉桂60克，铁精30克，人参9克，白酒400毫升。

用法　将前9味药捣碎，放入布袋，置容器中，加入白酒，密封，浸泡5日后，过滤去渣即成。每次5毫升，每日2次。

功效主治　补肝肾、止风痫。小儿风痫。

药方2　紫石酒

药物　紫石英2.4克，制附子1克，铁精、茯神、独活各1.5克，远志、肉桂各1.8克，炙露蜂房、牛黄各0.6克，干姜、炙甘草、人参各1克，白酒500毫升。

用法　将前12味药捣碎，放入布袋，置容器中，加入白酒，密封，浸泡5～7日后，过滤去渣即成。每次5～10毫升，每日2次。

功效主治　益气壮阳、清心安神。小儿风痫发作、言语谬错。

药方3　牛黄酒

药物　牛黄、钟乳石(研)、麻黄、秦艽、人参各2.4克，肉桂2克，芦荟、白术、甘草、细辛、当归各1.5克，杏仁1.2克，花椒、蜣螂虫各9克，白酒500毫升。

用法　将前14味药捣碎，放入布袋，置容器中，加入白酒，密封，浸泡7日后，过滤去渣即成。每日3次，每次5毫升。

功效主治　益气助阳、活血祛风、清心镇惊。小儿惊痫、经年小劳辄发。

药方4　白鱼竹茹酒

药物　衣中白鱼7条，竹茹10克，黄酒150毫升。

用法　将竹茹洗净捣碎，与衣中白鱼一同放入砂锅，加水适量煎沸30分钟，然后加入黄酒，再用小火煎煮10分钟，滤取药液备用。每日1剂，每日2次。

功效主治　清心、祛风、祛痰。小儿癫痫。

小儿遗尿

3周岁以下的婴幼儿，由于智力发育尚未完善，排尿的正常习惯未养成，或贪玩、疲劳所引起的遗尿，不属病态。若 3 周岁以后，小儿仍不能自控排尿，睡眠中经常自遗者应视为病态。遗尿小儿应控制饮水，经常小便。

药方　仙茅山药酒

药物　仙茅、怀山药各 15 克，益智仁 10 克，白酒 500 毫升。

用法　将仙茅、山药、益智仁制为粗末，浸入白酒内，密封储存，每日振摇 1 次，10 日后即成。每次 10～20 毫升(或者适量)，每日 2 次。

功效主治　温肾固摄。遗尿、腰酸、肢冷畏寒等。

(十)外　科

疝　气

疝气是因肠管不收，坠入阴囊所致。以阴囊偏坠有大小，时上时下为主要表现。立则疼痛肿胀，卧则消肿如常。多因劳累、号哭、恼怒、咳嗽加剧。中医学认为疝气的发病多与肝经有关。大凡肝郁气滞，或寒滞肝脉，皆可致疝气。亦有先天脏气薄弱，不能收摄而致疝气者。

药方 1　海藻酒

药物　海藻 500 克，黄酒 1 500 毫升。

用法　将海藻洗净，置容器中，加入黄酒，密封，浸泡 1 日后去渣即成。每日 3 次，每次 30 毫升。酒尽后海藻晒干，捣为末，黄酒调 3 毫升服之，每日 3 次。

功效主治　消痰结、散瘿瘤。瘿瘤、瘰疬、疝气等。

药方 2　金橘根酒

药物　金橘根 60 克，枳壳 15 克，小茴根 30 克，白酒 500 毫升。

用法　前 3 味药研碎，放入布袋，置砂锅中，加入白酒，先用大火煮沸，再用小火炖之，待酒煎至减半时去渣即成。每日 1 剂，每日2 次温服。

功效主治　行气散结、健脾养胃、舒筋活络。阴囊疝气等。

药方3　桂姜萸酒

药物　肉桂100克，生姜60克，吴茱萸30克，白酒或黄酒200毫升。

用法　将前3味药共制细末，与白酒或黄酒一同放入砂锅内，隔水炖沸，酒剩余一半时，去渣即成。每日1剂，每日3次。

功效主治　温中散寒、止痛。腹股沟疝之腹痛。

温馨提示　服药期间忌食生姜。

药方4　丁香煮酒

药物　丁香3粒，黄酒50毫升。

用法　将丁香、黄酒共置碗内，上笼蒸沸10分钟即成。趁热1次服下。

功效主治　温中、暖肾、降逆。疝气、腹胀、感寒性腹痛、吐泻反胃等。

药方5　茴香酒

药物　小茴香120克，黄酒500毫升。

用法　将小茴香炒黄，放入砂锅内，加入黄酒煮数沸，候凉，装瓶用。每于饭前温饮1～2杯，每日3次。

功效主治　散寒止痛、开胃进食。寒疝，症见小腹胀痛、牵引睾丸、阴囊硬结、喜暖喜按等；本酒亦适用于妇女带下、脘腹疼痛胀闷、不思饮食、呕吐等。

温馨提示　忌食生冷、油腻之物。

药方6　吴茱萸酒

药物　吴茱萸9克，小茴香(炒)15克，广木香3克，生姜5克，淡豆豉30克，黄酒200毫升。

用法　将前5味药共制细末，与黄酒一同置于砂锅内，煎至100毫升，滤取酒液即成。每日1剂，每日2次温服。

功效主治　温经通脉。寒疝频发、绞痛难忍。

冻疮

冻疮多因寒盛阳虚、气血凝滞所致。治冻疮药酒有温、补、通的作用。温可散寒，补可助阳，通可活脉。倘全身冻伤者，应令其血温气通，荣卫周流，刻不容缓，首先保温，以助阳气渐复生机。切忌直接火烘，或取暴热解冻之法，否则危险。

药方 1　防冻伤酒

药物　红花、干姜各 15 克，附子 10 克，徐长卿 12.5 克，肉桂 7.5 克，白酒1 000毫升。

用法　将前 5 味药浸入白酒中，浸泡 6 日后服用。每次 8 毫升，每日 2～4 次。

功效主治　活血化瘀。冻伤。

药方 2　大蒜酒

药物　大蒜头 250 克，白酒 500 毫升。

用法　将大蒜头去皮，洗净后用刀剁碎，和白酒共入瓶中，密闭瓶口，放置 1 个月即成。冬季易生冻疮的病人，夏季三伏天可常用大蒜酒搓洗手脚等易生冻疮的地方。

功效主治　温经活血。冻疮。

药方 3　姜椒酒

药物　鲜生姜、花椒各 100 克，95%酒精 300 毫升。

用法　将生姜洗净切片，与花椒一同浸入酒精内，密封，每日振摇 1 次，3～5 日即成。每日 2～3 次以药棉蘸取药液涂抹患处。

功效主治　温经散寒。冻疮。

药方 4　生姜酒

药物　鲜生姜 240 克，白酒 300 毫升。

用法　将生姜洗净捣烂，浸入白酒内，密封，每日振摇 1 次，5 日后即成。每日 3～5 次用药棉蘸取药酒涂擦患处。同时也可内服，每次 10～15 毫升，每日 2 次。

功效主治　温经通络。冻疮、斑秃。

烧烫伤

通常所指的烧烫伤是由高温造成的热烧伤，不包括电、化学物质引起的皮肤损伤。按其深度分为：Ⅰ度烧伤，仅伤及表皮，有局部红肿和疼痛感；Ⅱ度烧伤，深达真皮，局部出现水泡；Ⅲ度烧伤，伤及皮肤全层，甚至可深达皮下、肌肉、骨骼等，皮肤坏死、脱水后可形成焦痂。

药方　鸡蛋清酒

药物　鸡蛋清3个，白酒10毫升。

用法　将鸡蛋清与白酒共置瓷器内，搅匀，加温水少许，隔水炖至半熟，搅如糊状，候冷即成。每取适量涂抹患处，每日2～3次。

功效主治　消肿止痛。烧烫伤等。

温馨提示　对于烧烫伤严重者，一定要及时到医院治疗。

痔　疮

凡肛门内外有小肉突出的都叫痔，如生于肛门内的为内痔，生于肛门外的为外痔，内外兼有的为混合痔(以齿状线为分界)。一般以内痔为多见。因痔核可出现肿痛、瘙痒、流水、出血等症，所以通称痔疮。平时应少食辛辣等刺激性食物，多进清淡而偏于寒凉之品。食物制作时宜多用煮、蒸法，少用煎、烤、炸、烙等法。保持大便通畅，也可减少痔疮的发生。

药方1　猕猴桃酒

药物　猕猴桃250克，白酒1000毫升。

用法　将猕猴桃去皮，置容器中，加入白酒，密封，每日振摇1次，浸泡30日即成。每日2次，每次20毫升。

功效主治　清热养阴、利尿通淋。热病烦渴、热壅反胃、尿涩、尿道结石、黄疸、痔疮等。

药方2　竹酒

药物　嫩竹子120克，白酒1000毫升。

用法　将嫩竹子捣碎，与白酒一同放容器中，密封12日即成，其间搅拌2次。每日2次，每次20毫升。

功效主治　清热利窍。原发性高血压、便秘、痔疮等。

药方3　商陆酒

药物　商陆30～90克，白酒500毫升。

用法　将商陆洗净切碎，置容器中，加入白酒，密封，浸泡10日后去渣即成。每日 2 次,每次 10 克。

功效主治　舒筋活络、活血止血。跌打损伤、阴囊肿痛、痔疮、牙痛等。

药方 4　茄子酒

药物　大茄子 1 枚,黄酒 750 毫升。

用法　选用成熟之大茄子,用湿纸包裹,于灰火中煨熟后取出,再放入酒坛内,趁热加入黄酒,密封坛口,浸泡 3 日后去渣即成。空腹随量温服。连服 3 剂为 1 个疗程。

功效主治　清热解毒、活血化瘀、祛风通络。久痔之大便出血。

药方 5　地瓜藤酒

药物　地瓜藤 25 克,白酒 500 毫升。

用法　将地瓜藤切碎,浸入白酒内,密封,5～7 日即成。每次 30 毫升,每日 2 次。

功效主治　清热除湿、行气活血。痔疮、腹泻、黄疸、消化不良、白带增多等。

药方 6　三七酒

药物　三七(红三七)100 克,白酒 1 000 毫升。

用法　将三七浸入白酒内,密封,每日振摇 1 次,7 日后即可饮用。每次 20～25 毫升,每晚睡前 1 次。

功效主治　活血通络、祛瘀止痛。痔疮。

跌打损伤

跌打损伤指跌伤、打伤、摔伤、金刀伤、竹木伤等外伤病和烧伤、冻伤、毒虫咬(蜇)伤、毒蛇咬伤、狂犬病等损伤性疾病的范畴。选择药酒,应注重辨证论治。

药方 1　风伤擦剂

药物　生川乌、生草乌、生天南星、生半夏、川红花、川芎、当归尾各 15 克,桃仁、白芷、木瓜、乳香、没药、威灵仙各 20 克,川花椒 12 克,肉桂 10 克,泽兰 15 克,樟脑粉 20 克,冬青油适量,75%酒精1 500毫升。

用法　将前 16 味药共研为粗末,置容器中,加入 75%酒精,密封,浸泡1个月后开封，再加入樟脑粉、冬青油搅拌溶化，装瓶备用。每取此药酒适量涂擦患处，每日涂擦3～4次。

功效主治　活血散瘀、消肿止痛。跌打损伤、筋肉肿痛。

药方2　活血酒

药物　当归、川芎各15克，白芷、桃仁、红花、牡丹皮、乳香、没药各9克，泽泻、苏木各12克，白酒1 500～2 000毫升。

用法　将前10味药捣为粗末，置容器中，加入白酒，密封，浸泡7日后，过滤去渣即成。每次10～15毫升，每日3次。

功效主治　活血止痛、逐瘀消肿。跌打损伤。

药方3　跌打风湿药酒

药物　五加皮50克，红花、生地黄、当归、怀牛膝、栀子、泽兰各40克，骨碎补、伸筋草、千斤拔、檫树、羊耳菊、海风藤各80克，细辛、桂枝、陈皮、苍术、木香各30克，莪术、甘草各50克，金钱草、过江龙各160克，麻黄20克，白酒16 000毫升。

用法　将前23味药捣为粗末，置容器中，加入白酒，密封，浸泡30日后，过滤去渣即成。每次15毫升，每日2次。亦可外用，涂擦患处。

功效主治　祛风除湿、活血散瘀。跌打损伤、风湿骨痛、风寒湿痹、积瘀肿痛等。

药方4　复方红花酊

药物　乳香、没药各27克，五加皮、川乌、草乌、川红花、木通、伸筋草、桃仁、威灵仙、当归、川续断各63克，40%乙醇4 000毫升。

用法　将前12味药捣碎，置容器中，分2次加入40%乙醇，密封，浸泡，第1次用乙醇2 000毫升浸泡4日，过滤；第2次药渣用乙醇2 000毫升浸泡3日，过滤。合并2次滤液，静置即得。浓度为20%。取此药酒揉擦患处，每日1～2次。

功效主治　散瘀消肿。跌打损伤。

药方5　闪挫止痛酒

药物　当归6克，川芎3克，红花1.8克，茜草、威灵仙各1.5克，白酒适量。

用法　将前5味药放入药锅中，加适量白酒煎服。以不醉为度，其渣外用敷伤处。

功效主治　活血止痛、化瘀。闪挫伤，包括皮下组织、肌肉、肌腱、筋膜、关节囊、韧带（腱鞘、滑液囊、椎间盘纤维环、关节软骨盘）、血管、周围神经等组织，受伤后发生肿胀、疼痛、功能活动障碍等。

药方 6　生地酒

药物　生地黄汁 500 毫升，酒 500 毫升，桃仁（去皮尖，另研膏）30 克。

用法　先将生地黄汁放入药锅中，加酒煎，令沸，下桃仁膏再煎数沸，去渣备用。每日温服 1 杯，不拘时候。

功效主治　活血止血。跌打损伤筋脉。

温馨提示　孕妇忌服。

药方 7　苏木行瘀酒

药物　苏木 70 克，酒 500 毫升。

用法　将苏木捣碎致细，用水、酒各 500 毫升，煎煮至 500 毫升。每日 3 次，饭前服用。

功效主治　活血化瘀。跌打损伤、肿痛。

温馨提示　孕妇忌服。

药方 8　跌打损伤药酒

药物　当归、生地黄、五加皮各 30 克，补骨脂、紫荆皮、十大功劳、骨碎补、薏苡仁、广木香、羌活、莪术、桃仁、川芎、杜仲各 24 克，虎骨（酥炙）36 克，好酒 10 升。

用法　将前 15 味药浸于好酒中，容器封固，隔水加热约 1.5 小时，取出后静置数日，压榨过滤后即可饮用。每次 15～30 毫升。每日 2～3 次。

功效主治　活血化瘀、止痛。跌打损伤，包括跌仆、殴打、闪压、运动损伤等。

药方 9　续筋接骨酒

药物　透骨草、大黄、当归、白芍各 10 克，牡丹皮 5 克，生地黄 15 克，蝼蛄 10 克，鲶鱼 30 克，红花 10 克，自然铜末 3 克，好酒 350 毫升。

用法　将蝼蛄槌碎；再将上药中除自然铜末外的其余药，共制为粗末，以好酒 350 毫升煎煮至 175 毫升，取药液，候温备用。将药酒分成 3 份，每日用 1 份药酒送服自然铜末 1 克。每日 1 剂。

功效主治　接骨续筋、止痛。跌伤。

温馨提示　孕妇忌服。

药方 10　玫瑰红花酒

药物　玫瑰花、红花各 15 克，60°白酒 500 毫升。

用法　将玫瑰花、红花浸入白酒内，密闭储存，经常振摇，15 日后即成。每次 20～30 毫升，每日 2 次，温服同时以棉球蘸药酒涂抹患处，令局部有热感。

功效主治　活血行瘀、止痛。跌打损伤之瘀血疼痛。

药方 11　山茶花酒

药物　山茶花 15 克，黄酒 50 毫升。

用法　将山茶花、黄酒共置钵内，加水适量，隔水炖沸，候温饮用。每日 1～2 剂。

功效主治　凉血、止血、散瘀、消肿。跌打损伤、瘀血肿痛。

药方 12　杜鹃花酒

药物　杜鹃花 20 克，黄酒 100 毫升。

用法　将杜鹃花放入黄酒中，隔水炖沸，趁温饮用。每日1 剂。

功效主治　和血止血。跌打损伤。

药方 13　消肿止血酒

药物　延胡索、刘寄奴、骨碎补各 80 克，白酒 1 350 毫升。

用法　将前 3 味药共制为粗末，浸入白酒内，密封，每日振摇1 次，15 日后即成。每次 15 毫升，每日 2 次。

功效主治　消肿定痛、止血续筋。跌打损伤、瘀血肿痛。

药方 14　仙鹤草酒

药物　仙鹤草 60 克，白酒 500 毫升。

用法　将仙鹤草浸入白酒内，密封，每日振摇 1 次，3 日后即成。每次 30 毫升，每日 2 次。

功效主治　祛风散寒、活络止痛。外伤周身疼痛。

药方 15　三七红花酒

药物　三七、红花、川芎、乌药、乳香、防风、干姜、肉桂、姜黄、生地黄、当归身、积雪草、五加皮、川牛膝、牡丹皮、延胡索、海桐皮各 15 克，好白酒 2 500 毫升。

用法　将前 17 味药制为粗末，用纱布袋包好，放入酒坛内，加入好白酒，隔水煮沸 1 小时，候冷，密封储存，5 日后即可饮用。每次 20～30 毫升，每日 2 次。

功效主治　行气活血、消肿止痛。跌打损伤、气滞血瘀、筋骨疼痛等。

药方 16　金雀花酒

药物　金雀花 10 克，黄酒 100 毫升。

用法　将金雀花放入黄酒内，隔水炖沸，候温饮服。每日 1 剂，早晚分服。

功效主治　滋阴、和血、祛风、健脾。跌打损伤、劳热咳嗽、带下等。

药方 17　竹七酒

药物　竹七 50 克，白酒 500 毫升。

用法　将竹七制为粗末，与白酒共置砂锅内，隔水炖沸，候冷，装瓶密封储存，7 日后即成。每次 15～20 毫升，每日 2 毫升。

功效主治　补中益气、生肌长肉。跌打损伤、劳伤吐血、腰痛、体虚乏力等。

温馨提示　无瘀血者慎用。

药方 18　紫金标酒

药物　紫金标 50 克，白酒 500 毫升。

用法　将紫金标制为粗末，浸入白酒内，密封，5～7 日即成。每次 10 毫升，每日 2 次。

功效主治　通经活络、祛风湿、止痛。跌打损伤、慢性腰腿痛、风湿性关节炎、月经不调等。

药方 19　化瘀止痛酒

药物　生地黄汁 50 克，牡丹皮、肉桂（去粗皮）、桃仁（去皮尖）各 30 克，白酒 500 毫升。

用法　将牡丹皮、肉桂、桃仁共捣为细末，置容器中，与生地黄汁和白酒共煎数十沸，候温，去渣即成。每日 3 次，每次 10～20 毫升。

功效主治　通经化瘀、止痛。跌打损伤、瘀血在腹。

温馨提示　常服效佳，勿醉。

药方 20　散血破瘀酒

药物　防风、羌活、肉桂各 3 克，连翘、当归尾各 6 克，苏木5 克，水蛭(炒烟尽)9 克，麝香少许，白酒 1 000 毫升。

用法　将前 6 味药洗净切碎放入药锅中，加 200 毫升水煎煮至 100 毫升，去渣，对入白酒中，再把水蛭和麝香研成泥，调入白酒中，搅匀即成。早晚空腹各 1 次，每次 15～30 毫升。

功效主治　破血散瘀、理气止痛。跌打损伤、瘀血疼痛、不能饮食等。

药方 21　内伤白酒

药物　红花、桃仁(炒)、秦艽、续断、广木香、砂仁(炒)、威灵仙各 15 克，当归、五加皮、怀牛膝各 45 克，骨碎补、桃肉、杜仲(炒)各 30 克，白酒 5 000 毫升。

用法　将前 13 味药洗净切碎，置容器中，加入白酒 2 500 毫升，密封，隔水煮 4 小时，待冷开封，再加入白酒 2 500 毫升，密封 3 日后去渣即成。每日 2 次，每次 15～30 毫升。

功效主治　活血行气、祛瘀壮筋。跌打损伤及劳伤太过引起的四肢筋骨疼痛、步履无力。

药方 22　少林八仙酒

药物　丁香、当归各 30 克，川芎、红花各 90 克，三七 15 克，凤仙花、苏木各 45 克，乌梢蛇 1 条，白酒 1 700 毫刀。

用法　将前 8 味药洗净切碎，置容器中，加入白酒，密封，浸泡 60 日以上，经常振摇。每日 2～3 次，每次 10 毫升。

功效主治　活血祛瘀、通络止痛。跌打损伤、瘀血疼痛、红肿不消等。

药方 23　三七酒

药物　三七、海桐皮、薏苡仁、生地黄、牛膝、川芎、羌活、地骨皮、五加皮各 15 克，白酒 2 500 毫升。

用法　将前 9 味药研成粗末，置容器中，加入白酒，密封，浸泡 10 日后去渣即成。每日 2 次，每次 15 毫升。

功效主治　活血止痛、祛瘀通络。跌打损伤、瘀血肿痛。

(十一)男 科

遗 精

不因性生活而精液遗泄的病症称为遗精。成年未婚男子或婚后分居者,夜间1个月遗精1～2次,属正常生理现象。只有次数过多,或遗精后精神萎靡、腰腿酸软,或清醒时流精,才是需要治疗的。患者平时忌食辛辣等刺激性食物。还应注意培养健康的兴趣和多参加体育锻炼。

药方1 六神酒

药物 人参末、白茯苓末、麦冬各60克,杏仁末80克,生地黄、枸杞子各150克,白酒1 500毫升。

用法 先将麦冬、生地黄、枸杞子研碎放入药锅中,加水2 600毫升煎煮至1 000毫升,取药液与白酒混匀,置瓷锅中煮至1 000毫升,待冷后置容器中,加入人参末和杏仁末、白茯苓末,密封,浸泡7日,每日振摇1次即成。每日2次,每次20毫升。

功效主治 补精髓、益气血、健脾胃、悦颜色。遗精、腰膝软弱、头昏神倦、便秘、面色不华等。

药方2 巴戟二子酒

药物 巴戟天、菟丝子、覆盆子各15克,米酒500毫升。

用法 将前3味药捣碎,置容器中,加入米酒,密封,浸泡7日后滤过即成。每日2次,每次10毫升。

功效主治 补肾涩精。精液异常、滑精、小便频数、腰膝冷痛等。

药方3 白石英酒

药物 白石英、磁石各30克,白酒500毫升。

用法 先将白石英碎为粗末;磁石火煅令赤,醋淬,反复5次后碎为粗末;以上2味药放入布袋,置容器中,加入白酒,密封,浸7日左右。每日2次,每次20毫升。

功效主治 温肾纳气、镇静安神。肾虚耳聋、畏寒肢冷、腰膝酸软、阳痿遗精、倦怠乏力等。

药方 4　壮元补身酒

药物　地黄 80 克，山茱萸、山药各 40 克，枸杞子 80 克，菟丝子、女贞子各 40 克，肉苁蓉 80 克，续断（盐炒）40 克，狗肾 10 克，白芍 20 克，30°白酒 10.5 升，蔗糖 700 克。

用法　将前 10 味药粉碎成粗粉，与蔗糖一起加入白酒中，用糖酒浸渍药粉 7 日后滤过即成。每日 1～2 次，每次 30～50 毫升。此药酒有成品出售。

功效主治　养阴助阳、益肾填精。肾精不足、遗精、阳痿、早泄、妇女白带、月经量少等。

药方 5　百补酒

药物　鹿角 120 克，知母 40 克，党参 30 克，山药（炒）、茯苓、黄芪（炙）、芡实、枸杞子、菟丝子、金樱子肉、熟地黄各 24 克，牛膝 18 克，天冬 24 克，麦冬 12 克，楮实子 24 克，黄柏 12 克，山茱萸（去核）、五味子、桂圆肉各 6 克，白酒 6 升，蔗糖 630 克。

用法　将前 19 味药置容器中，用白酒分 2 次浸泡，第 1 次 30 日，第 2 次 15 日，倒取上清液，滤过；另将蔗糖制成单糖浆，待温，缓缓加入上述滤液中，搅匀，静置，滤过即成。每日 2 次，每次 10 毫升。

功效主治　养血补血、固精。血虚、血崩、遗精等。

药方 6　兴阳补肾酒

药物　阳起石、淫羊藿各 50 克，米酒 1 000 毫升。

用法　将阳起石、淫羊藿浸入米酒内，密封储存，每日振摇1 次，30 日即成。每晚睡前服 40 毫升。

功效主治　壮阳补肾。肾阳虚所致的阳痿、遗精、早泄等。

药方 7　首乌地黄酒

药物　何首乌 24 克，生地黄 16 克，芝麻、当归各 12 克，白酒 500 毫升。

用法　将何首乌、生地黄、芝麻、当归共捣碎，用纱布袋包好，放入砂锅内，加入白酒，隔水炖沸 1～2 分钟，候冷，装入酒坛内密封储存，7～10 日即成。每次 20 毫升，每日 2 次。

功效主治　补肝肾、养精血、清热生津、乌发。阴虚血枯、腰膝酸痛、遗精带下、须发早白等。

早 泄

早泄是指房事不能持久，一触即泄。中医认为本病是由于肾虚精脱、精关不固所致。早泄病人宜多进行体育锻炼，保持心情愉快。

药方 1　西汉古酒

药物　鹿茸 2 克，蛤蚧（酒炙）19.5 克，狗鞭（酒鞭）9.6 克，柏子仁（去油）65 克，枸杞子 100 克，松子仁 50 克，黄精 200 克，蜂蜜适量，白酒 2 500 毫升。

用法　将前 7 味药粉碎成粗末，用白酒浸渍 7 日后缓缓渗滤，收集滤液；另将蜂蜜炼成嫩蜜，待温，加入上述滤液中，搅匀静置，滤过即成。每日 2 次，每次 25～50 毫升。此药酒有成品出售。

功效主治　补肾益精、强筋补髓。肾阳虚衰、早泄、阳痿滑精、腰膝酸软、肢冷乏力、健忘、动则气喘等。

药方 2　鹿茸山药酒

药物　鹿茸 5 克，山药 15 克，白酒 600 毫升。

用法　将前 2 味药置容器中，加入白酒，密封，浸泡 7 日即成。每日 3 次，每次 15～20 毫升。

功效主治　补肾壮阳。早泄、阳痿、遗精、遗尿、久泻、贫血等。

药方 3　三鞭双地酒

药物　狗鞭、海狗鞭、黄牛鞭各 60 克，生地黄、熟地黄各 30 克，白酒 1 500 毫升。

用法　将前 5 味药共制为粗末，浸入白酒内，密封储存，每日振摇 1 次，30 日后即成。每晚饮服 30 毫升。

功效主治　壮阳补肾。肾阳虚衰所致的阳痿、早泄、遗精、畏寒肢冷等。

药方 4　苁蓉锁阳酒

药物　肉苁蓉、锁阳各 60 克，桑螵蛸 40 克，龙骨 30 克，茯苓 20 克，白酒 2 500 毫升。

用法　将前 5 味药共制为粗末，用纱布包好，浸入白酒内，密封储存,每日振摇1次,15日后即成。每次10～20毫升,每日2次。

功效主治　温阳补肾、固精。肾阳虚衰所致的阳痿、早泄、遗精、便溏、腰酸。

药方5　蚕蛾壮阳酒

药物　活雄蚕蛾20只,白酒适量。

用法　将活雄蚕蛾焙干研末。每次3克,每日2次,热白酒冲服。

功效主治　壮阳益精、助性。肾虚阳痿、早泄、滑精、不育症等。

药方6　五子酒

药物　枸杞子、菟丝子各80克,车前子、北五味子各20克,覆盆子40克,白酒2 500毫升。

用法　将前5味药制为粗末,用纱布包好,浸入白酒内,密封储存,每日振摇1次,15日后即成。每次20～30毫升,每日2次。

功效主治　补肾固精、填精益髓。肾虚精少、阳痿早泄、遗精、精冷等。

药方7　兔耳仙茅酒

药物　兔耳草15克,仙茅、淫羊藿各9克,高粱酒500毫升。

用法　将前3味药用冷开水快速洗净,晾干,用纱布包好,浸入高粱酒内,密封储存,每日振摇1次,30日后即成。每次10～15毫升,每日早、晚各1次。

功效主治　壮阳补肾、固精止遗。肾阳不足所致的阳痿早泄、遗精滑精、腰膝酸软冷痛等。

阳　痿

阳痿系指男子阴茎不举,或举而不坚、不久,不能完成房事。

药方1　巴戟牛膝酒

药物　巴戟天、生牛膝各300克,白酒1 000毫升。

用法　将前2味药洗净切碎,置容器中,加入白酒,密封,浸泡20～30日后去渣即成。每日2次,每次20毫升。

功效主治　补肾壮阳、强筋骨、祛风湿。虚羸阴茎不举、五劳七伤百病等。

药方 2 戊戌酒

药物 小黄狗 1 只，酒曲 30 克，糯米 7 500 克。

用法 先将小黄狗宰杀，去皮，除肠杂，洗净煮烂，连汁和酒曲、糯米一起如常法酿酒。每日 3 次，每次 20 毫升。

功效主治 补肾阳、温脾胃。肾阳虚损、小腹冷痛、不孕、阳痿、腰膝冷痛等。

温馨提示 阴虚内热者忌服。

药方 3 仙茅加皮酒

药物 仙茅(用米泔水浸，去赤水尽，晒干)90 克，淫羊藿(洗净)120 克，五加皮(酒洗净)90 克，醇酒 1 小坛。

用法 将前 3 味药研细，纱布包好，悬于醇酒坛中，封口，浸 7 日即可饮用。每日早、晚各饮 1～2 杯，甚效。

功效主治 强筋补肾。腰膝筋脉拘急、肌肤麻木、关节不利、阳痿、子宫寒冷不孕。

药方 4 淫羊地黄酒

药物 淫羊藿 250 克，熟地黄 150 克，醇酒 1.25 升。

用法 将前 2 味药共研细，纱布包好，悬于醇酒中，密封，勿通气，春夏 3 日或秋冬 5 日后方可开取饮用。每日随量温饮之，常令有酒力相续，但不得大醉。

功效主治 壮腰健肾、补脾。肾虚阳痿、宫冷不孕、腰膝无力、筋骨酸痛。

药方 5 对虾酒

药物 新鲜大虾 1 对，60°白酒 250 毫升。

用法 将新鲜大虾洗净，置于瓷罐中，加白酒浸泡并密封，约 10 日后即成。每日随量饮酒或佐餐，待酒尽后，将大虾烹炒食用。

功效主治 健肾生精。性功能减退、阳痿、遗精等。

药方 6 板栗猪肾酒

药物 板栗 90 克，猪肾 1 个，白酒 1 000 毫升，花椒盐水适量。

用法 先将猪肾洗净，用花椒盐水腌去腥味，切成小碎块；板栗洗净拍碎，与猪肾同置容器中，加入白酒，密封，浸泡 7 日后去渣即成。每日 2 次，每次 10～20 毫升。

功效主治　补肾助阳、益脾胃。阳痿、滑精、精神不振、不思饮食、体倦等。

药方7　冬虫夏草酒

药物　冬虫夏草40克，白酒500毫升。

用法　将冬虫夏草捣碎，置容器中，加入白酒，密封，浸泡7日后去渣即成。每日3次，每次10～20毫升。

功效主治　补肺益肾、增强气力、止咳化痰、平喘。病后体弱、神疲乏力、自汗盗汗、饮食减少、阳痿遗精、腰酸、失眠、痰饮喘嗽等。

药方8　淫羊藿金樱子酒

药物　淫羊藿120克，金樱子500克，当归60克，巴戟天30克，菟丝子、补骨脂各60克，小茴香、川芎、牛膝、肉桂各30克，沉香15克，杜仲30克，白酒10升。

用法　将前12味药加工研碎，放入布袋，置容器中，加入白酒，加盖后隔水加热约1小时，取下密封，浸泡7日后去渣即成。每日2次，每次15～30毫升。

功效主治　补肾壮阳、固精、养血、强筋骨。腰膝无力、下元虚冷、行走无力、阳痿、遗泄等。

药方9　明虾酒

药物　明虾6只，白酒500毫升。

用法　将明虾洗净拍烂，放入布袋，置容器中，加入白酒，置小火上煮沸，取下待冷，密封，浸泡10日后去渣即成。每日3次，每次15～20毫升。

功效主治　补肾兴阳、益气开胃、散寒止痛。久病体虚、阳痿不举、气短乏力、面黄羸瘦、饮食不思等。

药方10　三石酒

药物　白石英150克，阳起石90克，磁石120克，白酒1 500毫升。

用法　将前3味药捣成碎粒，用水淘洗干净，放入布袋，置容器中，加入白酒，每日振摇数下，密封，浸泡7日后去渣即成。每日3次，每次随量温服。

功效主治　补肾气、疗虚损。精神萎靡、少气无力、动则气喘、阳痿早泄及心神不安的心悸、失眠等。

药方 11　鹿茸酒

药物　鹿茸 60 克，白酒 500 毫升。

用法　将鹿茸洗净切碎，置容器中，加入白酒，密封，浸泡7 日后去渣即成。每日 2 次，每次 10～20 毫升。

功效主治　壮阳补肾、活血、祛风湿。腰膝酸痛、阳痿、头痛、风湿痛、跌打损伤、月经不调等。

药方 12　参杞酒

药物　枸杞子汁、地黄汁各 100 毫升，麦冬汁 60 毫升，杏仁、白茯苓各 30 克，人参 20 克，白酒1 500毫升。

用法　将杏仁、白茯苓、人参捣碎，置容器中，加入前 3 味药汁和白酒，密封，浸泡 7 日后滤过即成。温服，每日 2 次，每次 10 毫升。

功效主治　滋养肝肾、补血益精。肝肾精亏、阳痿、耳聋目昏、面色无华等。

药方 13　仙茅酒

药物　仙茅 60 克，白酒 500 毫升。

用法　将仙茅研碎，置容器中，加入白酒，密封，浸泡 7 日，每日振摇 1 次即成。每日 2 次，每次 10～15 毫升。

功效主治　补肾阳、壮筋骨、除寒湿。阳痿精冷、小便失禁、心腹冷痛、腰脚冷痹等。

药方 14　阳春酒

药物　淫羊藿、菟丝子、何首乌各 30 克，枸杞子 60 克，鹿茸 10 克，黄芪、肉苁蓉、阳起石各 30 克，水貂鞭 10 克，羊鞭、狗鞭各 30 克，白酒 3 000 毫升。

用法　将前 11 味药用绢布包好，与白酒一同置于干净容器内，密封浸泡，10 日后即成。秋冬季每日早、晚各饮服 10 毫升。

功效主治　补肾壮阳、益精补虚。中、老年肾阳虚衰所致之阳痿不举、性欲低下、早泄等。

温馨提示　本方性大热，青壮年及阴虚有热者忌服，春夏两季慎服。

药方 15　五子酒

药物　覆盆子、菟丝子、金樱子、楮实子、枸杞子、桑螵蛸各 12 克，白酒 500 毫升。

用法　将前 6 味药研碎，放入布袋，置容器中，加入白酒，密封，浸泡 14 日，每日振摇 1 次，开封后去药袋即成。每日 2 次，每次 15 毫升。

功效主治　补肝肾、益精髓、固精、缩尿、明目。腰膝冷痛、阳痿、滑精、小便频数、视物模糊、白带过多等。

药方 16　仙茅桂圆酒

药物　仙茅 12 克，淫羊藿 30 克，五加皮、桂圆肉各 12 克，白酒 900 毫升。

用法　将前 4 味药捣碎，置容器中，加入白酒，密封，浸泡 21 日后，过滤即成。每日 2 次，每次 30 毫升。

功效主治　补肾壮阳。肾阳虚损、阳痿等。

药方 17　巴戟淫羊藿酒

药物　巴戟天、淫羊藿各 100 克，白酒 600 毫升。

用法　将前 2 味药切碎，置容器中，加入白酒，密封，浸泡7 日即成。每日 2 次，每次 20 毫升。

功效主治　壮阳祛风。神经衰弱、阳痿、风湿疼痛、肢体瘫痪、末梢神经炎等。

药方 18　辣蓼酒

药物　辣蓼 50 克，黑豆 100 克，30°米酒 750 毫升。

用法　将前 2 味药置容器中，加入米酒，密封，浸泡 15 日后即成。每日 2 次，每次 20 毫升。

功效主治　补虚益气。疲乏无力、身体虚弱、阳痿等。

药方 19　白人参酒

药物　白人参 30 克，白酒 500 毫升。

用法　将白人参切片，置容器中，加入白酒浸泡 7 日，每日振摇 1 次即成。每日 2 次，每次 10 毫升。

功效主治　大补元气、补脾益肺、生津固脱、安神益智。久病气虚、食欲不振、自汗乏力、津伤口渴、神经衰弱、疲倦心悸、阳痿等。

药方 20　补精益老酒

药物　熟地黄 48 克，全当归 60 克，川芎 18 克，甘草、淫羊藿、金樱子各 12 克，金石斛 36 克，杜仲、白茯苓各 18 克，白酒 600 毫升。

用法　将前 9 味药研碎，放入布袋，置容器中，加入白酒，密封，浸泡

14日后去渣即成。空腹服，每日2次，每次10毫升。

功效主治　补虚损、益精血。虚劳损伤、精血不足、形体消瘦、面色苍老、食欲不振、肾虚阳痿、腰膝酸痛等。

药方21　芝麻核桃酒

药物　黑芝麻、核桃仁各25克，黄酒500毫升。

用法　将前2味药洗净，置容器中，加入黄酒，密封，浸泡15日后即成。每日2次，每次20毫升。

功效主治　补肾纳气平喘。肾虚咳喘、腰痛脚弱、阳痿、遗精、大便干燥等。

药方22　万灵至宝仙酒

药物　淫羊藿300克，仙茅120克，雄黄60克，当归240克，黄柏(去粗皮)60克，列当120克，知母(去尾)120克，白酒7 500毫升。

用法　将前7味药切碎，置容器中，加入白酒，密封，用桑树枝小火悬瓶煮6小时，再埋地下3日去火毒，取出，浸泡7日后捞出药渣，晒干研为细末，稻米面打为糊丸，如桐子大，备用。每日2次，每次药酒30毫升，药丸30粒。

功效主治　生精血、益肾水、助阳补阴、健身强体。男子阳痿、遗精、滑精、白浊、小便淋漓不尽；诸虚百损、五劳、七伤；妇女赤白带下、月经不调、肚冷脐痛、不孕症等。

药方23　人参海马酒

药物　人参30克，海马15克，鹿茸9克，海狗肾(炙)1对，淫羊藿、菟丝子、肉苁蓉各30克，韭子60克，白酒1 000毫升。

用法　将前8味药置容器中，加入白酒，密封，浸泡14日即成。每晚睡前服1次，每次30毫升。

功效主治　补肾壮阳。阳痿不举、腰膝酸软、精神倦怠等。

药方24　枸杞菊花酒

药物　枸杞子500克，甘菊花20克，麦冬100克，酒曲250克，糯米7.5千克。

用法　将前3味药煮烂，连汁和酒曲、糯米如常法酿酒。酒熟压去糟，收贮备用。每次饭前饮1～2小杯，每日早、晚各1次。

功效主治　壮腰健肾。虚劳精损、阳痿遗精、肾虚消渴、腰背疼痛、足膝酸软、头晕目暗、视物模糊、迎风流泪、肺燥咳嗽。

药方 25　黄芪杜仲酒

药物　黄芪 30 克，萆薢、防风各 45 克，牛膝 50 克，肉桂 30 克，石斛 60 克，杜仲 45 克，肉苁蓉（去皮炙干）60 克，制附子、山茱萸、石南滕、白茯苓各 30 克，白酒 1.75 升。

用法　将前 12 味药共为粗末，白布袋盛好，用白酒浸于瓷瓶中，密封瓶口，3 日后开封去渣。每日临睡前饮 1 小杯。

功效主治　健肾补脾。肾阳虚损、气怯神疲、腰膝冷痛、阳痿滑精。

药方 26　蛤蚧酒

药物　蛤蚧 1 对，白酒 100 毫升。

用法　将蛤蚧去头、足、鳞，切成小块，浸于白酒中，封固 2 个月。每次 30 毫升，每日 1 次。

功效主治　补肾生精血。肾虚腰痛、阳痿等。

药方 27　楮实助阳酒

药物　楮实子（微炒）50 克，制附子、川牛膝、巴戟天、石斛、大枣各 30 克，炮姜、肉桂（去粗皮）各 15 克，鹿茸（涂酥炙去毛）5 克，醇酒 1 000 毫升。

用法　将前 9 味药共捣为细末，用纱布包好，置于容器中，加醇酒浸之，封口，置阴凉处，每日振摇数下，8 日后取出药袋即成。每日早、晚各 1 次，每次空腹温饮 10 毫升。

功效主治　温肾助阳。肾阳虚损、阳痿滑泄、脾胃虚寒、面色无华等。

药方 28　海马补肾酒

药物　海马 1 对，白酒 500 毫升。

用法　将海马洗净，放入净瓶中，加入白酒，密封浸泡 15 日即成。每次 1 小杯，每日 3 次。

功效主治　补肾助阳。阳痿不举、腰膝酸软等。

前列腺炎

前列腺炎分急性、慢性两种，急性前列腺炎起病突然，有高热寒战、尿痛、会阴部疼痛、尿道有炎性分泌物排出等症状。慢性前列腺炎表现为会阴部不适或疼痛、尿道口滴白、性功能障碍、尿痛、尿急、尿频、排尿困难、发病时间较长。

药方 1　多子酒

药物　枸杞子、桂圆肉、核桃肉、白米糖各 250 克，烧酒 7 000 毫升，糯米酒 500 毫升。

用法　将前 4 味药放入布袋，置容器中，加入烧酒和糯米酒，密封，浸泡 21 日后去渣即成。每日 2 次，每次 30 毫升。

功效主治　补肺肾、祛风湿、活血通络。肾虚遗精、前列腺炎等。

药方 2　栀子根酒

药物　栀子根皮 250 克，白酒 2 500 毫升。

用法　将栀子根皮洗净、切碎，置容器中，加入白酒，密封，浸泡 10 日，过滤去渣即成。每次 30 毫升，每日 2 次。

功效主治　补肺肾、祛风湿、活血通络。前列腺炎、肾虚遗精。

药方 3　小茴香酒

药物　小茴香(炒黄)30 克，黄酒 250 毫升。

用法　将小茴香研粗末，用黄酒煎沸冲泡，停 10 分钟，去渣，即可服用。每次 30～50 毫升，每日 2～3 次。

功效主治　温中、理气、逐寒。前列腺炎(白浊、精管受风寒、汤药全不效者)。

药方 4　萆薢酒

药物　川萆薢 100 克，龙胆草、车前子各 50 克，芡实 30 克，黄酒 500 毫升。

用法　将前 4 味药捣碎，置容器中，加入黄酒，隔水煮沸，离火，密封，浸泡一宿，过滤去渣即成。每次 40～50 毫升，每日 2～3 次。

功效主治　补肾祛湿。急性前列腺炎。

(十二)五官科

青光眼

青光眼是因眼压升高而引起视盘损害和视野缺损的一种严重眼病。食疗时多以风火痰浊论治。该病病人忌一次进大量饮料,更应戒烟,节制肥甘厚味,并注意不宜过久阅读及做暗室工作。

药方　菊花煮酒

药物　菊花 9 克,糯米酒适量。

用法　菊花洗净,撕碎,置砂锅中,加入糯米酒,加热,煎煮沸后取酒汁即成。每日 2 次,每日 1 剂。

功效主治　清肝明目。青光眼、头目昏涨等。

耳鸣、耳聋

耳鸣、耳聋都是听觉异常的症状。耳鸣是指自觉耳内鸣响,耳聋是指听力减退或听觉丧失,耳鸣常常是耳聋的先兆。本病通常分两型:暴病耳聋,或耳中闷涨,鸣声如蝉鸣或海潮声,按之不减者多为实证;久病耳聋,或耳鸣时作时止,声细调低,操劳则加剧,按之鸣声减退者多为虚证。

药方 1　怡神酒

药物　木香(研末)3 克,糯米糖、绿豆各 500 克,白酒 500 毫升。

用法　将前 3 味置容器中,加入白酒,密封,浸泡 21 日即成。每日 2 次,每次 15～30 毫升。

功效主治　补精益神。头晕耳鸣、视物昏花、精神不振、饮食减少、全身乏力等。

药方 2　地黄香杞酒

药物　熟地黄 125 克,沉香 2.5 克,枸杞子 60 克,高粱酒1 750毫升。

用法　将前3味药置容器中，加入高粱酒，密封，浸泡10日即成。每晚睡前服用15～30毫升。

功效主治　补肝肾、益精血。肝肾阴亏或精血不足，症见头昏目眩、目暗多泪、面色无华、腰膝酸软、耳聋耳鸣、遗精、失眠多梦等。

药方3　菖蒲白术酒

药物　石菖蒲、白术各250克，白酒1 250毫升。

用法　将前2味药研碎，放入布袋，置容器中，加入白酒，密封，浸泡14日后去渣即成。每日3次，每次20～40毫升。阴虚火旺者忌服。

功效主治　化湿开窍、健脾养胃。早衰健忘、视力减退、耳鸣耳聋、便溏腹胀、食欲不振、心悸等。

药方4　苍耳愈聋酒

药物　苍耳子、防风、黄芪、白茯苓、独活、牛蒡子(炒)、生地黄各30克，薏苡仁、木通各20克，人参15克，肉桂12克，白酒1 000毫升。

用法　将前11味药捣碎，放入布袋，置容器中，加入白酒，密封，浸泡7日后去渣即成。空腹服，每日1次，每次10毫升。

功效主治　除热、补虚。骨痛、耳聋等。

药方5　聪耳磁石酒

药物　木通、石菖蒲各80克，磁石30克，白酒1 700毫升。

用法　先将磁石捣碎，纱布包裹；石菖蒲用米泔水浸泡2日，切碎，微火烘干；把前3味药同入布袋，置容器中，加入白酒，密封，浸泡7日后去渣即成。每日2次，每次20～30毫升。

功效主治　通窍聪耳。耳鸣、耳聋等。

药方6　黄荆酒

药物　黄荆250克，白酒500毫升。

用法　将黄荆捣碎，置容器中，加入白酒，密封，浸泡7日后去渣即成。不拘时，随量。

功效主治　利气化痰、开窍。耳聋等。

药方7　茴香菖蒲酒

药物　小茴香10克，鲜石菖蒲、九月菊、鲜木瓜各20克，桑寄生30克，白酒1 500毫升。

用法　将前5味药用纱布包好，浸入白酒内，密封，每日振摇1次，7～

10日即成。每日清晨温饮10～15毫升。

功效主治　补肾、柔肝、清心。肝肾虚损所致的眩晕耳鸣、消化不良、双足痿软无力等。

药方8　鹿龄集酒

药物　肉苁蓉20克，人参、熟地黄各15克，海马、鹿茸各10克，白酒1 000毫升。

用法　将人参、鹿茸制为粗末，与另3味药一同浸入白酒内，密封，每日振摇1次，30日后去渣即成。每次10～15毫升，每日2次。

功效主治　补肾壮阳、益气补血。肾阳虚所致的阳痿、不育、耳鸣等。

温馨提示　感冒发热者忌服。

药方9　耳聋铁酒

药物　铁块500克，黄酒1 000毫升。

用法　将铁块冲洗干净，以炭火烧红，趁热投入黄酒中，候温，取出铁块，滤取药酒即成。每次30～50毫升，每日3次。

功效主治　镇肝充耳。耳聋。

药方10　益智聪耳酒

药物　人参9克，猪板油90克，白酒1 000毫升。

用法　将人参制为细末；猪板油入锅熬油，候温，共浸入白酒内，密封，21日后去渣即成。每次15毫升，每日2次。

功效主治　开心益智、聪耳明目、润泽肌肤。耳聋眼花、面色不华、记忆力衰退等。

温馨提示　服药酒期间忌食萝卜、葱、蒜等。

药方11　加味茱萸酒

药物　山茱萸、覆盆子各30克，肉苁蓉、巴戟天、远志、川牛膝、五味子、续断各10克，白酒1 500毫升。

用法　将前8味药共制为粗末，用纱布包好，浸入白酒内，密封，每日振摇1次，7日后去渣即成。每次10～20毫升，每日3次。

功效主治　滋补肝肾。肝肾亏虚、头昏耳聋、腰膝酸软、神疲乏力、性欲低下等。

药方 12　核桃益肾酒

药物　核桃肉、核桃夹、磁石、石菖蒲各 30 克，黄酒 1 500 毫升。

用法　将前 4 味药共制为粗末，用纱布包好，浸入黄酒内，每日振摇 1 次，15 日后即成。每次 15～20 毫升，每日 2 次。

功效主治　益肾补脑、通窍。肾虚所致的耳聋、耳鸣等。

失声、声嘶

失声和声嘶经常是由于用嗓过度所致。食疗对突发性的失声和声嘶有效，患病时间较长者通常有器质性疾病，应充分检查原发病以防止肿瘤和息肉等。平时应注意调节情绪，修身养性，不急不躁，并戒除烟、酒。

药方 1　蜜膏酒

药物　蜂蜜、饴糖各 250 克，生姜汁、生百部汁各 125 毫升，枣肉泥、杏仁泥各 75 克，橘皮末 60 克，酒适量。

用法　先将杏仁泥、生百部汁放入药锅中，加水 1 000 毫升，用小火煎煮至 500 毫升，去渣，除酒外，加入余药，以小火煎煮至1 000毫升即成。每次 2 汤匙，以温酒 10～15 毫升调服，每日 3 次。

功效主治　疏风散寒、止咳平喘。肺气虚弱、风寒所伤而致的声音嘶哑、咳唾上气、喘嗽等。

药方 2　西洋参止渴酒

药物　西洋参 60 克，白酒 1 000 毫升。

用法　将西洋参制为粗末，浸入白酒内，密封，每日振摇1 次，15～20 日即成。每次 15 毫升，每日 2 次。

功效主治　益气养阴、生津止渴。少气口干、疲乏无力、声音嘶哑、咯血等。

牙　痛

牙痛一般以上火为主。牙痛甚而龈肿，兼形寒身热者多为风火牙痛；牙痛甚剧，兼有口臭、口渴、便秘者多为实火牙痛；牙痛隐隐，时作时止，牙齿浮动，口不臭者多为虚火牙痛。牙痛者应多食蚌、鱼、虾等食物，忌食酸、辣、麻、涩等刺激性较强的食物。

药方1　草乌一枝蒿酒

药物　生草乌15克，一枝蒿、冰片各10克，小木通50克，白酒500毫升。

用法　将前4味药共研粗粉，置容器中，加入白酒，密封，浸泡7日后去渣即成。外用，用药棉蘸药酒塞入患牙处，或外搽红肿疼痛处，每日1次。

功效主治　祛风散寒、除湿止痛。牙痛。

药方2　花椒酒

药物　花椒30克，白酒100毫升。

用法　将花椒洗净晾干，浸入白酒内，密封，每日振摇1次，10～15日后去渣即成。如系虫蛀牙痛，可用药棉蘸酒塞入蛀孔内；一般性牙痛用药酒于口内含漱即可。

功效主治　消炎止痛。虫蛀牙痛、一般性牙痛等。

温馨提示　不宜内服。

药方3　鸡蛋酒

药物　鸡蛋1个，白酒30毫升。

用法　先将白酒放入碗内，再将鸡蛋打破入碗内，然后将碗内白酒点燃，白酒燃烧后鸡蛋即熟。将熟鸡蛋1次吃下，一般1小时后即可止痛。

功效主治　益气活血、止痛。牙痛。

药方4　黑豆煮酒

药物　黑豆60克，黄酒200毫升。

用法　将黑豆洗净晾干，浸入黄酒内，12小时后一同置于砂锅内，用小火煮至豆烂，取药液频频漱口。

功效主治　消肿止痛。火热内盛所致的牙痛、牙龈肿痛等。

药方5　生地独活酒

药物　生地黄、独活各80克，细辛30克，白酒500毫升。

用法　将前3味药共制为粗末，浸入白酒内，密封，每日振摇1次，7日后去渣即成。每取适量药酒含漱后服下，痛止即可。

功效主治　通络止痛。齿根松动疼痛。

(十三)保健养生

头　发

须发变白除自然衰老之外,还有因疾病引起的,一般多为肾阴肝血不足、血气不荣、须发失养所致;青年少白头有因血热风燥引起的。

药方 1　地黄年青酒

药物　熟地黄 50 克,万年青 75 克,黑桑葚 60 克,黑芝麻 30 克,怀山药 100 克,南烛子、花椒各 15 克,白果 7.5 克,白酒1 000毫升。

用法　将前 8 味药共捣为细末,放入布袋,置容器中,加入白酒,密封,泡 7 日后去渣即成。每日 2 次,每次 20 毫升。

功效主治　补肝肾、乌须发、聪耳明目。肝肾亏损所致的须发早白、视听下降、未老先衰等。

温馨提示　服药酒期间忌食萝卜。

药方 2　桑葚酢浆草酒

药物　黑桑葚、酢浆草各 120 克,白酒 1 000 毫升。

用法　将前 2 味药捣碎,置容器中,加入白酒,密封,每日振摇数下,浸泡 7 日后去渣即成。每日 3 次,每次 15～25 毫升。

功效主治　补肝肾、益精血、乌发。腰酸、头晕目眩、燥热咳嗽、口渴、小便不利、耳鸣、须发早白等。

药方 3　熟地枸杞沉香酒

药物　熟地黄、枸杞子各 60 克,沉香 6 克,白酒1 000毫升。

用法　将前 3 味药研碎,置容器中,加入白酒,密封,每日振摇数下,浸泡 10 日后开封去渣即成。外用,每日 3 次搽患处。

功效主治　补益肝肾。脱发、白发。

药方 4　骨碎补酒

药物　鲜骨碎补 30 克,洋金花、侧柏叶各 9 克,丹参 20 克,白酒 500

毫升。

用法　将前4味药置容器中，加入白酒，密封，浸泡7日后去渣即成。外用，不拘时，涂抹患处。

功效主治　补肾通络、和血生发。斑秃、脱发等。

药方5　首乌黑豆酒

药物　制何首乌90克，熟地黄、生地黄、天冬、麦冬各45克，枸杞子、牛膝、当归、女贞子各30克，黑豆60克，白酒2 500毫升。

用法　将前10味药捣碎，放入布袋，置容器中，加入白酒，密封，浸泡15日以上，去渣过滤即成。每日2次，每次20毫升。

功效主治　补肝益肾、生发乌发。青年脱发和白发等。

药方6　地术酒

药物　生地黄40克，白术30克，枸杞子24克，五加皮20克，甘草12克，糯米600克，细曲50克。

用法　将前5味药研碎，细曲研末备用；把研碎的药置砂锅中，加水适量煎煮至1 600毫升，去渣，倒入容器中，待冷；将糯米洗净蒸熟，待冷后拌入细曲末，与药液拌匀，密封，置保温处，21日后药酒即熟，去糟渣即成。口服，不拘时，随量。

功效主治　补肝肾、和脾胃、明目。腰膝酸软、视物模糊、须发早白、小便淋漓、脾虚泄泻、食欲不振、胸腹胀满等。

药方7　耐老酒

药物　生地黄、枸杞子、滁菊花各250克，糯米2 500克，细曲200克。

用法　细曲碎为粗末，备用；再将前3味药研碎置砂锅中，加水5 000毫升，煎煮至2 500毫升，倒入容器中，待冷备用；再将糯米洗净蒸煮，沥半干，待冷后拌入细曲末，然后倒入药液拌匀，密封，置保温处21日后去渣即成。每日3次，每次20毫升。

功效主治　滋肝肾、补精髓、延年益寿。肝肾不足所致的头晕目眩、须发早白、腰膝酸软等。

药方8　五精酒

药物　枸杞子500克，黄精400克，天冬500克，松叶600克，白术400克，细曲1 200克，糯米12 500克。

用法　将前5味药置容器中，加水适量煎煮至10升，过滤去渣取液备用；细曲研末，备用；糯米蒸熟后沥半干，倒入容器中待冷，加入药液和细曲末，搅匀，密封，置保温处21日后去渣即成。每日2次，每次10～25毫升。

功效主治　补肝肾、益精血、健脾、祛风湿。体倦乏力、食欲不振、头晕目眩、须发早白、肌肤干燥易痒等。

药方9　地膝酒

药物　熟地黄400克，怀牛膝、南五加皮各200克，细曲180克，糯米2 500克。

用法　先将细曲研细，备用；再将前3味药置砂锅中，加水适量煎煮至3 500毫升，过滤去渣取液备用；糯米蒸熟后沥半干，倒入容器中待冷，加入细曲末与药液搅拌均匀，密封，置保温处14日后去渣即成。每日3次，每次15～20毫升。

功效主治　补肾、养精血、乌须发、健身益寿。筋骨软弱、腰腿酸困、两足无力、须发早白、容颜无华等。

温馨提示　服药酒期间忌食萝卜。

药方10　乌发益寿酒

药物　女贞子80克，墨旱莲、黑桑葚各60克，黄酒1 500毫升。

用法　将前3味药捣碎，放入布袋，置容器中，加入黄酒，密封，浸泡14日后，过滤去渣即成。每次空腹温服20～30毫升，每日2次。

功效主治　滋肝肾、清虚热、乌发益寿。肝肾不足所致的须发早白、头晕目眩、腰膝酸痛、面容枯槁、耳鸣等。

药方11　中山还童酒

药物　马蔺子、马蔺根各100克，黄米500克，陈曲2块，酒酵子2碗。

用法　将马蔺子埋入土中3日，马蔺根切碎；将黄米加水煮成糜；陈曲研末，与酒酵子，并前马蔺子、黄米糜一起酿酒，待熟；另用马蔺根，加水煎10沸，取药液入酒内3日即成。随时随量饮之，使之微醉。

功效主治　清热利湿、解毒、乌须发。须发变白。

药方12　乌须黑发药酒

药物　当归、枸杞子、生地黄、人参、莲子心、桑葚子、何首乌各120

克，五加皮 60 克，黑豆(炒香)250 克，槐角子 30 克，没食子 1 对，墨旱莲 90 克，五加皮酒 15 000 毫升。

用法　将前 12 味药切片或捣碎，放入布袋，置容器中，加入五加皮酒，密封，浸泡 21 日后，压榨以滤取澄清液，贮瓶备用。药渣晒干，共研为细末，为丸，如梧桐子大，备用。每日适量饮用，并送服丸药。每日 2 次，每次 1～2 丸。

功效主治　补肝肾、益气血、祛风湿、乌须发、固肾气。肾气不固、肝肾不足、气血虚弱所致的腰酸、头晕、遗精、须发早白、乏力等。

温馨提示　五加皮酒应是用单味南五加皮酿制，或白酒浸制而成的药酒。

药方 13　强壮酒

药物　枸杞子、甘菊花、熟地黄各 60 克，肉苁蓉 30 克，肉桂 20 克，神曲 60 克，白酒 2 500 毫升。

用法　将前 6 味药共制为粗末，放入布袋，置容器中，加入白酒，密封，浸泡 7 日后，过滤去渣即成。每次 10～20 毫升，每日3 次。

功效主治　补肝肾、益精血。腰膝软弱、身疲乏力、须发早白等。

药方 14　百岁酒

药物　黄芪(蜜炙)、茯神各 60 克，当归 36 克，党参、麦冬、茯苓、白术、山茱萸、川芎、龟胶、防风、枸杞子、广陈皮各 30 克，熟地黄 36 克，肉桂 18 克，五味子、羌活各 24 克，大枣 1 000 克，冰糖1 000克，高粱酒 10 000毫升。

用法　将前 18 味药捣碎，置容器中加入高粱酒和冰糖，密封，隔水煮 1 小时后，取出，埋入土中 7 日以去火毒。过滤去渣即成。每次 15～30 毫升，每日 3 次。或适量饮用，勿醉。

功效主治　益气血、补肝肾、健脾胃、宁神志。须发早白。

药方 15　鹤龄酒

药物　枸杞子、何首乌各 120 克，当归、生地黄各 60 克，党参、菟丝子、补骨脂、山茱萸各 20 克，怀牛膝 90 克，天冬 60 克，蜂蜜 120 克，白酒 3 000 毫升。

用法　将前 10 味药共制为粗末，放入布袋，置容器中，加入白酒，盖好，置小火上煮至沸点，取下候冷，密封，埋入土中 7 日以去火毒，取出过滤去渣，加入蜂蜜，拌匀即成。每次 20 毫升，每日 3 次。

功效主治　补肝肾、益精血。未老先衰、腰膝酸软、筋骨无力、眼目昏花、齿落、食欲不振、须发早白、精神萎靡等。

药方 16　不老酒

药物　熟地黄、生地黄、五加皮、莲子心、槐角子各 90 克，没食子 6 枚，白酒 4 000 毫升。

用法　将前 6 味药共制为粗末，放入布袋，置容器中，加入白酒，密封，经常振摇数下，浸泡 14 日后，过滤去渣即成。药渣晒干，加工成细末，与大麦适量炒合，炼蜜为丸，每丸重 6 克。每次空腹服10～15 毫升，每日 2 次，饭后服药丸 1～2 粒。

功效主治　补肾固精、养血乌发、壮筋骨。须发早白、腰膝无力、遗精滑泄、精神萎靡等。

药方 17　常春酒

药物　常春果、枸杞子各 200 克，白酒 1 500 毫升。

用法　将前 2 味药拍裂，放入布袋，置容器中，加入白酒密封，浸泡 7 日后，过滤去渣即成。每次 20～40 毫升，每日 3 次。

功效主治　益精血、乌须发、悦颜色、强腰膝。须发早白、身体虚弱、腰冷痛、妇女经闭等。

药方 18　康壮酒

药物　枸杞子、甘菊花、熟地黄、炒陈曲各 45 克，肉苁蓉 36 克，白酒 1 500 毫升。

用法　将前 5 味药捣碎为粗末，放入布袋，置容器中，加入白酒，密封，浸泡 7 日后，过滤去渣，加入凉白开水 1 000 毫升，混匀即成。不拘时，随量，空腹温服。

功效主治　滋补肝肾、助阳。须发早白、神疲乏力、腰膝酸软等。

药方 19　苣胜酒

药物　黑芝麻、薏苡仁各 300 克，生地黄 480 克，白酒 1 500 毫升。

用法　将黑芝麻炒香，薏苡仁炒至略黄，此 2 味药共捣烂，与切碎的生地黄同放入布袋，置容器中，加入白酒，密封，浸泡 10 日后，过滤去渣即成。每次 20 毫升，每日 2 次。

功效主治　补肝肾、润五脏、填精髓、祛湿气。风虚痹弱、腰膝疼痛、神经衰弱、健忘、须发早白等。

药方20　一醉散酒

药物　槐子12克，墨旱莲、生地黄各15克，白酒500毫升。

用法　将前3味药共研细末，置容器中，加入白酒，密封，浸泡20日后，过滤去渣即成。每次10～20毫升，每日2～3次。

功效主治　凉血、祛风、黑发。须发早白。

药方21　经验乌须酒

药物　大枸杞子200克，生地黄汁300毫升，白酒1 500毫升。

用法　大枸杞子要每年冬10月壬癸日，面东采摘，红肥者，捣破，同白酒盛于瓷器内，浸泡21日足，开封，添生地黄汁搅匀，各以纸三层封其口，候至立春前30日开瓶饮用。每次空腹温饮20～30毫升，每日2次。

功效主治　滋肝肾、乌须发、身轻体健、功不可述。须发早白。

温馨提示　服药酒期间勿食白及、白薇、白芷。

药方22　首乌当归酒

药物　何首乌、熟地黄各30克，当归15克，白酒1 000毫升。

用法　将前3味药洗净，切碎，放入布袋，置容器中，加入白酒，密封，每日振摇数下，浸泡14日后，过滤去渣即成。每次10～15毫升，每日2次。

功效主治　补肝肾、益精血。须发早白、腰酸、头晕、耳鸣等。

药方23　枸杞芝麻酒

药物　枸杞子60克，黑芝麻30克（炒），生地黄汁80毫升，白酒1 000毫升。

用法　将枸杞子捣碎，与黑芝麻同置容器中，加入白酒，密封，浸泡20日，再加入地黄汁，搅匀，密封，浸泡30日后，过滤去渣即成。每次空腹服20～30毫升，每日2次。

功效主治　滋阴养肝、乌须健身、凉血清热。阴虚血热、头晕目眩、须发早白、口舌干燥等。

药方24　十四首乌酒

药物　何首乌30克，熟地黄24克，枸杞子、麦冬、当归、西党参各15克，龙胆草、白术、茯苓各12克，广陈皮、五味子、黄柏各9克，桂圆肉15克，黑枣30克，白酒1 000毫升。

用法　将前14味药捣碎，置容器中，加入白酒，密封，浸泡14日后，过滤去渣即成。每次15毫升，每日早、晚各服1次。

功效主治　补肝肾、益气血、清湿毒、养血生发。青壮年血气衰弱，头发脱落不复生，且继续脱落者。

温馨提示　服药酒期间忌鱼腥。

药方25　斑蝥酒

药物　斑蝥(去头足翅)15只，白酒200毫升。

用法　将斑蝥研成粗末，置净瓶中，加入白酒，盖严，浸泡5～7日后即可取用。涂擦患处，每日轻涂2次。

功效主治　攻毒、消疮。斑秃。

温馨提示　本药酒忌内服。

药方26　蔓荆附子酒

药物　蔓荆子6克，附子2枚，白酒500毫升。

用法　将前2味药捣碎，置容器中，加入白酒，密封，浸泡14日后，过滤去渣即成。每日取此药酒洗头1～2次。无效，可再制再用。

功效主治　温阳祛风、通经和血。头发脱落及偏、正头痛等。

药方27　双花二乌酊

药物　芫花、红花、制川乌、制草乌、细辛、川花椒各3克，75%酒精(或白酒)100毫升。

用法　将前6味药捣碎，置容器中，加入75%酒精，密封，浸泡7日后，即可取用。涂擦患处，擦至头皮发热、发红为度。每日1次，30日为1个疗程。

功效主治　辛散通络、活血化瘀。斑秃。

药方28　美容酒

药物　人参30克，当归、玉竹、黄精、制何首乌、枸杞子各30克，黄酒1 500毫升。

用法　将人参、当归、玉竹、黄精、制何首乌、枸杞子切片，置容器中，加入黄酒，密封，浸泡7日后去渣即成。每日2次，每次20毫升。

功效主治　润肤乌发、健身益寿。容颜憔悴、面色不华、身体羸弱、皮肤毛发干燥，甚者须枯槁等。

皮 肤

皮肤白皙嫩鲜，取决于人体气血的强弱。产后、病后往往可使人气血亏损，皮肤颜面萎黄无华。采取益气养血的方法则可使之肌肤丰满，达到补益增白的作用。

药方1　人参酒

药物　人参30克，白酒500毫升。

用法　将人参置容器中，加入白酒，密封，浸泡10日后去渣即成。空腹服，每日2次，每次20毫升。

功效主治　大补元气、补脾益肺、生津止渴、安神益智。久病气虚、面色无华、阴虚泄泻、倦怠无力、食欲不振、脾虚气喘、自汗口渴、失眠多梦、惊悸健忘等。

温馨提示　实证、热证而正气不虚者忌服。

药方2　养荣酒

药物　白茯苓、甘菊花、石菖蒲、天冬、白术、黄精、生地黄各25克，人参、肉桂、牛膝各15克，白酒500毫升。

用法　将前10味药捣碎，放入布袋，置容器中，加入白酒，密封，浸泡7日后去渣即成。空腹温服，每日2次，每次10毫升。

功效主治　补虚损、壮力量、泽肌肤。体虚乏力、面容憔悴。

药方3　归芪白芍酒

药物　当归24克，黄芪、白芍各12克，白术8克，冰糖20克，白酒500毫升。

用法　将前4味药研碎，放入布袋，置容器中，加入白酒，密封。每日振摇1次，浸泡21日后去药袋，加入冰糖，混匀即成。空腹温服，每日2次，每次20毫升。

功效主治　补血养气。内伤劳倦、脾虚泄泻、食欲不振、精神萎靡、血虚羸弱、眩晕头痛等。

药方4　四补酒

药物　柏子仁、何首乌、肉苁蓉、牛膝各15克，白酒500毫升。

用法　将前4味药捣碎，置容器中，加入白酒，密封，每日振摇1次，浸泡20日后，过滤去渣即成。每次10～20毫升，每日2次。

功效主治　益气血、补五脏、悦颜色。气血不足、面色不华、心慌气短等。

药方5　参桂酒

药物　人参、肉桂各15克，白酒1 000毫升。

用法　将前2味药洗净，切碎，置容器中，加入白酒，密封，浸泡7日后，即可饮用。每次20～30毫升，每日2次。

功效主治　补气益虚、温通经脉。中气不足、手足麻木、面黄肌瘦、精神萎靡、食欲不振等。

温馨提示　阴虚火旺者忌服。

药方6　参术酒

药物　党参、炙甘草、大枣各30克，炒白术40克，生姜20克，白茯苓40克，黄酒1 000毫升。

用法　将前6味药共研为粗末，置容器中，加入黄酒，密封，浸泡5～7日后，过滤去渣即成。每次15～30毫升，每日2次。

功效主治　益气健脾。脾胃气虚、食少便溏、面色萎黄、四肢乏力等。

药方7　鸡子美容酒

药物　鸡蛋3枚，白酒500毫升。

用法　将鸡蛋敲破，混入白酒中，密封，浸泡28日后，备用。取此酒涂面，每日早、晚各1次。

功效主治　美容。面色无华、憔悴。

药方8　桂圆和气酒

药物　桂圆肉250克，枸杞子120克，当归、菊花各30克，白酒3 500毫升。

用法　将前4味药放入布袋内，置容器中，加入白酒，密封，浸泡30日后，过滤去渣即成。每次10～15毫升，每日2次。

功效主治　养血润肤、滋补肝肾。身体虚弱、皮肤粗糙、老化等。

温馨提示　身体强壮、内热甚者忌服。

药方9　白鸽滋养酒

药物　白鸽1只，血竭30克，黄酒1 000毫升。

用法　将白鸽去毛及肠杂，洗净，纳血竭（研末）于白鸽腹内，针线缝合，放入砂锅中，倒入黄酒，煮数沸令熟，候温，备用。每次 15 毫升，每日 2 次，鸽肉分 2 次食之。

功效主治　活血行瘀、补血养颜。血痨（面目黑暗、骨蒸潮热、盗汗、颧红、肤糙肌瘦、月经涩少）。

药方 10　参归补虚酒

药物　全当归、白术各 26 克，川芎 10 克，人参、生地黄各 15 克，炒白芍 18 克，炙甘草、茯苓各 20 克，五加皮 25 克，大枣、核桃仁各 36 克，白酒 1 500 毫升。

用法　将前 11 味药共研细粒，放入布袋，置容器中，加入白酒浸润，盖严，隔水加热煮 1 小时后，取下待冷，密封，埋入土中 5 日以去火毒，取出静置 7 日，过滤去渣即成。每次温服 10～15 毫升，每日 3 次。

功效主治　补气和血、调脾胃、悦颜色。气血两虚、面黄肌瘦、食欲不振、精神萎靡等。

药方 11　地杞血藤酒

药物　熟地黄、枸杞子、何首乌、鸡血藤、全当归各 60 克，白酒 2 500 毫升。

用法　将前 5 味药共制为粗末，置容器中，加入白酒密封，经常振摇数下，浸泡 14 日后，过滤去渣即成。每次空腹服 10～20 毫升，每日 3 次。

功效主治　补肝肾、填精血。腰膝酸软、面容萎黄、体倦乏力、精神不振等。

药方 12　核桃杜仲酒

药物　核桃仁 120 克，杜仲 60 克，小茴香 30 克，白酒 2 000 毫升。

用法　将前 3 味药捣碎，放入布袋，置容器中，加入白酒，密封，每日振摇数下，浸泡 15 日后，过滤去渣后即成。每次 20 毫升，每日 2 次。

功效主治　补肾壮腰。腰膝酸痛、四肢无力、面色无华、体倦等。

药方 13　逡巡酒

药物　桃花（3 月 3 日采）106 克，马兰花（5 月 6 日采）175 克，芝麻花（6 月 6 日采）211 克，黄菊花（9 月 9 日采）317 克，腊水（12 月 8 日取）10 000 毫升，桃仁（春分日采）49 枚，白面 5 000 克，酒曲适量。

用法　将前4花、桃仁(捣碎)、白面和腊水共置容器中,加入酒曲(研末)拌匀,密封,发酵,49日酒熟,去渣即成。每次30～50毫升,每日2～3次。

功效主治　补虚益气、益寿耐老、悦色美容。一切风痹湿气及面容憔悴无华。

药方14　桃仁朱砂酒

药物　桃仁100克,朱砂10克,白酒500毫升。

用法　先将桃仁烫浸去皮尖,炒黄研末,置容器中,加入白酒,密封,煮沸,冷后加入朱砂(先研细),搅匀,静置经宿,过滤去渣后即成。每次温服10～15毫升,每日2次。

功效主治　活血安神。心悸怔忡、面色不华、筋脉挛急疼痛等。

药方15　杏仁酒

药物　杏仁、白酒各适量。

用法　将杏仁用白酒浸泡,杏仁皮脱后捣烂用绢袋盛。每夜取药袋拭面。

功效主治　润肤祛斑。面暗黑、肤色粗陋、皮厚状丑。

药方16　驻颜酒

药物　柚子5个,生地黄、芍药、当归各40克,蜂蜜50克,白酒4 000毫升。

用法　将前4味药共捣为粗末,置容器中,加入白酒和蜂蜜,密封,浸泡3个月后,去渣即成。每次20～40毫升,每日1～2次。

功效主治　养血驻颜。皮肤色素沉着、面部痤疮等。

春季养生

药方1　枸杞酒

药物　枸杞子300克,白酒500毫升。

用法　将枸杞子洗净,摘去蒂,放入酒瓶中,倒入白酒,浸泡15日即成。根据个人情况适量饮用。

功效主治　补益肝肾、明目。肝肾不足的腰膝酸软、阳痿早泄、遗精、视物昏花、头晕、阴血不足等。

药方 2　山楂酒

药物　山楂 200 克，白酒 500 毫升。

用法　将山楂洗净切片，放入酒瓶中，倒入白酒，浸泡 15 日左右即成。根据个人情况适量饮用。

功效主治　消食化积、行气散瘀、降压降脂。肉食积滞症，及泻痢、产后瘀血腹痛、恶露不尽、瘀血经闭等，并且对于高血压、高血脂等引起的心血管疾病有一定防治作用。

药方 3　五味子酒

药物　五味子 50～80 克，白酒 500 毫升。

用法　将五味子洗净，放入酒瓶中，倒入白酒，密封浸泡 15 日左右即成。根据个人情况适量饮用。

功效主治　敛肺止咳、生津止汗、滋肾涩精、宁心守神。肺虚之咳喘，肾虚之久咳，气阴两虚之自汗、盗汗、津伤口渴，肾虚不固之滑精、五更泄泻，及气阴两虚之心烦、失眠、心悸等。

药方 4　天冬酒

药物　天冬 60～80 克，白酒 500 毫升。

用法　将天冬洗净，放入酒瓶中，倒入白酒，密封浸泡 15 日左右即成。根据个人情况适量饮用。

功效主治　清热养阴、润肺滋肾。阴虚内热、口渴、肺热燥咳、咯血及阴伤消渴等，还可润肠通便，治肠燥便秘。

药方 5　生地酒

药物　生地黄 60 克，白酒 500 毫升。

用法　将生地黄洗净，切成小块，放入酒瓶中，倒入白酒，密封浸泡 15 日左右即成。根据个人情况适量饮用。

功效主治　清热凉血、养阴生津。温热病热入营血之身热口干，及后期津液大伤所致之夜热早凉、虚热无汗、舌红脉数之症。还可用于治疗慢性病阴虚发热，及血热妄行、吐血、衄血、尿血、便血等。

药方 6　人参酒

药物　人参 20 克，白酒 500 毫升。

用法　将人参放入瓶中，倒入白酒，密封浸泡 15 日即成。根据个人情况适量饮用。

功效主治　大补元气、补益脾肺、生津止渴、定志安神。一切气虚之证，肺脾气虚之证，还可用于津伤之口渴、气血不足之神志不安等。

温馨提示　服药酒期间忌吃萝卜。

夏季养生

药方 1　薏苡仁酒

药物　薏苡仁 100 克，白酒 500 毫升。

用法　将薏苡仁洗净，放入瓶中，倒入白酒，浸泡 15 日即成。根据个人情况适量饮用。

功效主治　健脾止泻、利水渗湿、祛湿除痹、清热排脓。脾失健运、水湿内停之水肿、脚气病、小便不利、泄泻，湿阻经络引起的四肢拘急、风湿痹痛，湿热壅滞之肺痈、肠痈等。

药方 2　桑葚子酒

药物　桑葚子 200 克，白酒 500 毫升。

用法　将桑葚子洗净，放入瓶中，倒入白酒，密封浸泡 15 日即成。根据个人情况适量饮用。

功效主治　清热润肺、滋阴养血。肺阴不足之干咳燥咳、劳嗽咯血，胃阴不足之口干、口渴，及心烦失眠、阴虚有热、身热夜甚，及温热病热入营血之身热口干，后期津液大伤所致之夜热早凉、虚热无汗、舌红、脉数之症。还可用于治疗慢性病阴虚发热，及血热妄行、吐血、衄血、尿血、便血等。

药方 3　竹叶酒

药物　竹叶 200 克，白酒 500 毫升。

用法　将竹叶洗净，放入瓶中，倒入白酒，密封浸泡 15 日即成。根据个人情况适量饮用。

功效主治　清热除烦、利小便。热病伤津之烦渴或温热病初起，以及心经实火之尿赤、热淋、小便不利等。

药方 4　菖蒲酒

药物　石菖蒲 25 克，白酒 500 毫升。

用法　将石菖蒲洗净，切成片，用纱布袋包好，放入盛有白酒的瓶中，浸泡 15 日即成。根据个人情况适量饮用。

功效主治　祛痰开窍、定志安神、健脾化湿。痰迷中风、癫证、狂证，及痰扰心神之惊悸、失眠、健忘等；还可用于湿困脾胃之纳呆、困倦等。

秋季养生

药方 1　黄精酒

药物　黄精 20 克，白酒 500 毫升。

用法　将黄精洗净，切片，装入布袋内，扎紧口，放入盛有白酒的瓶中，浸泡 15 日左右即成。根据个人情况适量饮用。

功效主治　补脾、润肺、滋肾。脾胃虚弱之纳呆、体倦乏力，肺阴虚之肺燥咳嗽、干咳无痰或少痰、肺痨，肾虚精亏之腰酸腿软、头晕等。

药方 2　黑芝麻酒

药物　黑芝麻 50 克，白酒 500 毫升。

用法　将黑芝麻洗净，放入瓶中，倒入白酒，密封浸泡 15 日即成。根据个人情况适量饮用。

功效主治　强壮身体、延缓衰老、滋补肝肾、润养脾肺。肝肾不足的眩晕、健忘、腰膝酸软、头发早白，肺阴虚的干咳少痰、皮肤干燥症，脾胃阴虚的大便干结，阴血不足的产后少乳。

药方 3　核桃酒

药物　核桃仁 50～100 克，白酒 500 毫升。

用法　将核桃仁洗净，放入瓶中，倒入白酒，密封浸泡 15 日即成。根据个人情况适量饮用。

功效主治　润肺止咳、补肾固精、润肠通便。肺燥咳喘、肾虚咳喘、腰膝酸软、遗精、阳痿、小便频数、大便干燥等。

药方 4　黑芝麻核桃酒

药物　黑芝麻、核桃仁各 25 克，白酒 500 毫升。

用法　将黑芝麻、核桃仁洗净，同放入瓶中，倒入白酒，密封浸泡 15 日即成。根据个人情况适量饮用。

功效主治　润肺止咳、补肾固精、润肠通便、强壮身体、延缓衰老。肺燥咳喘、肺阴虚的干咳少痰，肾虚咳喘、腰膝酸软、遗精、阳痿、小便频数、大便干燥等症，肝肾不足的眩晕、健忘、腰膝酸软、头发早白，及大便干结，阴血不足的产后少乳。

药方 5　薏苡仁芡实酒

药物　薏苡仁、芡实各 25 克，白酒 500 毫升。

用法　将薏苡仁、芡实洗净，同放入瓶中，倒入白酒，密封浸泡 15 日即成。根据个人情况适量饮用。

功效主治　固肾涩精、补脾止泻、利水渗湿、祛湿除痹、清热排脓。肾虚遗精、早泄、小便频数，脾虚泄泻、带下等，及脾失健运、水湿内停之水肿、脚气病、小便不利、泄泻，湿阻经络引起的四肢拘急、风湿痹痛，湿热壅滞之肺痈、肠痈等。

药方 6　菊花酒

药物　菊花 50 克，白酒 500 毫升。

用法　将菊花洗净去蒂，放入瓶中，倒入白酒，密封浸泡10～15 日即成。根据个人情况适量饮用。

功效主治　疏散风热、清肝明目、平肝潜阳。外感风热表证，温病初起之头痛、发热等，肝经风火上炎之目赤肿痛，肝阳上亢之眩晕、头涨、头痛、高血压等。

药方 7　莲子酒

药物　莲子 50 克，白酒 500 毫升。

用法　将莲子去皮、心(也可不去心)，放入瓶中，倒入白酒，密封浸泡 15 日即成。根据个人情况适量饮用。

功效主治　养心安神、健脾止泻、益肾止遗。心肾不交或心肾两虚之失眠、心悸、遗精、尿频、白浊、带下，脾虚泄泻等症。另外，还可补虚损、抗衰老，适用于年老体弱者。

药方 8　人参枸杞酒

药物　人参 10 克，枸杞子 20 克，白酒 500 毫升。

用法　将人参切片，枸杞子洗净，同放入盛有白酒的瓶中，浸泡 15 日即成。根据个人情况适量饮用。

功效主治　大补元气、养肝明目。一切气虚之症，如肺气虚之呼吸短促，脾气虚之食欲不振，肾气虚之小便频数、小便不禁，心气虚之心悸、失眠，中气不足之脱肛、胃下垂等。另外，还可用于肝肾不足之夜盲、视物不清等。

药方9　首乌酒

药物　何首乌150克，白酒500毫升。

用法　将何首乌洗净，放入盛有白酒的瓶中，浸泡15～20日即成。根据个人情况适量饮用。

功效主治　补益肾精、抗衰老、滋阴养血。肝肾不足引起的头晕耳鸣、失眠健忘、头发早白、遗精、带下等症。还可防治神经衰弱、贫血、动脉硬化、高血脂、便秘等。

冬季养生

药方1　乌鸡酒

药物　乌鸡1只，白酒2 500毫升。

用法　将乌鸡宰杀干净，放入锅中与白酒同煮，待酒煮至剩一半，即将酒和乌鸡装入瓶或罐中即成。根据个人情况适量饮用。

功效主治　滋补肝肾。肝肾不足之遗精、带下、白浊、月经不调、消瘦及气阴两伤。

药方2　鹿茸酒

药物　鹿茸3克，白酒500毫升。

用法　将鹿茸装入纱袋内，扎紧口，放入盛有白酒的瓶或罐中，密封，浸泡7日即成。根据个人情况适量饮用。

功效主治　补肾壮阳。肾阳不足诸症。

药方3　灵芝人参酒

药物　灵芝50克，人参25克，冰糖500克，白酒2 000毫升。

用法　将灵芝洗净，切成薄片；人参切成薄片，同放入盛有白酒的瓶或罐中，加入冰糖，浸泡15～30日即成。根据个人情况适量饮用。

功效主治　大补元气、益肺健脾。各种气虚之证，尤适于脾肺气虚之食欲不振、倦怠无力、脘腹胀满、反胃及呼吸短促、喘促、久嗽、肺痨等。

药方4　灵芝三七丹参酒

药物　灵芝20克，三七5克，丹参5克，白酒500毫升。

用法　将灵芝、三七、丹参洗净切片，同放入盛有白酒的瓶中，浸泡

15日即成。根据个人情况适量饮用。

功效主治　活血化瘀。血瘀阻滞之闭经、痛经、产后腹痛、恶露不尽等，及多种体内外出血，又可止痛消肿。

药方5　仙茅酒

药物　仙茅50克，白酒500毫升。

用法　将仙茅洗净，装入纱袋内，扎紧口，放入盛有白酒的瓶中，浸泡7日即成。根据个人情况适量饮用。

功效主治　温肾壮阳。肾阳不足之遗精、阳痿、早泄、小便频数或小便不禁等，还可用于寒湿痹痛等。

药方6　腽肭脐酒

药物　腽肭脐30～50克，白酒500毫升。

用法　将腽肭脐洗净，切成小块，用纱布袋装，扎紧口，放入盛有白酒的瓶中，浸泡7日即成。根据个人情况适量饮用。

功效主治　温肾壮阳。肾阳虚之阳痿、遗精、精冷、腰痛、畏寒喜暖及男子不育、女子不孕等。

温馨提示　腽肭脐是海狗的生殖器。

药方7　海马酒

药物　海马1对，白酒500克。

用法　将海马洗净，放入盛有白酒的瓶中，浸泡15日即成。根据个人情况适量饮用。

功效主治　温肾壮阳、活血祛瘀、散结消肿。肾阳不足之阳痿、遗精、遗尿及跌打损伤、瘀血痞块等，还可用于各种肿毒、肿瘤等。